SURVIVING SCHIZOPHRENIA
A Manual for Families, Patients, and Providers

統合失調症がよくわかる本

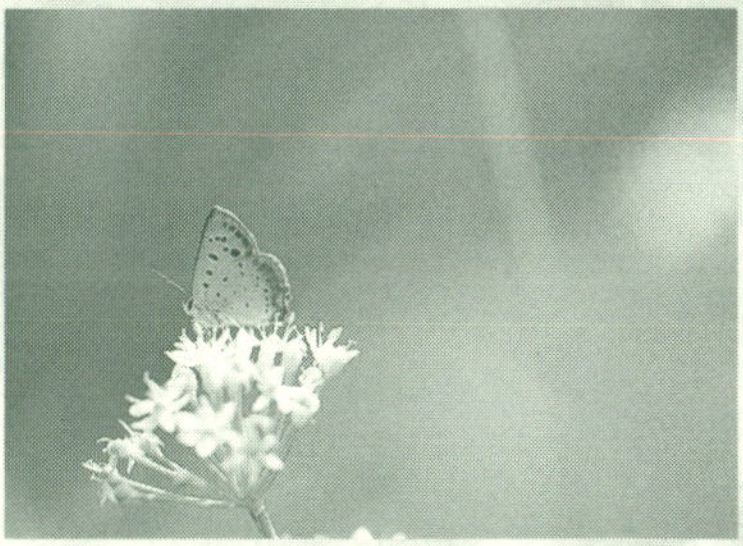

E. Fuller Torrey, M.D.
E・フラー・トーリー
[著]
Nanko Shinichiro
Nakai Kazuyo
南光進一郎
中井　和代
[訳]

日本評論社

SURVIVING SCHIZOPHRENIA
A Manual for Families, Patients, and Providers
(Fifth Edition)

by
E. Fuller Torrey

日本の読者へのメッセージ

拙著『統合失調症がよくわかる本』（原著第五版）を手にされる日本の読者の皆様にご挨拶できることは、まことに嬉しい限りです。近年日本ではこの病気に関して大きな進歩がみられ、その進歩には病気に対する偏見の低減を目指した病名変更という大英断が大きく貢献していることを私も承知しております。この病気にかかること自体、大きな重荷を負うことですが、偏見はその重荷をより苛酷なものにします。

この病気がパーキンソン病やアルツハイマー病と同様に脳の病気であることが一般市民にもしだいに理解されるようになるにつれ、この病気に対する偏見もしだいに影を潜めるようになってきています。他のいろいろな脳の病気がそうであるように、この病気にも偏見などあってはならないのです。家族は脳の病気であることをしっかりと理解するようになり、よりよい福祉サービス、治療、そして研究が行われるよう堂々と要望するようになりました。

日本の研究者たちは以前から長年にわたって、統合失調症研究に大きく貢献してきています。四〇年前日本を訪れた際、私は国立精神保健研究所の加藤正明博士や東京大学の佐々木雄司博士、その他の研究者にお目にかかることができました。加藤博士の統合失調症疫学研究は、この分野における初期の研究で最も重要な地位を占めていました。三浦悌二博士、志村正子博士も、統合失調症患者の出生時の季節的要因に関する疫学的研究で立派な業績を残しておられ、私はたびたびそれを引用してきました。

比較的最近のこととして、私が勤務するスタンレー医学研究所は、統合失調症患者の出産時合併症を研究した浜松医科大学の武井教使博士の研究をはじめ、日本の研究者の多くの研究を支援してきました。また、私が関わっている研究機関では、患者の死後脳を集積し、その脳組織を世界中の研究者が無償で研究に資することができるようにしています。数人の日本人研究者がこの脳組織を利用しており、そのなかには国立精神・神経センター神経研究所の橋本亮太博士、功刀浩博士、北條浩彦博士、浜松医科大学の岩田泰秀博士、東京都精神医学総合研究所の池田和彦博士、そして理化学研究所脳科学総合研究センターの吉川武男博士、加藤忠史博士がおられます。とりわけ加藤博士は、一六〇にのぼる世界中のこの脳組織の研究グループのなかでも最も優れた成果を収めている一人です。

このような研究があってこそ、やがては統合失調症の病因が解明され、よりよい治療法が見出されるのです。研究は着々と進められており、大きな飛躍的進歩の到来もそう遠い先のことではないと私は楽観しています。患者・家族にとって今後はこれまでになく明るいものとなることでしょう。

二〇〇七年五月

E・フラー・トーリー

第五版への序

本書の第五版を出版することができて嬉しく思います。英語圏では今でも読まれ続け、ロシア語、中国語、日本語、スペイン語、イタリア語に翻訳されていることはたいへん喜ばしいことです。

この本を改訂するにあたって、最新の情報を組み入れるよう努め、「回復モデル」「ハーブ治療」などの新たな関心事を取り上げ、加筆しました。その一方、現在さほど関心をもたれていないもの、たとえば「感情表出」などは参考にとどめ、あるいは削除しました。

統合失調症研究が進歩したことによって、将来の治療に大きな希望がもてるようになりました。現在では、脳の神経化学物質説、感染説、遺伝説の謎がしだいに解け始めています。そしてほどなく、謎は解明されるであろうと思われます。また、統合失調症を脳の病気としてとらえる社会の認識は、一〇年前とは大きく変わりました。私はつい最近、法学部の学生二〇人に講義をしたのですが、一九七〇年代に統合失調症は「育て方によって発症する病気である」という持論で大学の人気教授であったロナルド・レイン博士を知っている人は、一人もいませんでした。進歩とはさまざまなかたちをとるものですね！

いまだに進歩していないと思われるのが、統合失調症の人に対する精神保健サービスです。むしろ実際には大部分の州で、精神保健サービスが悪化の一途をたどっています。一六九〇年にジョン・ロックは『市民政府論』の中で、「みずからを導く正しい判断力をおそらく今は持ち合わせていない精神を患っている人」に対する市民の責任について記しています。それから三〇〇年以上も経っているのに、いまだに精神保健サービスの無為無策は市民の自由の一種であるとしてすりかえられています。ダロルド・トレッファート博士の次の表現は的確です。

無一文・無気力・病気になり、ついには逮捕されて留置場に送られ、犯罪に走る、そんな「自由」は、まったくもって自由などではない。それは放置にほかならない。法律の規制のために治療を受けられないまま病気になる「権利」、苦悩し、恐怖におののく「権利」を、権利などとはまったくいわない。……それは形を変えた拘束である。

統合失調症の人に接したことのある人は、よりいっそうの努力をし、みずからを擁護できない人のために一丸となって擁護しなければなりません。そうすることによってのみ、精神保健サービスは向上することでしょう。

E・フラー・トーリー

第一版への序

「娘さんは統合失調症です」と私は女性に伝えました。

「なんてこと。それだけにはならないでほしかったのよ」と女性は答えました。「どうして白血病かほかの病気ではなかったの？」

「しかし、白血病だと、娘さんは死ぬかもしれませんよ」と私は指摘しました。「統合失調症は、ずっと治療がしやすい疾患です」。

女性は悲しそうに私をしばらく見つめ、視線を床に落としました。そして静かにこう言いました。「それでも娘が白血病であったほうがましなのです」。

この本は、こういったたくさんの会話から生み出されたものです。悲しみの闇に抱かれ、教育という父親、希望という母親に育まれました。この本は、また、統合失調症の人に現在接している家族のために書かれたものです。私自身の妹も統合失調症です。おそらく、あなたの兄弟、親戚、あるいは息子さんも統合失調症かもしれません。この本は、統合失調症の症状、原因、治療について科学的に解説し、いかにしたら家族が統合失調症を受け入れることができるかのヒントを与えています。また、統合失調症についての数々の偏見を追い払い、一部の精神保健専門職の間違った考えのために家族が背負わされた罪悪感（まさに精神科医療における原罪）を少しでも軽くしようと試みています。

統合失調症は残酷な病気です。この病気にかかった人たちの人生は、制約ばかりの暮らし、乏しい表情、逃したチャンス、実現できない望みの数々で埋まっています。それはまるで黄昏の人、二〇世紀の地中の人です。私たちが統合失調症を誤解し、十分な治療とリハビリテーションを提供しないために、また貧弱な研究のために、患者たちの運命はさらに不幸なものとなっています。無知と生き地獄を放置することにより、T・S・エリオットがいう「冷たい煉獄の炎」の中に統合失調症は埋没してしまうのです。

しかし、これから統合失調症には光があたるでしょう。希望はたくさんあります。研究上でも治療上でも、家族や友人の組織上でも。この本が、統合失調症を絶望の淵から救いあげ、アメリカ医療の本流にのせる一助になれば、それこそは本書の目的とするところであり、これにまさる喜びはありません。

一九八三年

E・フラー・トーリー

目次

第4章 発症、予後、経過

統合失調症がよくわかる本

この本は、統合失調症の経過とその発症について読者に理解してもらうことを目的としています。症状を評価するにあたっては専門家を必要とします。その症状が病気から生じるものであれ、見せかけのものであれ、統合失調症の正しい診断とすべての症状の治療に関しては、ぜひ医師にご相談ください。本書で紹介した事例については、個人の名前や具体的状況を変えてありますが、研究結果については、忠実にそのままを記載してあります。

第1章 病気の内的世界——内側からみた統合失調症

統合失調症、それは私にとっていったいなんなのでしょうか。それは疲労と混乱です。すべての体験が現実と非現実とに分かれ、しかもその境界線が曖昧なのです。それはまた、したくもない体験の渦中で迷いに迷っているとき、あるいは会合でまともに話すこともできないほど、自分の頭の中から絶えず考えが抜き取られているときに、筋道の通った考え方をしようと、もがくようなものです。ときとして自分が自分の頭の中にいて、脳の上を歩いているのが見え、またあるときは、よその少女が私の服を着て、私が今考えている通りに振る舞っている様子が見えます。自分は絶えず見張られていること、法律はすべて私を取り締まろうとしているので自分には一生成功なんておぼつかないこと、そして自分の終局的破滅はそう遠くないこと、統合失調症とは、このようなことを思い知ることなのです。

——統合失調症の患者、ヘンリー・R・ロリン『統合失調症とうまく付き合う』

災難にあっても、友人や親族から共感が得られれば、人は生きていけるものです。このことは、たとえば洪水のような天災だけでなく、がんのような慢性の病気にもあてはまります。ごく親しい人は、その人に救いの手をさしのべ、気持ちに共感し、大きなやすらぎを与え、助けが必要なときに支えとなります。詩人エマーソンが言うように、支持的な雰囲気ともいえる共感のもとでは、人はたやすく寛げるものです。共感の前提となるのは、病人の身になって考えられるかどうかです。しかし、統合失調症の場合、患者の身になってみることが難しく、共感が乏しくならざるをえません。というのは、病気そのものがほとんどの人には不気味で、馴染みがなく、また恐ろしいものだからです。

統合失調症は、いっさいが押し流される洪水とは事情が異なります。また、がんの場合とも違います。がんでは、腫瘍が一つの臓器からほかの臓器へと容赦なく拡大し、身体から生命を搾り取りながら徐々に増大してゆくのを想像することができます。しかし統合失調症は違います。統合失調症は精神の病気です。病人は奇抜な行動をとったり、奇妙なことを言い出したり、他人との接触を避けるようになります。また、人に危害を加えようとすることさえあります。まさに精神を病むのです。私たちには、彼らがなぜそんなことを言い、そんなことをするのか、理解できません。病気そのものがわからないのです。少しずつ大きくなる腫瘍なら理解できますが、統合失調症という病気は、あたかもその人が自分の脳をコントロールできなくなったかのようです。未知の、目に見えない力に支配されている人にどうして共感できるでしょう。精神病の人にどうして共感できるでしょう。

この病気にかかったこと自体たいへんな不幸ですが、私たちがこの人たちに共感できないことは、さらに不幸なことです。この病気を患ったことのない人は自問してみてください。たとえば、自分の脳が自分自身をだまそうとしたり、目に見えない声が大声で怒鳴りつけてきたり、感情をコントロールできなくなったり、また筋道を立てて考えることができなくなったら、私たちはどう感じるでしょうか。ある統合失調症の人は「私が最も恐れているのは自分の脳です。自分が自分として存在し、自分が行い、感じるすべてをつかさどる、この脳を恐れるなんて最悪です」と言っています。これは実に苛酷で、人間として耐えがたいことです。しかもそのうえ最も親しい人が、自分を避け、無視し始めたら、あるいは自分の行動に困惑してしまう姿を見たなら、どんな気持ちになるでしょうか。

統合失調症は理解されにくいために共感されにくいのです。だからこそ家族や親しい友人に統合失調症の人がいる人は誰もが、この病気はどんなものなのか、またこの病気の人は何を体験しているのかをできるだけ知る必要があるのです。それはただ知的好奇心を満足させる手段としてではなく、知ることで共感ができるからです。友達や親戚が統合失調症の人をサポートするときに最も大事なことは、その人の脳の中で何が起こっているかを知ることです。ある母親は統合失調症の息子にどんな幻覚なのかを尋ねたあと、次のような手紙を私に送ってきました。「息子を悩ます幻視の内容を聞いてみました。正直言って、それはときには身の毛もよだつほどおぞましいものでした。息子の体験している幻覚を知ることは、私自身が不幸から抜け出すうえで役立ちました。病人にとって、その体験がどんなにすさまじいものであるかを知る助けにもなりました。苦しいことですが、これを知ったためにいろいろなことにたやすく対処できるようになったことを神に感謝します」。

共感できれば、統合失調症は個人的な不幸にとどまります。共感できなければ、家族を結びつけるものや心の痛手を癒すすべがなく、病気は家族全体の苦悩となります。統合失調症を知ることは、その病気の神秘性を取り除き、神秘の暗闇から理性の明かりに引き戻すことです。統合失調症を理解するようになるにつれ、私たちにとっては病気がだんだんと恐ろしいものから悲しいものに変っていきますが、これは患者にとっては重大な変化なのです。

統合失調症に必ず存在するという症状や徴候はありません。むしろ、最終診断は症状の全体像によって行われます。ある人は主にある症状を呈し、また別の人は別の症状を呈します。逆に統合失調症にしかみられないような症状や徴候というのもありません。統合失調症にみられる症状や徴候は、すべて統合失調症以外の病気、たとえば脳腫瘍や側頭葉てんかんにも認められるのです。

感覚の変容

感覚の変容は、病気の初期にとくに目立って認められ、ある研究によれば全患者のほぼ三分の二にみられますが、これは一般的に精神症状から回復したときに聞き出せるもので、急性期あるいは慢性期の状態ではほとんど聞き出せません。

感覚の変容は、過敏になる場合と鈍感になる場合がありますが、前者が一般的で、またどの感覚でも影響を受けます。感覚の過敏性と密接に関連したものとして、刺激に伴う感覚の洪水があげられます。感覚がよりいっそう鋭敏化するだけにとどまらず、あらゆるものが目にとまり、耳に入ってくる状態です。普通、脳は目や耳に入ってくる情報の大部分を振るい落とすので、私たちは選択された情報だけに集中することができるのです。多くの統合失調症の人は、この選択のメカニズム、いわばフィルターが障害を受けており、感覚の刺激がまさにほとばしるように脳にいっせいに押し寄せるのです。このようにあふれるような感覚の刺激が頭の中を駆けめぐっているときには、集中したり注意を向けたりすることが困難になります。ある研究は、統合失調症の半分以上に注意の障害や時間の記銘に問題があったと報告しています。

統合失調症では、聴・視覚以外の感覚機能にも障害を受けることがあります。ある統合失調症の医学生は、「ほかの患者にさわられると、まるで感電死させられそうな感じがしました」と回想しています。生殖器の異常感覚も時々みられます。「まったく休む暇を与えないような生殖器の不快感」とある患者は報告しています。かつて私もこのような若い男性を診たことがありますが、陰茎が黒く変色していると確信していました。実は、入院のきっかけは、恋人の働く郵便局で彼女に陰茎を調べてほしいと顧客の面前で頼んだことでした。

感覚の過敏性は、思考の洪水ももたらします。いわば脳が、聴覚や視覚など外界からの刺激に加えて、思考や記憶などの内部からの刺激にも攻め立てられているような状態です。こういった感覚の過敏状態による脳内の不協和音は、想像を絶する恐ろしい体験に違いありません。実際にたいていの患者がそう話しています。しかし、これがひどくなる前の病気の初期には、体験が心地よい場合もあります。発症後の数日間にしばしば超覚醒状態がみられますが、この体験は一般には「恍惚感」と呼ばれ、躁うつ病や薬物で高揚した気分になったときにも出現します。

こういう体験があることから考えると、統合失調症の初期の徴候として過度に宗教に没頭することがよくみられるのは、決して驚くことではありません。初期の症状についてのある研究は「ほとんどの患者が自分の体験を言葉に表せないと訴える。たいていの人が、きわめて抽象的な、超自然的で哲学的な問題に心を奪われる」と報告しています。

感覚が過敏になるだけでなく、鈍くなることもあります。感覚過敏は初期にみられますが、鈍麻は通常は病気の晩期にみられます。患者は感覚の鈍麻について「まるで重いカーテンが心をふさいでいるようでした」と述べています。自分の声が力なくかすれ声に聞こえたり、また視界がぶれたりぼやけたりする場合もあります。また、痛みの感覚が鈍くなることがあります。これは頻繁にはありませんが、もしあるとたいへんなことで、そのケアをしている人にとって実際的な問題が生じます。現在では、痛みの感覚が鈍くなるのは薬によるとの見方が主流ですが、このことは一七九八年のジョン・ハスラム博士の著書『精神病の観察』の中にすでに明確に記載されています。外科の古い教科書にも、たとえば統合失調症患者には、麻酔はまったく使わないかごく少量で盲腸の手術や同等の術式を行うことができる、という報告が多くみられます。私の患者にも、胸に大きな膿庖がありましたが、膿が服に滲み出て初めて気づいた人がいます。こうなればすさまじい痛みを伴うのが普通ですが、彼女はまったく痛みを感じなかったとはっきり言っていました。実際にこのようなことがあることを知っていれば、どこか具合が悪くみえるとき、痛みを訴えなくても早めに医学的な介入を考慮できます。統合失調症の人で、タバコをぎりぎりのところまで吸って、指に火傷を負ってしまう人をみかけますが、こういった理由からでしょう。

これまで論じてきた感覚の変容には、一つの共通点があります。脳へのすべての感覚入力は、脳の下部にある辺縁領域を通ります。この領域は統合失調症に関与しているとして最も疑われている部分です。この辺縁系と視床［感覚入力を大脳新皮質へ中継する機能をもつ］には、感覚的な入力情報をフィルターにかける働きがあるので、統合失調症の大部分の症状がこの領域の障害として説明できそうです。

解釈と反応の異常

普通の人の脳は、入ってくる刺激をまず選別し、それに解釈を加えるという働きをしています。これに引き続いて、刺激に対する正しい反応が選び出され、それを送り出すという仕組みです。ほとんどの反応は習得されたものであり、たとえば贈り物を受け取ったときに「ありがとう」と応えるようなものです。これらの反応には判断も含まれます。たとえば、約束の時間に仕事先に到着しなかったらどんな事態になるかを予測する能力です。私たちの脳は、毎日数十万回も外界からの刺激を選別・解釈し、それに対して反応します。この機能を果たす場所はやはり辺縁系と考えられており、これはまた先にふれた刺激をフィルターにかける機能とも密接に関連しています。

統合失調症の基本的な欠陥は、選別、解釈、反応の障害にあります。精神医学の教科書ではこれを思考障害としていますが、単に思考だけが関わっているのではなく、思考とまったく同じように視覚や聴覚の刺激、感情、そしてもろもろの行動が混乱するのです。したがっておそらく脳の障害は、あらゆる面に影響を及ぼしていると思われます。一九一一年スイスの精神科医オイゲン・ブロイラーは、思考過程のさまざまな要素の統合が失調しているという意味で「統合失調症」という言葉を用いました。ブロイラーはこの病気の人によくみられる不適切な反応に注目しました。たとえば、親しい友人が亡くなったと知らされたとき、その統合失調症の人はくすくす笑うことがある、というものです。いわば脳が、なまけて選別・解釈を怠るばかりか、意地悪く、入ってくる情報をでたらめな、多くが不適切な反応に線をつないでしまうかのようです。

統合失調症患者にとって他人との交流が難しいのも、適切に解釈し反応することができないことによります。

聴覚と視覚の刺激を一つにまとめることができないために、他人を理解することが困難になるのですが、そのうえさらに周りの人が適切に対応できないと、相互交流は不可能になります。このために、たいていの統合失調症患者は一人だけで過ごすことを好み、ひきこもり、他人との交流は最小限になってしまうのです。対人交流はとても難しく、大きな苦しみを伴いますので、絶対に必要なとき以外は他人と交流しないのです。

聴覚刺激や視覚刺激が脳で選別・解釈されず、適切な反応を引き出せないのと同じことが、行動についても起こります。その行動はバラバラで歯車が合わず、反応は不適切です。これは次節でもっと詳しく論じますが、おそらく同じような脳の欠損によるものと考えられます。

統合失調症の思考の形式を精神科医は、「観念の断裂」「観念連合の弛緩」「抽象化の障害」「論理性の障害」「思考の途絶」「両価性（アンビバレンス）」と表現します。まず「観念の断裂」についてですが、私の患者は毎朝私の部屋にやってきて、秘書に文章を書いてくれるよう頼みました。たとえば「黒い蛇を全部書いてください。玉ねぎのようなの、高いところにぶら下がったの、全種類ですべてのサイズ」という具合です。この患者は正常に機能している脳では関連づけることがない、明らかに関連性のない考えを一緒にしています。

統合失調症の混乱した思考に漠然としたつながりがみられる場合がありますが、これは「観念連合の弛緩」と呼ばれます。たとえば先の黒蛇の文の中で、患者は蛇の皮膚の模様が玉ねぎに似ているために玉ねぎを黒蛇と並べたとも考えられます。別の折りに私がある患者の腕から採血しているとき、患者は「私の青い血管を見て。ロシアの女性に赤くして、と頼んだわ」と言い出しました。血液の色を旧ソビエト連邦の「赤」と結びつけたものであり、なんとなく関連があります。「観念連合の弛緩」は、ときには言葉と言葉のわずかな論理的結びつきによるものではなく、単に似た音によって起こることもあります。

統合失調症の思考のもう一つの特徴は「抽象化の障害」で、諺の意味を尋ねるテストで調べます。諺を理解するには、特殊なことを一般的なことに抽象化する能力が求められます。「ガラスの家に住む人は石を投げてはいけない」という諺の意味を聞かれれば、たいていは「あなた自身完璧でないのだから、他人を批判すべきではない」と答えるはずです。特殊なガラスの家と石という話から、難なく一般化した概念に転じることができます。しかし、統合失調症の人はしばしばこの抽象化する能力を失います。私は一〇〇人の患者にこの諺を説明するよう尋ねてみましたが、抽象的に考えることができたのは三分の一弱で、ほとんどは単に「窓を壊してしまうかもしれない」と答えました。この具体的な答え方には、ある種の思考の断裂も認められます。

「論理性の障害」すなわち論理的に考える能力の障害も統合失調症の思考特徴の一つであることは、これまでの例から明らかでしょう。ある若い男性は「脳の中の論理的に考える機能がなくなった」と書いています。私が診ている患者は、心理検査で「森の中で道に迷ったらどうしますか」と質問されて、「前に進まず森の裏側へ行きます」と答えました。同じように多くの患者は、物事の因果関係の判断能力に障害があります。ある人は、車椅子の母親を家の中に残したまま家に放火しましたが、詳しく尋問したところ、母親の命を危険にさらしたことが理解できていませんでした。

この病気の人には因果関係を推定する能力や論理的思考に障害があることを考えると、バスに乗ったり、道案内を利用したり、食事を準備したりといった日常生活にしばしば支障が生じるのも無理のないことです。また、患者がなぜ空想的な考えを事実と思うのかが説明できます。たとえば、私は大卒の患者から「一トン以上の重さの蜘蛛」や「体重が七〇kgもあり、冬に二〇〇ヵ所も渡り移り、脚は一本しかない鳥」のメモを受け取ったことがあります。

統合失調症の思考は、観念の断裂や連合弛緩、抽象化の障害、そして論理的思考の障害以外にもまだいくつかあります。「言語新作」は、新しい言葉を勝手につくるわけですが、聞き手はちんぷんかんぷんです。しかしそれを語る本人側からすれば、表現したい言葉を見つけられないためなのです。稀ですが、統合失調症の思考形式に、ひと続きのまったく無関係な言葉を連ね、一つの文章のように語る「言葉のサラダ」といわれているものもあります。

もちろん、患者の思考障害にはさまざまな段階があります。ことに病気の初期にはただ漠然としているだけなので正確にいえませんが、病気の最盛期には明らかになります。思考の障害がない場合は珍しく、思考形式がまったく正常なときには、統合失調症の診断を疑問視する精神科医もいます。というのは、統合失調症にはその定義上なんらかの思考上の障害があるはずだ、という見解によります。しかし一方には、稀ですが思考の障害のない統合失調症がありうると主張する精神科医もいます。

統合失調症によくみられる、まったく性質の違う思考障害に「思考途絶」があります。電話交換手にたとえると、これはあたかもこの人がちょっと居眠りをしたために、システムが働かなくなった状態です。考えたり返事をしたりしていたのに、途中で急にそれらが止まり、少しの間、頭が真っ白といった表情をみせます。また患者のなかには、考えが頭から抜き取られると表現する場合があります。この症状は「思考奪取」と呼ばれ、多くの精神科医はこれがみられると統合失調症と診断してまず間違いないであろうと考えます。

「両価性（アンビバレンス）」も統合失調症の思考障害です。今日ではこれは流行語ともなっており、広い意味で使われていますが、もともとは狭い意味で同時に矛盾した思考や感情をもつ統合失調症の患者に用いられていました。たとえば「ええ、あいつらが私を殺そうとしています。でも、私はあいつらが好きなんです」などと言う場合です。

妄想と幻覚

妄想と幻覚は、統合失調症の症状のなかで最もよく知られている症状で、劇的であるために、統合失調症が大衆小説や映画に現れるときに取り上げられます。最近までは、自分自身や物に向かって話しかけていれば、間違いなく統合失調症とされていました。しかし、現代では携帯電話で話しているだけかもしれません。それでもやはり一人で話している姿は精神病や精神障害のイメージです。たしかに妄想や幻覚は、統合失調症の重要かつよくみられる症状ですが、本質的なものではありません。そもそも統合失調症の診断に絶対欠かせない症状というものはあ、り、ま、せ、ん。これ以外の症状、たとえば思考や感情の障害、行動の障害などの症状だけで、妄想や幻覚症状のない統合失調症の人もたくさんいます。逆に妄想や幻覚は、統合失調症以外の脳の病気でもみられるということを忘れないでください。したがって、妄想や幻覚があるからといってただちに統合失調症とはいえないのです。また、妄想や幻覚、身体感覚の障害は、超過敏状態の産物で、脳が外界の刺激を適切に解釈し反応できないことを示しているのだときちんと理解することが大切です。言い換えれば、たいていの妄想や幻覚は脳が経験していることの論理的な結果なのです。外からみれば「奇妙なこと」ですが、当人にとっては論理的に筋道の通ったことなのです。

妄想とは、端的に言えば、患者が信じる間違った考えで、患者と同じ文化を共有する人に理解できず、また理屈で訂正できないものです。妄想は普通、ある感覚的体験を誤って解釈することから起こります。体験は、ラジオの短い電波障害やテレビの映像のちょっとした乱れのように単純であっても、それがなんらかの合図と誤って受け取られます。家族は、なぜ患者が妄想的な考えをもつのか、不思議に思うことでしょう。

単純な妄想は、自分の周りで起きることすべてが自分に関連があると確信するものです。もし道を歩いているときに道の反対側の男性が咳をしたとしても、普通ならそのことはなんら気にならないし、その咳の音は意識にさえのぼってこないでしょう。しかし、統合失調症の人はその咳を聞くと、これは何かの合図、通りの先を行く誰かが自分に近づいていることを知らせる合図に違いないと即座に判断し、ほとんどの人が経験したこともないほどの確信をもって、紛れもない真実だと考えます。もしあなたがその人と一緒に歩いていて、それは妄想だと説得しても無駄です。たとえ、通りを横切りその男性に咳払いについてその人の前で尋ねても、今度はあなたも陰謀の一味と考えられるだけのことです。妄想の誤りを正そうとするのはバケツで海の水を汲み出すようなもので、咳払いのすぐあとにヘリコプターが上空に飛んでこようものなら、妄想はなおいっそう強まるかもしれません。ヘリコプターが自分を監視していると考えて、咳払いへの疑いはさらに強まります。さらに、もしバス停への到着が遅れてバスを逃しでもすると、妄想の体系はさらにまた勢いを得ます。咳をした人物かあるいはヘリコプターのパイロットが、バスの運転手に無線連絡をとり、バスを出発させたのだ、となります。これらすべてが、その人にとっては論理的一貫性をもった体系をかたちづくっていくのです。

私たちがこのような体験をしても、普通はバスに乗り遅れた不運に悪態をつくくらいのものです。しかし、統合失調症の人はこれを違ったふうに体験し、そのために出来事が違った意味をもってくるのです。咳払いやヘリコプターの騒音は、その人にとってはとても騒々しく聞こえ、またバスから出る音さえも奇妙なものとしてとらえられるかもしれません。普通、こういったことは日常の出来事と同じく個人的には別に関係のないこととして処理されますが、統合失調症の人はこれらを一連の関連したものととらえ、一つの型にはめ込んでしまうのです。したがって統合失調症の人が経験する妄想の背景には、先に述べた二つの側面の障害、すなわち感覚の超過敏状態と、外界からの刺激と思考を論理的に整合する能力の障害が大きく関係していると思われます。彼らにとっては、特別な事態を一連のものとしてとらえることができないほうこそ頭がおかしいということになり、その逆は成り立ちません。

多くの場合、妄想はさらに複雑で組織化されたものとなります。単純に監視されているというものではなく、他人に操られている、あるいは催眠術にかけられたと確信し、また絶えず自分の信念を支持する確実な証拠を得ようと注意を払い、その結果言うまでもなく私たちが日常見聞きしている事柄から、必ず証拠を見つけ出すのです。

電話やラジオが自分を支配するという妄想は、比較的多くみられます。その計画の首謀者として疑われるのは、たいていFBI（連邦捜査局）やCIA（中央情報局）です。近年では、インターネットに関連した妄想が増えてきました。ある患者は、頭部の小さな傷を縫合したとき、ラジオを頭に縫い込まれたと何度もFBIを相手どって訴訟を起こしました。別の男性は、一時は学校長を務めたほどの人ですが、ラジオが鼻に埋め込まれたと信じ込み、それを取り除いてくれる外科医を捜してヨーロッパを含め数十の医療センターを受診しました。レントゲンでみられた鼻のごくわずかな白い点がラジオだと確信していたのです。

患者の知人は妄想が間違いだと説得することが多いのですが、これが成功することはめったにありません。FBIがなぜ君を支配したいのかと聞いても、それは関係ないと無視されます。肝腎なのは、FBIがとにかくそうするのであり、そして自分が奇妙な物音を聞き、それを確信している、ということなのです。統合失調症の人を説得して妄想を訂正させようとしても、歪められた知覚が妨げとなり、また非論理的な、あるいは連続性を欠く思考過程が妨げとなるのです。さらに障害となるのは、しばしば妄想内容が実際にその通りになることです。誰かが自分を密かに見張っていると信じている人にとっては、人目を忍ぶ行動をとるのは当たり前で、おそらく隠れ場から隠れ場へと逃げまわったり、不安げに通行人の顔色をじろじろ覗き見たりします。このような行動は、当然ながら周りの人の注意をひくので、妄想に駆られた人は周囲から警戒され、実際にじろじろ見つめられることになるのです。瓢箪から駒という諺もあるように。

監視されている、迫害を受けている、あるいは非難されているといった妄想は、一般に被害妄想と呼ばれます。妄想というのは相対的な概念で、誰でも時々は妄想的になることもあり、ちょっとした妄想はむしろ生存競争でプラスとなることもあります。隣の机で働いている同僚がメモを盗み見して自分より早く仕事を完成させるかもしれない――そんな妄想じみた思いがあると、あなたはより真剣に仕事に取り組むことになるからです。被害妄想はそれだけでは統合失調症ではありませんが、筋道の通った訂正を受けつけない明白な妄想になったときに初めて統合失調症の可能性が出てきます。しかし、この場合でも被害妄想は統合失調症以外の脳の病気でも起こりうることを忘れてはなりません。

被害妄想はときに危険です。「妄想状態のとき、私は迫害されている、敵が私の行動に積極的に介入し危害を加えようとし、またときには殺害に及ぼうとしている、と確信していました」。こういった妄想に駆られた人は、脅威が切迫したものと感じると、先に攻撃をしかけてくることがあります。どの州でも、法を犯した精神障害者を扱う施設の収容者の大部分は、自己防衛のつもりで犯罪を犯してしまった統合失調症の人です。統合失調症の人が危険であると信じられているのはこのためです。第10章でも述べますが、実際には、こういう人たちは統合失調症の人のほんの一部です。ほとんどの人は決して危険ではありません。事実私は、精神科病院の廊下を歩くのになんら不安はありませんが、都市のスラム街を歩きたいとは思いません。

妄想には被害的なもののほかに多くのタイプがあります。よくみられるのは誇大妄想です。「気分次第で天気を変えられる、ほかの天体との位置関係から太陽の動きも支配できる」。こんな妄想から、自分はキリストである、聖母マリアである、何か高尚な、または重要な人物であるという信念にいたる場合もよくあります。私の患者は、入院の日には自分が毛沢東であると信じていましたが、治療を開始した翌日には少しよくなって、毛沢東の弟になっていました。また、映画スターになったと信じる場合もあります。誇大妄想もときには危険なことがあります。空を飛ぶことができる、胸で弾丸を止めることができるなどと信じ、あえてその信念の正しさを示そうとして、悲劇的な結末をもたらすからです。

一般的ではありませんが、誇大妄想には特殊なタイプがあり、その特徴によって固有の名前がつけられています。たいていは有名人ですが、ある人が患者を恋い慕っているという妄想です。このような症状は、もともとはフランスの精神科医ドゥ・クレランボー博士によって熱情精神病と名づけられ、今日ではドゥ・クレランボー症候群あるいは恋愛妄想と呼ばれています。エドワード・ケネディ上院議員に好かれていると信じていた私の患者は、自分の時間と財産のすべてを費やして議員のあとを追いかけていたにもかかわらず、いつもある一定の距離を置いていました。彼女はケネディ議員が自分の存在に気づかないことについての途方もない理由を、次から次に考え出しました。別の患者は、数年前に街角でほんの一度だけ出逢った男性と婚約していると信じ、彼を捜し求めて町中を丸一日かけて歩きまわりました。こういった妄想をもつ患者のほとんどは統合失調症ですが、ごく少数ながら躁うつ病の場合もあります。人生にままならぬ情熱をもっているこのような患者は、見ていて痛ましいものがあります。

比較的よくみられる妄想に、他人の心を支配できるというものがあります。私が診察した若い女性は五年もの間、家に閉じこもっていました。それは外出するたびに自分の心の作用によって周囲の人が自分のほうを振り向いてしまうと信じたからで、この心の作用を「磁力のようなもので、人は皆振り向いて私に目をとめるしかないのです」と表現しました。別の患者は、「テレパシーによる力」で人々の気分を変えることができると信じていました。「人でいっぱいのレストランに来ても平気です。静かに座っていると、客を幸福な気分にすることができるのです」と。

また、考えが伝わる、あるいはラジオやテレビから考えが放送されるという妄想もあります。これは思考伝播と呼ばれ、これがあるとほぼ確実に統合失調症とみなされます。

妄想を評価するときには、その内容がその人の属する文化に結びついたものかどうかに注意を払う必要があります。信念それ自体は決して妄想ではなく、その信念が同じ文化をもつ人たちの共有する信念からどれほどへだたっているかが問題となるのです。少数民族グループは文化に誘発された強い被害妄想をもつことがありますが、実際に人種差別や迫害に基づく場合もありえます。民族よりももっと小さい区分による文化グループでは、妄想的な考えが病的かどうかを評価するのが難しいことがあり、たとえば信仰深い人の誇大妄想や、諜報機関に務める人の被害妄想などです。

奇異な考えをもつ人がときに注目されることはありますが、その考えが真の妄想かどうか判断するのは非常に難しいものです。一九八一年にレーガン元大統領の暗殺を図ったジョン・ヒンクレイは明らかにそのような人です。法廷での証言によれば、ヒンクレイは映画女優ジョディ・フォスターとの関係を妄想し、ほとんどの時間と労力を彼女の注意をひくことに費やしていました。暗殺の企みはフォスターへの愛情を証明するための究極的な決意だったとされています。この裁判では、弁護側と検察側の精神科医たちの間でこのような考え方が真の妄想かどうか、激しく論議されました。しかしその後の出来事によって、ヒンクレイは統合失調症であったことが強く支持されました。

妄想にはもう一つの重要な留意点があります。妄想が固定しほとんど変化をみない人がいる一方で、妄想が移り変わり確信が揺れ動く人もいます。たとえば、ほかの患者が自分を殺そうとしていると信じていたある患者は、丸一日、その恐れる人物を極端に避けていたかと思うと、その翌日には打ち解けて話し、またその翌日には必死に避けようとしていました。この妄想性思考の一貫性のなさは、家族には理解しがたいものです。

幻覚は統合失調症できわめて一般的なもので、感覚の超過敏状態から始まる連続系の一方の端にあたります。視覚を例にとれば、一方の端に視覚の超過敏状態があり、つまり光が異常なほど明るさを増し、色調はさらに鮮やかとなります。中間には、錯視と呼ばれる視覚刺激の際立った歪みが存在し、たとえば犬が虎の姿に見えたりします。もう一方の端には、そこに何も存在しないにもかかわらず、統合失調症の人にはあるものがはっきり見えるという、真の幻覚があります。患者によって描写される体験は、通常これらの連続系の異なる段階の複合からなっているものです。

視覚刺激や聴覚刺激の変容は、統合失調症では決して稀な体験ではありません。この体験では、目や耳がなんらかの刺激を歪めたかたちでとらえるのですが、それはまるで脳がその人に手品を仕掛けているかのようです。もっと悪質なトリックは、なんの刺激もないのに幻覚を生じる場合です。外部からの刺激に関係なく脳自体が、聞くもの、見るもの、感じるもの、嗅ぐもの、あるいは味わうものを感じてしまいます。体験はその人にとっては紛れもない現実なのです。幻聴を体験する人は、実際に人から話しかけられているように、あるいはそれ以上にはっきりと声を耳にします。そして、その声に返事する人がしばしばみられます。周囲の人は想像上の声だと決めつけて軽くあしらい、その人には紛れもなく聞こえているということを信じない傾向があります。しかしその人には実際に聞こえており、脳自体が聞いているという意味では、その人にとっての現実なのです。もっとも、幻聴は患者の感覚器官の機能異常の極端な例ではあります。

幻聴は、統合失調症の幻覚のなかで最も一般的なもので、かつこの病気の特徴をなすものであるため、本当の幻聴がみられる人は、そうではないことが実証されない限り、統合失調症にかかっていると考えるべきです。幻聴は、時々のこともあれば聞こえ続けることもあります。私の臨床経験からすれば、夜、寝入りばなに最もよく起こります。多くの場合、幻聴は、不快で、実際にせよ架空にせよ、過去の過ちについてとがめたり罵倒したりするものです。その内容がどんなものかを聞いたとしても、たいていは嫌悪すべき内容であり、多くの人は困惑して話してくれません。

幻聴の正確なメカニズムはまだよくわかっていません。統合失調症では、脳の聴覚中枢がとくに障害され、その結果幻聴が生じるのであろう、というのが最も有力です。脳には聴覚中枢がいくつかあり、一部が統合失調症と関連があるとみられる側頭葉と前頭葉に隣接しています。ある研究は、幻聴の最中に言語領域で脳血流量の増加が認められると報告しています。別の研究は、「幻聴は脳皮質の言語領域と関連し、それは健常者が自分の声を聞いているときにみられるパターンと同じである」と述べています。そうであれば、なぜ幻聴がそれを聞いている当人にははっきり聞こえるのかが説明できます。統合失調症の人の脳構造の研究では、幻聴は第三脳室が拡大している患者に、より頻繁にみられます。脳の構造の測定技術が向上するにつれ、幻聴などの症状と脳の構造上の特異的な異常との関係がさらに解明されることでしょう。また、聴覚に障害をもって生まれた人がのちに統合失調症になり、幻聴が聞こえてくるような場合は、学問的に興味深いものがあります。

統合失調症には稀に幻視もみられます。幻視は通常、幻聴に伴って生じるもので、幻視のみの場合は統合失調症の可能性は考えにくく、別の脳の病気、とりわけ薬物中毒やアルコール離脱症［アルコールの中断によって現れる精神症状］の可能性が高くなります。

幻視についてもまた、妄想と同じく常に文化的背景を考慮しなければなりません。中世はもとより、今日でも宗教的な幻視がみられることは珍しくなく、幻視の存在は必ずしも精神障害を示唆するものではありません。シルヴァノ・アリエティ博士は深遠な宗教的幻覚と統合失調症の幻覚とを次のように区別しています。「宗教的幻覚は普通視覚的であるが、統合失調症では主に聴覚に基づいている。宗教的幻覚は通常、慈愛に満ちた導きや人に指示を与える慈悲深い指導者が関わってくる。宗教的幻覚は普通、心地よいものである」。

非常に稀ですが、幻臭や幻味もあります。たいていの幻味は、いつも口にしている食物の味が変わったというものです。私が診た妄想型統合失調症の患者は、食物の味が「おかしい」と感じ、毒がもられていると決めてかかりました。たしかに口にする物の味が急に変わったら、誰かが何かを入れたのでは、と勘ぐるのは当然ともいえます。

自己感覚の変容

妄想と幻覚に密接に関連し、統合失調症に特徴的な症状がもう一つあります。健常者は通常明確な自己感覚をもっていて、たとえば、自分の手を見ればそれが自分のものであるとわかります。こんなことを言うと、たいていの人はばかばかしいと思うことでしょう。もちろんそれ以外の状況を想像できないからです。しかし、統合失調症患者が、自己感覚の変容を体験することは珍しくありません。ある男性は「自分が自分のようでなく、まるでゾンビになったような感じです。まるで自分が存在しないかのようです」と述べています。この変容は多くの場合、身体感覚の変化と関連しています。

統合失調症患者に自己感覚の変容が起きる原因はわかっていません。通常私たちの自己感覚は、触覚や視覚に対する外界からの刺激が集まってつくられます。つまり、この刺激によって私たちの肉体の及ぶ範囲を感じ、見分けることができ、また自分以外の対象と自分とを区別します。おそらく統合失調症では、感覚や思考を変化させるのと同一の病気の作用が自己感覚の変容をもたらすのだろうと考えられます。

感情の変化

感情あるいは情動の変化は、統合失調症に最もよくみられる特徴的な障害です。病気の初期段階では、うつ状態や罪悪感、恐れ、そして急激に動揺する感情といったあらゆるものが認められます。晩期段階には、感情の平板化が目立つようになり、しばしば感情そのものをまったくもっていないようにみえます。そのために私たちも彼らに関わることが難しくなり、彼らとの距離がますます広がってしまうのです。

うつ状態は、病気の初期によくみられる症状ですが、見逃されがちです。一九九四年の調査は「患者の八一％にはっきりとした抑うつ気分が認められた」と報告しています。患者の半数では、妄想や幻覚の発現の前に抑うつ症状がみられます。うつ症状の大部分は生物学的な変化、つまり脳の神経化学的変化によりますが、一部は病気になったことへのその人なりの反応でもあります。このようなうつ状態のために、ときには自殺という悲劇的な結末にいたることもあります。

統合失調症の感情の変化のなかでは、不適切な感情、あるいは感情の平板化が最も特徴的です。病気が最もひどくなる時期までにこのどちらか、あるいはどちらもみられない患者は珍しいといえます。不適切な感情は、電話交換手を例にとれば理解しやすいでしょう。それはちょうど、外からの通話を誤った回線につなぐように、外からの刺激を間違った感情につないでしまうことにあたります。外からの電話は悲しい知らせであるのに、交換台はそれを浮かれ気分につないでしまい、そのため患者は笑い出します。また、患者は面白い考えが頭に浮かんでくるため、なんでもない場面なのに笑ってしまう場合もあります。

この不適切な感情は、病気の症状のなかでも強い印象を与えます。患者は突然なんの明らかな理由もなく、ケラケラと高笑いをするのです。これは、患者の面倒をみている人や生活をともにしている人には馴染みのある光景です。感情の平板化は、病気の初期には目につきにくいかもしれません。統合失調症患者は、自分を他人に置き換えて考える、あるいは他者の感情を自分のものとして感じる能力を失うのです。病気が進行すると、感情の平板化や感情鈍麻はますます目立ってきます。感情の平板化がひどい場合は、まったく感情がないようにみえます。これはそれほど多くはありませんが、患者に接している人には忘れられない体験です。私にもそのような患者が二人いましたが、どんな状況でもなんの感情も示しませんでした。おとなしく、あるときは頑固ですが、しかし決して楽しそうにしたり、悲しみにふさぎ込むことはなく、あたかもロボットと接しているような感じです。その一人は自宅に放火し、それからテレビを観ようと落ち着いて腰をおろし、家が火事だと知らせる声を聞くと、静かに立ちあがり外に出ました。

こういった例をみると、感情的反応を調整する脳の中枢が損傷し、症状がもたらされていることは確かです。幸いにも、ほとんどの人はこれほどまでには脳が侵されないものです。ただ、表面的にはなんの感情も感じていないようにみえても、内面では激しい感情を体験している人がいることが、しだいに知られてきました。したがって、見るからに感情的体験はまったくないようにみえる人も、実際は本来の感情体験をしている場合があり、その判断は慎重にする必要があります。

感情の平板化に関連するものに、無感動、動作緩慢、活動性低下、欲動喪失、思考と会話の貧困があります。これらは病歴の長い患者にしばしば観察され、一般的に陰性症状といわれています。希望がみられず、無感動で何を求めるでもなく、また何も望まず、あたかも意志がむしばまれてしまったかのようです。何か侵蝕に似た現象が実際に病気そのものに起きているのかもしれません。洞察力のある一人の患者が、ユーモアを交えて説明してくれました。「私はまだ『貧乏』と自分で名づけているものをもっていますよ。それは、思考貧乏、感情貧乏、友人貧乏、現金貧乏なのです」。

この感情の平板化や無感動は、今日では薬の副作用によると考えられがちですが、副作用によるものはごくわずかです。たしかに統合失調症の治療薬には鎮静作用がありますが、感情の平板化や意欲の低下は、病気のためであって薬のためではありません。このことは、薬物が開発される以前の文献を読めば明らかです。感情の平板化と無感動は、現在と同様に昔の文献でもはっきりと指摘されているのです。

運動の変化

運動の異常は、最近では、治療薬の副作用に関連すると一般に考えられています。実際に、抗精神病薬とリチウムは、指の細かいふるえや腕や軀幹《くかん》のギクシャクした動きなど、さまざまな運動の異常を引き起こします。

しかし、統合失調症という病気そのものが運動の異常をもたらすこと、またこれらの異常は治療薬が用いられるずっと前から、病気の症状として明確に記載されていたことも知っておくことが重要です。ある研究は、運動の異常は典型的統合失調症のほぼ全例に認められ、これらは病気の結果であって服薬によるものではない、と結論づけています。別の研究では、回復期の患者の半数が、自分の動作が素早くなるか緩慢になるか、どちらかに変化したことに気づいています。また、動きもぎこちなくなることが比較的よくみられ、物をこぼしたり、あるいは歩いていてつまずいたりすることが、病気になる前よりもいっそう多くなります。

運動の変化のもう一つは自発性の減少であり、これは患者自身も気づいていることがあります。ある人が次のように述懐しています。「自発性がなくなって、なんでも気おくれがし、ぎこちなくなりました」。なかには歩くとき腕を自然に振る動作がなくなる人もいるので、小脳か大脳の基底核部が障害を受けているのであろうと推論する研究者もいます。また、チック［顔面のけいれん］やふるえ、舌運動、そして吸いつき運動などの反復運動もみられます。大部分は薬の副作用ですが、ごく少数は病気によるものとみられます。まばたきのようなほんの些細な動きも障害を受けて、まばたきが少なくなる統合失調症患者も少なからずいます。これは一部には薬によるものもありますが、それだけでは説明できません。一九世紀の初めにバルザックは「この男は夜昼問わず、今私が目にしているように、固定した目でまばたきせずにずっと立ちつくしていた」と観察しています。

統合失調症の運動異常のなかで最も印象深いのは、もちろん緊張病性の動作です。患者は何時間もじっとしたまま動かず、仮にその腕をとって動かすと一時間かそれ以上そのままじっとしています。この緊張型統合失調症は前世紀の初めにはよくみられましたが、最近ではあまりみられなくなりました。これは抗精神病薬が登場したためで、この症状はたいていの場合、薬物治療が速やかに効果を発揮します。

行動の変化

行動の変化は、通常、統合失調症の一次症状というよりむしろ二次症状、すなわち脳に起こりつつある事態への反応です。つまり、統合失調症の人は感覚の超過敏状態のさなかにあって、外界からの刺激の統合ができないので、部屋の片隅にひきこもるよりほかないのです。ほかの動作の多くも、これと同様に説明できます。同じところに長い間じっとしてほとんど動かないのがこの病気によくみられる行動です。この極端なかたちが緊張病性行動で、長時間硬直したように一定の姿勢をとり続けます。もう一つは、一言も発しない無言です。緊張病性行動と無言は、それほど極端ではないひきこもりや無動とともに一連のもので、この病気にはよくみられます。

統合失調症患者では、ほかにも異常な行動がみられます。同じところをぐるぐるまわるような儀式的な行動は珍しくありません。私のある患者は、ドアを通り抜けるときはいつも後ろ向きに歩きます。このような動作をするのは、なんらかの理由があるからです。これは、その当人にとってはしごく当然の理由なのですが、ほかの人には奇妙に映ります。ある患者は余分な考えを振り払うために頭をリズミカルに振り動かし、別の患者はいやな考えを取り除くために頭をマッサージしました。統合失調症患者はこのような儀式的な反復行為のために、ときに強迫性障害と誤診されることがありますが、本当の強迫性障害では、統合失調症でみられる思考障害や幻覚、妄想あるいはその他の症状はありません。

特殊な姿勢がみられることもあります。ある人は、左手を窮屈そうに左肩の上に乗せたままの格好で、歩道を行ったり来たりし続けました。見たところつらそうでしたが、その理由は確認できませんでした。ときには、統合失調症の人は自分に語りかけられたことをオウム返しに繰り返すことがあります。これは、精神医学では反響言語といいます。きわめて稀ですが、オウム返しに反復する仕草、反響動作がみられることもあります。これが起こるのは、自己と外界との境界がわからなくなる結果だと思われています。つまりその人には、自身の身体の領域がどこまでで他人のそれはどこから始まるのかがわからないのです。

統合失調症患者の友人や近親者が最も困惑するのは、社会的に不適切な行動です。幸いほとんどの患者は、病棟では不適切な行動をとっても、病院外ではいたって普通に振る舞うものです。患者が退院して病棟から地域に戻っていくありさまは、きわめて感動的です。彼らが目立つのは、振る舞いというよりは、不釣り合いな着こなしなどの服装のためです。患者のなかには、状態が悪いために公の場でもふさわしくない行動、あたりかまわず放尿したり、自慰行為に及んだり、あるいは他人につばを吐きかけたりなどをし続ける人がいます。しかし、そのような患者は比較的稀で、全員は無理だとしても、そのような患者の一部は適切な治療や条件づけの技法によって改善可能です。

統合失調症患者の行動は、本人の内部では論理的かつ合理的なものであるということを絶えず念頭に置いてください。障害を受けた感性と思考という条件下で、自分自身にとっては意味のある行動なのです。傍観者にはその行動は非合理的で、「おかしな」「異常な」ものと映るかもしれません。当人にとってはしかし、それにはなんら「おかしな」あるいは「異常な」ところはないのです。

病識の低下

統合失調症の人のなかには自分の脳の故障に気づいている人もいます。この自分が病気であるという認識を病識といいます。病気の初期に、「自分は頭がどこかおかしくなっている」と周囲の人に実際に告げる人もいます。ある母親は、息子が頭を抱えながら、「助けて、お母さん。頭のどこかが変になったよ」と訴えてきたと語っています。しかし病気の初期にあった病識は、病気がはっきりとするにつれ、たいてい失われていきます。自分自身のことがわかるのは脳の働きによるため、その脳が働かなくなるとすれば、病識が失われていくのは当然だといえます。しかし実際には、統合失調症の患者で病識のある人がむしろ多いことに、私はいつも驚きを禁じえません。慢性化した段階でさえ、一部の患者ですが、驚くほどの洞察力を示すことがあります。七年もの間統合失調症にかかっていた女性は、クリスマスに何を望むかとの私の問いに、悲しげな視線を向け、少し間をおいてから「こころ」と答えました。

ほかの脳の病気でも、病識は低下します。たとえばアルツハイマー病は、始めのうちは病識があるのですが、進行するにつれなくなっていきます。ロナルド・レーガン元大統領は、自分の病気について初期の段階では公表しましたが、病気が進行するにつれ、病識を失い、家族の顔を見ても誰だかわからなくなりました。病識はまた、ほかの認知症や脳血管障害でも低下します。脳血管障害後遺症では、明らかに目に見える麻痺があるのに、自分の腕や足が麻痺していることを否定する人がいます。病識の低下は、正式な神経学的用語では疾病失認と呼ばれています。

病識の低下は、ある特定部分の脳の損傷、とくに前頭葉や帯状回、右半球の損傷で起きることがわかっています。損傷部位によって、病識がある場合もあれば、部分的あるいはまったくない場合もあります。また、病気の経過によってさまざまに変化することもわかっています。病気が治まった寛解時には、かなり病識を取り戻します。しかし再発して病気が活発になると、再び病識は失われます。

第2章 診断――外側からみた統合失調症

精神を病んでいる人にとって、この世界は現実には違いありませんが、新しい意味をもっています。人々も実在し、親密で力強く、そしておそらくは危険かもしれません。けれども精神を病む人は、そのような人々のなかにあって孤独なのです。これこそは精神病の真相を理解するときの主眼となる特徴です。

私たちにとって現実の世界は影が薄いのではなく、別の世界が現実の世界に浸透してくるのです。私たちはまったく違う次元から物事を見て、体験しているので、周囲の人々とのコミュニケーションを断たれてしまいます。

精神を病んでいない、目隠しをされているような人であれば、見えない、あるいは知ってはならない、絶対に信じることはない、膨大で、重要な、緊迫して激変する真実を、私たちだけは認識できるのです。

――モラグ・コート（一九六五年）

たいていの病気にははっきりとした定義があります。チフスは原因となる細菌が存在すること、腎障害は特定の化学物質の血中濃度が上昇すること、がんは顕微鏡で観察される特定の細胞が存在することで定義できます。ほとんどすべての病気には、このように観察や測定が可能な何かがあり、それを利用してそれぞれの病気を定義づけし、病気と病気でない状態とを区別することができます。

しかし、統合失調症はそうではないのです。統合失調症は脳の構造と機能に多くの異常が認められていますが、測定できるものは今のところ何一つなく、また、これさえあればただちに統合失調症、と言えるものもありません。このために、この病気の定義をめぐって議論が続けられています。そのうえ、統合失調症としてまとめられているものは複数の疾患からなっている可能性もあるので、さらに混乱しています。

このように、統合失調症を定義するのに役に立つ信頼できる客観的測定方法がいまだに何一つないために、私たちはただひたすらその症状に頼ってこの病気を定義しているのが現状です。しかし、同じ症状を呈しても病気は違うことがあり、たとえば腹痛という症状を起こす病気の数は、ゆうに一〇〇を超えます。したがってある病気を定義するのに、その症状を用いるのは危険なことです。このように統合失調症の診断は職人芸の段階ですが、それでも正確な診断がきわめて重要であることは言うまでもありません。正確な診断があって初めて、適切な治療方針が決定され、患者と家族に病気の予後［病気の見通し］の情報が提供できます。また正確な診断によって、研究者たちが互いに同じ対象について議論していることを確認し合えるため、病気の研究がさらに容易になります。

診断基準

統合失調症にだけみられる唯一の症状というものはありませんが、統合失調症以外の病気ではめったにみられない症状はいくつかあり、これらが認められると統合失調症が強く疑われます。たとえばスイスの精神科医オイゲン・ブロイラーは、観念連合の弛緩［第1章参照］が統合失調症の中核をなすものであると考えました。統合失調症の診断は一九八〇年まで、アメリカではほとんどのヨーロッパの国に比べて曖昧に広く使われていました。実際アメリカ以外で統合失調症が曖昧に診断されていた国は、世界中で唯一旧ソビエト連邦で、そこでは反体制派の人々をおとしめ、汚名を着せるために統合失調症が乱用されていました。

しかし、一九八〇年にアメリカ精神医学は飛躍的に前進しました。その年、診断と分類体系に大幅な改変を加え、DSM-III（精神障害の診断・統計マニュアル第三版）を採用したからです。これはその後、一九八七年にDSM-III-Rに、一九九四年にはさらにDSM-IV（同第四版）に改訂されています（表1）。統合失調症の診断は、この方法にしたがって特定の基準を満たしたときにだけ下されます。ヨーロッパで使用されている公式の診断基準はICD-10（国際疾病分類第一〇版）と呼ばれ、DSM-IVとは多少異なります。

統合失調症を診断するためのこの基準は、アメリカで広く受け入れられており、この病気の定義を知りたいと思っている家族にとっても役立ちます。この基準を満たしていなければ、統合失調症と公式に診断することはできません。

表1　統合失調症のDSM-IV基準

①病気の症状が少なくとも6ヵ月間にわたって存在する。
②仕事の能力や社会的な役割、身だしなみなどの面で、以前より機能が低下している。
③器質性精神障害［脳腫瘍や脳炎などはっきりした脳の傷害による精神障害］や知的障害による症状とは考えられない。
④躁うつ病を示唆する症状は認められない。
⑤以下ⓐⓑⓒのいずれか1つがなくてはならない。
　ⓐ 以下のうち2つが少なくとも1ヵ月間ほとんどいつも認められる。
　　・妄想
　　・幻覚
　　・まとまりのない会話（例：頻繁な脱線や支離滅裂）
　　・ひどくまとまりのない行動、あるいは緊張病性の行動
　　・陰性症状（例：感情の平板化、極度の無関心など）
　ⓑ 当人が属する文化集団にとって、思いもよらない奇抜な妄想。たとえば、自分の考えが頭から抜き取られ、ラジオを通して広まっていると信じる、など。
　ⓒ 行動を絶えずあれこれ批評する幻聴、あるいは2人かそれ以上の人の声が会話している幻聴が顕著にみられる。

［DSM-IV基準とは若干異なり、著者が一部改変したと考えられる］

表1のような症状をみると、統合失調症は比較的診断しやすいという印象を受けます。病気が進行すれば普通はその通りですが、初期の段階では確実に診断するのは難しいこともあります。症状は間をおいて現れることもあり、比較的穏やかであることもあり、また患者が病気の症状を隠し通す場合もあります。そのため、精神科医が初診の際、「統合失調症の可能性を考慮する必要あり」と書くのはきわめて普通のことで、それはただ単に、症状や経過がより明確になるまでその診断が暫定的なものである、と

いうことを意味しているのです。

統合失調症と診断するには、少なくとも六ヵ月間は症状が存在する必要があるという基準は、これまでのアメリカの伝統的な診断とは明らかなへだたりがあります。しかしこれは大きな進歩です。というのも、統合失調症との診断は重大であり、過去にしばしば行われていたように、ある人になんらかの統合失調症様の症状が短期間でもみられたからといって、むやみに診断すべきではないからです。DSM-Ⅳは、統合失調症様の症状が六ヵ月間以内であれば統合失調症様障害と、またもしもその期間が一ヵ月以内ならば短期精神病性障害と診断するようすすめています。

このようにDSM-Ⅳの基準は、統合失調症の診断を明確にするうえで価値がありますが、いくつか問題が残っています。診断は、精神科医が患者の行動と体験を聞いて主観的に評価することでなされているにすぎません。しかし明らかに血液検査や髄液検査などの客観的な診断基準が必要であり、これはそう遠くない将来に可能となると思われます。その時まで、統合失調症の診断は、熟練した臨床的判断を要する込み入ったものとならざるをえません。

病型

統合失調症の病型（タイプ）分けは広く行われています。病型の違いは、ひとえにその病気の症状の違いに基づいています。妄想型統合失調症の特徴は、主に被害的内容、あるいはあまり一般的ではありませんが、誇大的な内容の妄想（および幻覚）です。破瓜《はか》型《がた》統合失調症は、DSM-Ⅳの分類で「解体型」と呼ばれているもので、その主な症状はまとまりのない話し方、混乱した行動、平板なあるいは場にそぐわない感情などです。緊張型統合失調症は、目立った特徴として、姿勢の保持、身体の硬直、昏迷［意識は保たれているが、外的刺激への反応や意思表出を欠く状態」、そしてしばしば無言などのような行動障害があり、こういった特徴がみられるときに診断されますが、現在ではこの病型はほとんどみられなくなりました。また単純型統合失調症は、DSM-IVでは独立した病型として記載はされていませんが、興味と積極性が徐々に失われること、ひきこもり、感情鈍麻、そして幻覚や幻聴がないことが特徴です。

これらの病型は広く使用されてはいますが、はっきりと一つの病型に分類できる患者はほとんどいません。たいていはいくつかの特徴を併せ持っているので、病型分類の妥当性と有用性についてはかなり疑問です。そのうちとくに興味をひくのは、始めは緊張型の病型を呈していた人が数年後には破瓜型様の症状を呈しているというように、症状がしばしば時間の経過とともに変化することです。「妄想者はいつまでも妄想者」という古い精神医学の格言はもはや支持されません。私は、始めに古典的な妄想型統合失調症の症状を呈し、五年後にまったく異なる多彩な症状を呈した患者をたくさん診てきました。こういった理由で、近年、精神科医は多くの患者を「分類不能型」として診断する傾向にあるのですが、それはただ単に、患者の症状にはさまざまなものが混じっていて、伝統的な四つの分類はあまり当てにできないことを意味しているにすぎないのです。

妄想性障害

妄想性障害は、妄想をもっているけれども統合失調症の診断基準を満たしていない場合です。これには被害妄想（例：自分があとをつけられている）、嫉妬妄想（例：配偶者が不倫をしている）、恋愛妄想（例：著名人が自分に恋している）、身体的妄想（例：自分は死にいたる病に罹患している）などがあります。妄想性障害の顕著な特徴は、訴えている妄想内容が本当ではないにしても理屈に合わないわけではないこと、また妄想は別としてその人の機能は障害を受けていないこと、また幻覚がまったくないか、あるいはあってもひどくないことです。

統合失調症と妄想性障害との正確な関連は解明されていません。臨床医や研究者は妄想性障害が統合失調症の前段階と考えていますが、証明されていません。

失調型・スキゾイド・妄想性・境界性パーソナリティ障害

失調型パーソナリティ障害：この人たちは、かつて境界型統合失調症、偽神経症性統合失調症、潜在性統合失調症、準臨床的統合失調症、統合失調症性人格などと呼ばれていました。その特徴は、感覚や思考、話し方、行動などが、奇妙で風変わりな点です。

スキゾイドパーソナリティ障害：このパーソナリティ障害をもつ人は、孤独で、実生活では友人がいません。社会的地位を望まず、森林警備員やコンピュータプログラマーなど、他人と接する必要のない職場を探します。また、たいていは結婚しません。それが愛情にせよ敵意にせよ、他人と感情を共有することが困難で、賞賛や批判に対しても比較的無関心です。なかには、年中霧のなかにいるかのように、周りの状況から隔絶しているようにみえる人もいます。

妄想性パーソナリティ障害：このパーソナリティ障害をもつ人は、過敏性や不信、他人からの誘いに対する猜疑心があるとされています。いつも防衛的で、キレやすく、ちょっとしたことにも驚きます。他人は自分たちをだまし、傷つけると信じています。そして、それを証明するためには、どんなことでもしかねません。他人の忠誠心を疑い、普通考えられそうもないところに陰謀が隠されていると思い込むことがよくあります。頑固で理屈っぽく、訴訟にもちこみたがります。たいていはスパイが使うような電子機器や機械製品に興味をもちます。他人に対する柔軟性はほとんどなく、弱者を見下しがちで、ユーモアのセンスも持ち合わせていないようにみえます。妄想性パーソナリティ障害と妄想性障害の境界は微妙ですが、はっきり異なるのは、妄想性障害では妄想が完全に発現していることです。

境界性パーソナリティ障害：境界性パーソナリティ障害は最も困った用語といえます。というのは、現在では前に述べた失調型パーソナリティ障害に分類されている、かつての境界型統合失調症といつも混同されるからです。境界性パーソナリティ障害の人は、行動や人間関係、気分の面で不安定です。行動はしばしば衝動的で予測不能、金銭の取り扱いや性生活、アルコールと薬物の乱用、ギャンブル、万引き、喧嘩、無謀な運転、そして自殺企図などの点で問題があります。人間関係も極端で短期間に急に変化します。気分の変化も予測が困難で、しばしばかんしゃくを起こします。

長い間、これらのパーソナリティ障害の妥当性と統合失調症との関連性が議論されてきました。すでに述べたパーソナリティ障害には重複がみられること、また多くはこれらの特性の組み合わせからなっていることが広く認められています。統合失調症患者の家族の研究から、その親族に失調型パーソナリティ障害や妄想性パーソナリティ障害と診断される人が多いことがわかり、このことは、これらのパーソナリティ障害が遺伝的に統合失調症と関係がある可能性を示唆しています。これらのパーソナリティ障害は、理論的には軽い統合失調症と考えられますが、この考えは一般に統合失調症のスペクトラム概念といわれています。スペクトラム概念とは、軽度のパーソナリティ障害から重度の統合失調症までの間が連なっているという意味です。またこれを支持するように、最近の研究では、失調型パーソナリティ障害の人の脳には構造的変化が存在することが見出されました（例：脳室拡大、側頭葉や尾状核の異常など）。これらの変化は、統合失調症にも認められます。さらに、失調型パーソナリティ障害の多くが、少量の抗精神病薬によって気分と機能を回復しています。他方では、境界性パーソナリティ障害が統合失調症に関連しているというデータはなく、家族歴の研究では、むしろ大うつ病や躁うつ病に関連している可能性が示唆されています。

躁うつ病

一九八〇年に、米国精神医学会はＤＳＭ-Ⅲで、躁うつ病の名を双極性障害に変更しましたが、私にはその新しい用語にはとくに重要な利点があるとは思えないので、古い用語（躁うつ病）をもはや使わないことに抵抗を感じています。躁うつ病は、その有病率が統合失調症よりも低く、やや女性に多く、また原因は不明ですが社会的経済的に比較的高い階層によくみられます。通常は三〇歳前に発病するものの、統合失調症と違って高齢になってからの発病も珍しくはありません。統合失調症で発見されたほとんどの生物学的異常、たとえばＭＲＩ［核磁気共鳴画像、脳画像診断機器の一つ］検査による脳室の拡大や神経学的異常などは、それほど顕著ではないものの、躁うつ病でも指摘されています。

躁うつ病の主な臨床的特徴は、躁病相とうつ病相がみられることです。躁病相は、気分の高揚（ときにはいらだち）があり、そのときには非常に朗らかになり多弁、社交的でなれなれしく、誇大的でエネルギッシュ、性欲の亢進があり、ほとんど睡眠をとりません。会話のテンポは速く（言語促迫）、聞き手が理解する間もなく考えが矢継ぎ早にほとばしり出たりします（思考奔逸）。誇大性は妄想状態へと進行し（自分が大統領だと思ったりする）、服装は派手になり、行動は危険で不適切（例：散財、莫大な投資をするなど）となります。うつ病相は、希望のない悲哀な気分（不快気分）、食欲不振、睡眠障害（睡眠不足であれ過剰睡眠であれ）、日常活動に対する興味の喪失、性欲低下、エネルギーの低下、思考の緩徐化、罪責感もしくは自信喪失、そして頻回の自殺念慮の症状からなっています。

躁うつ病は、一方の端からもう一方の端へと揺れ、またもとに戻るというのが典型例ですが、これはめったにみられません。ある人は躁病相を繰り返し、ある人はうつ病相を、またある人は両病相をいろいろなかたちで呈します。躁うつ病の自殺率はおよそ一五％です。躁うつ病と統合失調症とは、典型例では容易に判別できます。躁うつ病の優勢な臨床症状は、思考の障害よりも気分の障害です。躁うつ病で妄想や幻聴があることもありますが、そのときは気分の高揚もしくは抑うつを伴っています。最も重要な点は、躁うつ病は病相が個別に起こり、原則として躁病相とうつ病相の間は正常な機能レベルに回復することです。一方、統合失調症には、そのような明確な病相期があることは稀で、障害が残ることが一般的です。躁うつ病の人は回復可能なので、政府や産業、芸能関係で重要な仕事をしている場合が多々見受けられ、軽い躁状態の特性（例：高い活動性、肥大した自尊心、短時間睡眠）のために、そういった分野で高い生産性と成功をもたらすことがあります。

精神医学や心理学の教科書では、普通は精神病の患者を統合失調症か躁うつ病のどちらかにきちんと分類できることを示唆していますが、残念ながら現実はいつも教科書通りにいくわけではなく、大部分の人たちはどちらの症状も持ち合わせています。さらに時間の経過とともに、症状が変化していく人も珍しくありません。始めは教科書でいう統合失調症か躁うつ病のようにみえていたのが、一、二年経つと、もう一方の病気の症状をはっきりと呈していることがあるのです。そのため、滑稽なことですが、患者に精神医学の教科書を読んでどっちの病気かを選んでもらうか、あるいは私たち精神科医が臨床の現場で思考を柔軟にするか、どちらかにするしかありません。実際に私は、統合失調症と躁うつ病の両方の症状を呈する患者を診たことがあります。精神医学界が考え出したこの問題の解決方法は、失調感情障害［統合失調症と感情障害が同時にみられる精神障害］という中間の疾患分類を設けることでした。

第3章　統合失調症と間違われやすい病気

精神病はほかの多くの病気と同じ病気にすぎないと考えるようになり、その考えを受け入れることで、私は元気を取り戻すことができました。

――ヴィンセント・ヴァン・ゴッホ／弟・テオ宛の書簡から（一八八九年）

ある病気を理解するための方法は、第2章で示したように、その病気の定義づけをすることです。もう一つの方法は、この病気と区別できるものはどんなものかを明らかにすることです。このことは統合失調症の場合とくに重要です。というのは、統合失調症という言葉は、過去に一般的にも医学的にも、とても広範囲で不正確に使われていたからです。もしこの病気の理解を深めたいと思うならば、私たちはまず何について話しているのかをはっきりさせておかなければなりません。

解離性障害

多くの人が誤解しているのですが、統合失調症は、多重人格などとよくいわれる二重人格をもつわけではありません。神話に出てくる古代女性予言者シビルや実話に基づいた著作『イブの三つの顔』のような特殊な人格は、正確には解離性障害といわれています。これは統合失調症ほど一般的ではなく、ほとんど女性だけに起こり、たいていの場合、子どもの頃の性的もしくは肉体的虐待に対する反応と考えられています。

近年、解離性障害は一部の精神科医の間で流行の診断となっており、広範で多彩な症状で用いられています。私も、明らかに統合失調症の徴候と症状を示したものの、解離性障害と診断し直された何人かの患者を知っています。こういったことが、患者と家族にたいへんな混乱を招いているのです。統合失調症は解離性障害ではありません。統合失調症のようにみえる患者のなかに、実は解離性障害の人がいるのです。家族と患者が混乱してしまうのは当然でしょう。

麻薬による精神病

精神的効果を求めて乱用される麻薬が統合失調症に似た症状を呈することは、よく知られています。大麻のような比較的軽い麻薬でも、奇妙な身体感覚、身体境界の喪失、被害的な妄想が生じます。大麻でさえ使うたびに不快な妄想状態が出現するために、使うのをやめる人もいます。ＬＳＤやＰＣＰなどのより強い麻薬では、幻聴より幻視が多い幻覚、妄想や思考障害が出現するのが普通です。ときには、このような症状がひどいため入院を要することもあります。もし薬物を乱用したことがわからなければ、間違って統合失調症の診断を受ける可能性があります。とくにアンフェタミン（俗称：スピード）では、統合失調症と区別のつかない症状が出現することはよく知られています。

当然、薬物依存が統合失調症の病因になるのかという疑問が浮かびますが、これは患者の家族や親族からしばしば尋ねられる質問でもあります。精神に変化をもたらす薬物を繰り返し続けて用いていると、脳が損傷され、知的機能と記憶が障害されるというたしかな証拠がありますし、統合失調症の人が使用すれば症状が悪化します。しかし、こういった麻薬を使ったために、統合失調症の徴候のまったくない人が統合失調症になったという証拠は、実のところまったくありません。

それでは、精神の変容をきたす薬物を使ったあとで、しばしば統合失調症が始まることがあるのはどうしてなのでしょうか。この答えは二つ考えられます。一つは、薬物乱用も統合失調症もどちらも病気が始まるのは一〇代後半～二〇代前半という同じ年代です。この年代では、少なくとも何回かマリファナを吸ったことのある人の割合はきわめて高いのです。薬物乱用と統合失調症とにはまったく関係がなくても、統合失調症になり始めのかなりの数の人が、たまたま精神に変調をきたす薬物を使っていたことは予想できることです。

もう一つは、これがもっと大事なことですが、統合失調症の初期症状がすでに始まっている人が、自分の病的な体験を合理化しようと、これらの精神を変容させる薬物に目を向けることが多いため、という答えです。たとえば、生まれて初めて幻聴を体験するというのは、たいへんな恐怖感をもたらします。そこでもしハシシュやPCPなどの麻薬を使えば、幻聴が聞こえることに納得できます。麻薬を使うことで、何か精神的に変になったと感じる自分を見つめる不快さから逃れることができます。ここでその人は文字通り自分を失っているのです。麻薬もアルコールも、一部症状をやわらげることがありますが、この場合その人は自己治療しているといえます。これについては第10章で述べます。

統合失調症が始まりかけている患者の症状に、家族が気づくことはめったにありません。患者自身が何を体験しているのかわからないために、家族は患者が徐々にひどい薬物乱用に陥っていくと思い、三～六ヵ月経って統合失調症と診断されたとき、即座にそれは薬物乱用のせいだと決めてかかります。そう思えば、自分たちはその病気の原因とはまったく関係がないということになり、罪の意識から逃れられるからでもあります。とりわけ、担当の精神保健専門職がこの病気の原因に子どもの養育方法や家族間の会話不足が関係すると考えている場合には、家族は余計にそう思いたくなります。こういう専門職を相手にすると、家族は自分たちを守るために、統合失調症の原因は薬物乱用にあるという考えに飛びつくものです。

処方薬による精神病

現代社会は薬物使用の社会です。若者は麻薬を乱用し、熟年者はかなりの数の処方薬を使っています。アメリカのどこの家庭でも、薬箱を開ければさまざまな薬が入っているものです。こういった薬の多くは、副作用として、昏迷や抑うつ状態、被害妄想や幻覚などの精神症状を引き起こすことがあります。たいていの場合、幻覚は幻視であって、幻視があれば薬や器質性の病気によることが示唆されます。ときには幻聴があって、典型的な統合失調症の急性の発病のようにみえることもあります。したがって、精神病の症状が初めてみられた場合、医師は必ず「今、どんな薬を飲んでいますか」と尋ねなければなりません。

副作用として精神病症状を引き起こす処方薬は、ほとんどの場合、使い始めに症状が出ます。薬をやめればその症状はただちに、あるいは徐々に消えます。これらの薬で副作用が出るのは、たいていは高齢者に使用したとき、あるいは高用量で使用したとき、あるいはその両方です。

身体疾患による精神病

統合失調症に似た症状を呈する身体の病気がいくつかありますが、たいていの場合はっきりと診断できるので、統合失調症が疑われることはありません。しかしたまには、とくに病気の始まりの段階では、混同されることがあります。統合失調症様の症状を呈する可能性のある重要な病気は次の通りです。

脳腫瘍：下垂体腫瘍はとくに統合失調症症状の原因となりますが、たとえば側頭葉の髄膜腫など、それ以外の腫瘍でも起きます。脳腫瘍は通常ＭＲＩで発見できますし、初期段階であればたいていは手術によって治癒可能です。

ウイルス性脳炎：ウイルス性脳炎が統合失調症様症状を呈することは以前から知られていましたが、脳炎の徴候や症状がはっきりする前の段階で統合失調症様症状を呈することがしだいに明らかになってきました。しかし、これがどの程度頻繁に起こるのかは不明です。また、ウイルス性脳炎では短期精神病性障害や統合失調症様症状を引き起こすことが多々ありますが、これらの症状は数日で消失してしまいます。ウイルスと統合失調症の考えられる関連については、第6章でさらに詳しく述べます。

側頭葉てんかん：てんかんと統合失調症との関係は古くから論争の的ですが、てんかんの一型である側頭葉てんかんが、しばしば統合失調症様の症状を呈することについては意見の一致が得られています。側頭葉てんかん患者の一七％には統合失調症の症状がある、との報告があります。

脳梅毒：近年はそれほど見受けられませんが、梅毒も統合失調症様症状を起こす原因として決して忘れてはなりません。二〇〇四年には、梅毒が原因で州立精神科病院に入院した人が三人もいました。梅毒の診断は、通常の血液検査でその可能性が疑われて、髄液検査によって確定します。

多発性硬化症：多発性硬化症の早期段階ではうつ症状と知能低下がよくみられ、ときには統合失調症様症状が出現します。多発性硬化症のはっきりした症状が出現するまでの一〇年間、「妄想型統合失調症」と診断されていた女性の例が報告されています。

ハンチントン舞踏病：中年で発病する遺伝病であるハンチントン舞踏病について、通常、始めに下される診断、また最も頻繁になされる誤診は統合失調症です。いったん舞踏病の異常運動が始まれば正しく診断されます。

エイズ：統合失調症に似た症状を呈する病名リストに、エイズがごく最近新たに追加されました。エイズはＨＩＶウイルスが脳に働くために、ときに統合失調症や躁うつ病の症状を示すことがあることが明らかになっています。エイズの増加に伴い、今後は精神疾患で初めて入院したときの通常の診断手続にＨＩＶテストを含めるべきです。

頭部外傷による精神病

頭部外傷と精神病の発病との関連性について検討する場合、ある大きな問題にぶつかります。まず頭部外傷と統合失調症はどちらも若年層に多く、ときには偶然同時に起こることがあります。おそらくほとんどの若者は、大なり小なり頭になんらかの怪我をした覚えがあることでしょう。そこで統合失調症がなぜ発症したのかを探りあてようとしている家族は、頭の怪我と統合失調症を容易に関連づけてしまうのです。さらに両者の関連性を複雑にしているのは、統合失調症の初期症状を呈している人は、頭に怪我をするような無茶なことをしてしまう可能性が高いことです。家族は統合失調症の初期症状とは気づかずに、発症と頭部外傷を結びつけてしまいます。頭部外傷で脳が直接傷ついたために精神病が発病するのか、あるいは外傷が強いストレス因子となって発病に決定的な役割を果たすのか、そのどちらなのかは残念ながらまだ解明されていません。

知的障害

知的障害は認知機能の障害であり、知能指数〔IQ：平均は一〇〇〕で測定し、軽度（IQ五〇～七〇）、中等度（IQ三五～四九）、重度（IQ二〇～三四）、最重度（IQ一九以下）に分類します。原因には、染色体異常（ダウン症など）、代謝異常（フェニルケトン尿症など）、なんらかの原因による出生前または出生後の脳障害などがあります。統合失調症の人はたいていの場合、知能指数がいくらか低下していますが、これは認知機能の検査をうまくこなせないためです。つまり、本来備わっていた知的機能は必ずしもそこなわれてはいないのですが、知的機能を表出する能力が障害されているのです（第12章参照）。

稀に統合失調症と知的障害の両方がある人がいます。この場合、それぞれは独立した病気でたまたま両者が偶然合併したのかもしれないし、あるいは共通する脳障害があってそれが両者を同時に引き起こしているのかもしれません。精神疾患と知的障害の治療施設の目的は別々なので、両者が合併した場合は適切な診療は実質的に不可能になります。

統合失調症と知的障害のどちらも有していた人で思い出されるのが、ジョン、ロバート、エドワード・ケネディたちの妹、ローズマリー・ケネディです。子供時代、彼女は軽度知的障害で、結局は小学五年生レベルの知能にとどまりました。しかし二一歳のとき、彼女に統合失調症様症状が現れ、家族は心配しましたが、一九四一年にはまだ抗精神病薬が入手できなかったため、ロボトミー〔前頭葉切截術、統合失調症の治療として行われていた〕を受けました。この手術の結果は悲惨としか言いようがなく、重度の知的障害と脳障害をもたらし、最近亡くなるまで、修道会経営の養護施設で一生を過ごすことを余儀なくされました。

幼児自閉症

幼児自閉症は幼時期の脳の病気で、統合失調症とは関係ないようです。この症候群は二歳半までに始まり、抱かれたり、さわられたりするのをいやがる重度の社会的ひきこもり、言語の発達遅延、ちょっとした音にびっくりするといった感覚的刺激に対する異常な反応、そして生命のない物体、たとえば蛇口や自分の影に対する異常な関心、あるいはぐるぐるまわりなどの反復動作などで特徴づけられます。自閉症は一万人に約四人の割合、つまり統合失調症の二〇分の一の頻度でみられます。一時は社会的経済的に高い階層に起こりやすいといわれましたが、それは証明されませんでした。また頻度は男性が女性の四倍です。最近のいくつかの研究は、アメリカで自閉症の発症が増加傾向にあることを示唆しています。

幼児自閉症と小児統合失調症を区別することは、それほど難しくはありません。自閉症はほとんどの場合二歳半までに始まるのに対し、統合失調症が五歳前に始まることはめったになく、一〇歳前の発病も一般的ではありません。自閉症児は顕著なひきこもり、言語遅滞、そして反復動作を呈しますが、小児統合失調症では妄想や幻覚、思考障害を呈します。また、知的障害は自閉症児の半分でみられますが、小児統合失調症ではほとんどみられません。最後に、小児統合失調症では統合失調症の家族歴があることがありますが、自閉症児では統合失調症の家族歴はほとんどありません。

反社会性パーソナリティ障害と性犯罪

反社会性パーソナリティ障害と性犯罪を統合失調症と決して混同してはいけませんが、これまで行われたさまざまな判決のために混同されています。反社会性パーソナリティ障害の人は嘘をつき、だまし、法を犯し、他人に危害を加え、自分たちの行いを後悔しないなどの行動でわかるように、他人に対する尊重心がまったくありません。別の言葉では、社会病質者、精神病質者あるいは常習犯罪者といわれます。反社会性パーソナリティ障害の人のなかには、性的異常のために性犯罪を起こしたり、子どもを対象とした性犯罪（小児性愛）を起こしたりする人がいますが、これは通常、性的暴力犯罪者と呼ばれています。

かつては、性的暴力犯罪者は刑事司法制度が対処し、刑務所送りにされていました。しかし現在では、精神科病院に送られています。と同時に、第14章でも述べるように、精神科病院を退院させられ、治療を受けていない統合失調症の人は、病気がもとで犯罪を起こし、刑務所送りにされています。このあべこべの処置、つまり刑務所に収容されるべき人を精神科病院に、精神科病院に入院させるべき人を刑務所に送っている精神科ケアシステムは矛盾に満ちている、というのが多くの人の結論です。

反社会性パーソナリティ障害や性的暴力犯罪と統合失調症との間にはなんの関連もありません。事実、ある研究によれば、統合失調症の人の親族の反社会性パーソナリティ障害者の発生率は、一般人口の発生率となんら変わるところはありませんでした。研究を進めて、反社会性パーソナリティ障害者と性的暴力犯罪者の脳に障害があるかどうかを見極めなければなりません。もしその脳に障害があるのならば、統合失調症の脳障害と異なることは確かです。

文化誘発性精神病

文化誘発性精神病やヒステリー性精神病が、統合失調症と混同されることが時々あります。これは通常、みずから意図的に起こした意識変化［覚醒レベルが低下し、催眠術にかかったような自動的動作や思考の現れる状態］で、表面的には統合失調症のような症状を呈する場合があります。たとえば、体の感覚が変化したり幻覚を訴えたり、興奮して意味のない行動をとったりします。アメリカではこの状態は、原理主義者の宗教儀式の際に最もよくみられます。

第4章　発症、予後、経過

この病気は、感覚を冒し、理性をくもらせ、そして感情を解体し、混乱させる。つまり、その人間の本質の部分を冒すのである。
この病気は、その犠牲者を悲惨な思いにさせ、社会にも影響を及ぼす。
この病気は、統計学を含めたさまざまな方法で研究する価値がある。
われわれは、精神病の原因、経過を調節している法則、
および病気に影響する環境因子を発見し、それによって病気を予防し、
あるいは回復する方法を見出すことができるかもしれない。
おそらく後世の人類はその苦痛から救われるか、それができなくても、
とにかく苦しんでいる人々に早期の治療を保証するであろう。
――ウィリアム・ファール博士（一八四一年）

統合失調症と診断が下されると、本人や家族はいろいろなことを知りたいものです。子供時代にその前兆はあったのか、最初の症状を見逃していたのではないか、完全に回復する可能性はどれくらいあるのか、一〇年後あるいは三〇年後にはどのくらいが自立しているのか、精神科病院やグループホームで人生の大部分を過ごすことになる可能性はどのくらいか――これらは重要な疑問であり、これに対する答えに応じて、患者の家族は将来を考えることができるのです。

小児期の前兆

統合失調症の最初の徴候が小児期に始まるという考えは新しいものではありません。著名なイギリス人医師のジョン・ホークスは一八五七年に、「実際の徴候が現れる以前の早い段階で、すでに燃料が注がれている可能性はとても高い」と述べています。同様にエミール・クレペリンも一九一九年に「精神科的にみて、子供時代からずっと、明らかに奇異な行動が観察されている症例がかなりある」と言っています。

小児期における統合失調症の前兆についての公式報告は一九三〇年代までさかのぼりますが、最近二〇年間はとくに報告が増えています。そのなかで方法的にすぐれた研究を紹介します。その方法は、ある年に生まれた多数の子どもの集団を対象に、詳細かつ多面的な調査を実施し、その後この子どもが統合失調症を発症するリスク年齢に達したところで、統合失調症を発症した人とそうでない人の子供時代のデータを比較するというものです。このように出生時を共通因子とする調査のうち最大の研究は、一九五九〜一九六六年の間にアメリカで生まれた五万五〇〇〇人の子どもたちを対象にしたプロジェクト（全米周産期共同プロジェクト）です。イギリス、スウェーデン、フィンランド、デンマーク、そしてイスラエルでも、小規模ですが同様の調査研究が行われています。

これらの研究によって、のちに統合失調症を発症した人の約四分の一ないし三分の一に、子供時代にほかの子どもとのなんらかの違いがあった、ということが明らかになりました。その違いを以下にあげます。

①幼少期における発達に遅れがある（例：歩くことや話すことが遅れる）
②言語および発語により多くの問題がある
③協調運動が下手である（例：運動が不得意、体育の成績が不良）
④学業成績が芳しくない

⑤社会性に問題があり、友達が少ない

ただし、こういった小児期にみられる前兆は単なる統計学的関連性であり、個々のケースを予測するものではありません。統合失調症を発症した人の大部分がほかの子どもと異なっていたわけではないのです。事実、フィンランドでの研究は、統合失調症を発症した子どもたちの多くが学業優秀であったと報告しています。逆に、発達が遅れている、たとえば言語発語問題、協調運動障害、成績および社会性が不良などの問題がある子どもの多くが統合失調症になっていないのです。

小児期の前兆に関しては、統合失調症の母親をもつ子どもを対象にした研究もあります（この場合約一三％の子どもがのちに統合失調症になることが知られているので「ハイリスク」研究と呼ばれます）。また、一人が統合失調症でもう一人が健常である二七組の一卵性双生児を対象にした私の研究では、七組の双生児において、統合失調症を発症した人と発症しなかった人とでは五歳までに明らかな違いがありました。たとえばある一組では、二人とも四歳時には靴紐を結ぶことができましたが、一年後には一人ができなくなり奇妙な歩き方をするようになりました。そのときにはなんの異常もみつかりませんでしたが、その子どもが二六歳になって統合失調症を発症したのです。

発症と初期症状

家族から一番よく尋ねられる質問は、どうすれば統合失調症の初期症状を見つけられるか、というものです。これは、統合失調症の再発の場合（第11章参照）とは違い、難しい一〇代の子どもを育てながら、統合失調症になりはしないかという不安を抱く家族の質問です。また、年上の子どもが統合失調症と診断されたため、年下の

子どもたちについて心配になった両親からも、ときに質問されます。

統合失調症の初期症状について考える場合、この病気の初発年齢の幅はとても狭いということを覚えておくと役立ちます。アメリカでは、統合失調症患者の四分の三は一七～二五歳の間に発症しています。一四歳より前、三一歳よりのちに発症することは稀です。また、五〇年前や一〇〇年前と比べて、現在の発症年齢が若いというデータが一部あります。

なぜ統合失調症がこの年齢層で発症するのかはわかりません。ほかの慢性疾患、たとえば多発性硬化症やアルツハイマー病などにも発病する年齢層がありますが、その理由もまたわかっていません。統合失調症の平均発症年齢は、ヨーロッパよりもアメリカで若く、妄想型統合失調症ではほかの病型より遅く、また現在のアメリカの平均発症年齢は一九世紀当時より若くなっているという指摘もあります。

発症時期を特定するのが難しい患者もいます。家族は「この子はいつもほかの子と違っていました」「担任の先生たちは、幼少期からこの子が風変わりであったことに気づいていて、『ご家族はどう思われますか』と聞かれました」などと言います。本格的な思考障害や妄想・幻聴などの症状が一〇代後半や二〇代前半になって初めて現れたとしても、こういった例があることから、統合失調症という病気は人生早期にすでに始まっていたことがうかがわれます。

そうすると、一風変わった子どものいる家族は、いったい子どもが何歳になったら注意しておくべきなのでしょうか。統合失調症になった人の大多数は、子どもの頃は普通であり、幼少時には区別はつかないことがわかっています。そしてまた、子どもの頃風変わりであっても、その大多数は統合失調症にならないことも知られています。それどころか実際には各界の指導者もいるのです。普通の子どもの奇矯さと統合失調症の初期症状とを見分けるのは、およそ一一～一三歳の間の思春期ではとくに難しいものがあります。この年頃の平均的な行動自体が奇妙なものだからです。感覚の過敏さは統合失調症に共通の症状ですが、そのような経験をもったことのない

表2　家族が観察した最も多くみられる統合失調症の初期症状

- うつ状態
- 社会的行動の変化、とくにひきこもり
- 睡眠および食事パターンの変化
- 周囲の人が自分について話していると疑念をもつ、あるいはそう感じる
- 自己管理のパターンの変化
- 学業成績の変化
- 著しく弱々しくなる、エネルギーの消失
- 頭痛あるいは頭の中に奇妙な感覚を覚える
- 家族や親しい友人との情緒的関係の変化
- 混乱、奇怪、奇抜なものの考え方

青年はどのくらいいるのでしょうか。不機嫌、ひきこもり、無関心、容姿に対する興味の喪失、当惑、人に見られていると思うこと、自分の体つきへのこだわり、そしてあやふやな思考など、これらは皆、まさに起きようとしている統合失調症の前触れかもしれませんが、それはまた、単に青年期にありがちなさまざまな問題に対する普通の反応なのかもしれません。家族は自分の子どものいろいろな変わった癖をあれこれ心配すべきではなく、むしろ、病気がはっきりしない限りは、正常と考えるべきなのです。統合失調症と診断された子どもがすでにいて、その弟妹の最悪の事態を気に病んでいる両親には、このような対応はとくに難しいでしょうが、これは大事なことです。一五歳の子どもがいたりすると、つい次のようなことを言いたくなるものです。「ぼんやり考え事なんかするものじゃありません。お兄ちゃんはそうしていたから病気になって入院しちゃったのよ」と。

どこか調子がおかしいと気づくためには、どんな点に注意していればよいのでしょうか。いったいいつ、青年期の正常な心理的変化が一線を越えて、統合失調症の初期症状の領域に入るのでしょうか。ドイツやカナダの研究者たちは、大勢の初期段階の統合失調症の人とその家族に問診し、最初に現れる症状を調べました。その結果と、ほかの研究の結果と私自身の研究の結果を表2にまとめてみました。最も重要なのは、社会的行動、睡眠および食事パターン、自己管理、学業、あるいは情緒的関係の「変化」です。親はそのときこれに気づいて「ジョンはこの六ヵ月で別人になってしまったようです」「ジェニファーの友達は誰一人としてあの子のそばに来ないわ。ジェニファーは誰にも会いたくないようなの」と言っていたことでしょう。こういった変化はもちろん統合

失調症以外のことで起こりえます。またこの年齢では、麻薬を使用していないかどうかを常に念頭に置くことも大切です。

これらは家族が観察した初期症状であることを断っておきます。統合失調症の初期段階の人は家族にはわからない、不安、落ち着きのなさ、集中困難、自信喪失などを経験しているかもしれず、また家族が気づく何週間あるいは何ヵ月も前から幻聴が聞こえているかもしれないからです。

小児統合失調症

小児統合失調症は大人の統合失調症よりかなり少ないのですが、一般には単に大人の統合失調症が早く始まったものと考えられています。男性の発症は女性の約二倍です。統合失調症全体のわずか二%が小児期の発症ですが、この割合は大人と子どもの線をどこに引くかによって変わります。五歳前に始まる統合失調症はきわめて稀で、五～一〇歳の間にしだいに増加し、一〇～一五歳まで発症率が増え続け、一五歳を境に大人の病気として急激に増加していきます。

小児統合失調症の症状は、当然ながらその内容が年齢相応であるという以外は大人の症状ときわめて似ています。たとえば、幻聴の発信元はペットやおもちゃであり、「テーマは怪物であることが一般的で……年をとるにつれ、幻聴と妄想はどちらもより複雑で緻密になる傾向」があることが報告されています。もう一つのはっきりした特徴は、統合失調症症状に加えて、しばしば以下のうち一つ以上を呈することです。それは、てんかん、学習障害、軽度の知的障害、神経学的症状、多動、あるいはその他の行動異常などです。そこで混乱しないように、米国精神医学会は公式の学術用語から「小児統合失調症」を削除し、その代わり「小児期発症の統合失調症」あるいは小児期の診断のつかない多くの脳障害に対しよく使われる「小児期発病の広汎性発達障害」を使用するよう提唱しています。

小児統合失調症は、大人の統合失調症よりも遺伝的要因の関与がより重要です。またこのような子どもは身体小奇形［第5章参照］が多く、母親に周産期合併症が多いことが知られています。小児統合失調症は脳の病気です。その証拠は脳波異常があること、ＭＲＩで脳室の拡大がみられることです。しかも最近のＭＲＩを用いた研究では、統合失調症と関連する脳の変化、一般的には脳体積、とくに灰白質体積の進行性の減少が思春期に起きていることがわかりました。

小児統合失調症は、大人の統合失調症と同じ抗精神病薬で治療します。この病気にかかった一〇人の子どもは、発症一四～三四年後でも統合失調症とされていましたが、年をとるにつれ妄想や幻聴が減り、その代わり思考の貧困と意欲の欠如とともに、沈黙とひきこもりの傾向がみられました。少数ですが、回復し大人になって普通に生活できるようになった人もいますが、どのくらいの割合かははっきりしていません。一般に発症年齢が早ければ早いほど、予後は良くないといえますが、例外もたくさんあります。

産後統合失調症

出産後の軽いうつ症状は比較的よくみられますが、ときには重症となります。これに比べれば出産後の精神病症状はもっと少なく、一〇〇〇回の出産におよそ一回程度です。通常、出産後三～七日の間に出現し、妄想（例：赤ちゃんには欠陥がある、誘拐されてしまったと信じ込む）や幻聴（赤ちゃんを殺せという声）がみられます。このような患者は行動の予測がつかないので、普通は良くなるまで赤ちゃんを親から離します。

多くの産後精神病のケースでは、そのほとんどが最終的には躁うつ病か、精神病症状を伴う大うつ病と診断され、統合失調症と診断されるのは一部です。デンマークで最近行われた大規模な研究では、産後精神病の女性の九％が統合失調症と診断されました。この女性たちの予後は不良で、発症から一年以内に五〇％が再入院、一〇年以内では九八％が再発しました。

このような場合、いずれは発症する統合失調症の発現を出産が促進させたのでしょう。出産には相当のホルモン変化が伴うので、統合失調症の女性の一部はホルモンの変動に対してとくに感受性が高く、月経前に症状が悪くなることも知られています。

晩発性統合失調症

小児期に始まる統合失調症があるように、人生後半に発症することもあり、これを晩発性統合失調症と呼びます。この発症年齢の定義は四〇歳以後、四五歳以後などまちまちです。また正確な発症率は不明ですが、珍しいものではありません。研究のほとんどはヨーロッパでなされ、アメリカの研究者はほとんど関心を示しませんでしたが、それは統合失調症の平均発症年齢が一般的にアメリカと比べてヨーロッパのほうが高いことと関係しています。晩発性統合失調症は、理由は不明ですがヨーロッパに多いため、研究者はいっそう関心をよせてきたのです。

晩発性統合失調症は、以下の特徴を除けば、臨床的には通常の統合失調症と似ています。発症は女性のほうが多いこと、発症前にスキゾイドパーソナリティ〔三二頁参照〕や妄想性の人格特性が認められること、そして被害妄想と幻覚（視覚、触覚、および嗅覚）症状が多いこと、陰性症状や思考障害は少ないことです。神経心理学的検査とＭＲＩ検査では、ほかの統合失調症と同様の欠陥が示されています。最近の晩発性統合失調症の追跡調査研究では、三分の一がアルツハイマー型認知症になっています。

予後の予測因子

以前から、統合失調症の一部は完全に回復し、一部はある程度回復し、そしてまったく回復しない人もいることは知られていました。この観察に基づいて、研究者は、初回入院時の臨床データを検討し、予後の良し悪しを分ける要因を探しました。その結果、一つひとつはあまり役に立たなくても、総合するとかなり役に立つような、一連の予測因子が浮かび上がりました。こうして、統合失調症を予後の良い統合失調症と予後の悪い統合失調症の二群に分けることが広く行われるようになりました。おそらくこれが今のところ一番妥当な分け方といえましょう（表3）。

発症前に比較的問題のなかった患者は、予後が良いようです。すなわち子どものときに友達がいて、非行などの重大な問題はなく、学校での成績ももともとの知能レベルに見合っていれば、予後は良いようです。反対に、親戚から「いつもおかしな子どもだ」と言われ、学校や友人関係で問題があり、あるいは非行やひきこもりといった問題があったならば、予後の悪い群に入るようです。

女性は男性よりも予後が良いことが、今でははっきりと確立しています。予後が一番良いのは親戚に統合失調症がいない人で、いても親戚関係が遠いほど、予後は良くなります。家系にうつ病や躁うつ病の人がいる場合は、予後は良いようです。つまり家系に精神病がまったくないか、あってもうつ病や躁うつ病しかない場合、予後は良く、統合失調症の人がいると予後が悪いことが示唆されます。

一般的に、発症年齢が若ければ若いほど、予後は悪くなります。一五歳のときに統合失調症と診断された人は、二五歳のときに発症した人よりも予後が悪いようです。高年齢、とくに三〇歳以上で統合失調症と診断された人は、予後が良いようです。

発症の型は回復の重要な予測因子で、一番予後が良いのは発症が最も急激だった場合です。症状が何ヵ月にもわたって緩やかに出現した場合、予後の悪い群に入る可能性が高くなり、見通しはよくありません。反対に親戚が「ジョンは一ヵ月前まではいたって普通でした」と話す場合は、予後が良い前兆なので、臨床家としては嬉しいものです。自分が病気であるという認識（病識）があるのはとても良い徴候で、これがない場合（疾病失認）は悪い徴候です。

臨床症状で予後が良いことを示すのは、陽性症状、とくに被害妄想と緊張症状が優勢であることです。思考の貧困、無関心、社会的ひきこもりなどの陰性症状が優勢であると、悪い徴候となります。通常の感情があることは良い徴候で、感情の平板化は悪い徴候です。強迫観念や強迫行動（型にはまった反復行動）は悪い徴候です。診断のためにＣＴ検査とＭＲＩ検査をして正常ならば、それは良い徴候です。もし脳室の拡大や脳実質の萎縮があれば、悪い徴候です。抗精神病薬を初めて投与したときに、薬がよく効くようなら予後も良いでしょう。

表3　予後の予測因子

良好な予後	不良な予後
比較的普通の子供時代	多くの問題を抱えた子供時代
女　性	男　性
統合失調症の家族歴なし	統合失調症の家族歴あり
晩発性統合失調症	早発性統合失調症
突然の発症	しだいに発症
妄想あるいは緊張症状が優勢	「陰性」症状が優勢
普通の感情の起伏	感情の平板化
病識あり	病識なし
CT と MRI で異常なし	CT と MRI で異常あり
初めての投与薬に反応良好	初めての投与薬に反応不良

こういった因子は、それ自体では予後をあれこれいうほどの力はないということを、もう一度断っておきます。これらの因子をすべて勘案して、初めて全体的な予後を見通すことができます。もちろん、患者の多くは予後の良い徴候と悪い徴候の両方をもっていますが、はっきりどちらかに偏る患者もいます。

また、これらの予測因子はすべて単に統計的な可能性にすぎないということは、改めて言うまでもありません。したがって少なくとも決定的なものは何もありません。これらのガイドラインには例外があまりに多すぎるので、患者といつも接している人は誰でも予測を控えます。実際私は、幼児期は普通で、病気の家族歴もなく、二二歳で急に発症し、病気の引き金となったかにみえる明らかな出来事があり、緊張症状で始まったものの、発症時からまったく回復せずに予後が不良だった患者を診たことがあります。逆に楽観的なものでは、事実上すべての予後不良の徴候をもった患者がほとんど完全に回復した例もあります。

男女の差

教科書では、統合失調症の男女比は同じとされていますが、最近の研究では男性のほうが多いことが明らかにされています。最も顕著な点は、男性のほうが発症の時期が早いという点で、アメリカでは女性よりも三〜四歳早く発症します。一七〜一八歳では、女性一人に対し男性四〜五人の割合です。

統合失調症はまた、女性に比べ男性がより重症です。男性は抗精神病薬があまり効かず、多量の薬物を必要とし、高い再発率を示し、社会生活や結婚、仕事歴、自殺率、そして機能レベルなどの指標からみた長期の適応もよくありません。もちろん、重度の経過をたどる女性も多く、経過が良い男性も多いのですが、統計では明らかに統合失調症は男性により多く、より早期に発症し、より重症です。

そのような性差の原因はいまだにわかっていませんので、統合失調症についての多くの研究課題の一つです。幼児自閉症と小児統合失調症も圧倒的に男性に多くみられます。一般に男の胎児は、感染などの環境要因の影響を受けやすいことが知られています。男性の発症がより早期で、より重症であるという事実は、ただ単に多くの点で男性は弱い生き物だという自然の摂理の反映かもしれません。もう一つの説明は、女性ホルモンが抗精神病作用をもち、保護的に作用しているということです。この仮説のもとに、統合失調症の女性を治療するための補助的薬物としてエストロゲンの治験が行われ、将来が期待されています（第7章参照）。さらにもう一つの説明は、可能性はあっても考えにくいのですが、統合失調症も糖尿病と同じように、二つのグループに分かれるというものです。すなわち、男性により多く、早期に発症し、より重症となるタイプと、女性により多く、晩期発症で、さほど重症とはならないタイプです。

一〇年後の見通し

初めて統合失調症で入院した人の一年後の見通しは、比較的楽観できるものです。ジェフリー・リバーマン博士らは最近、初回入院患者七〇名についての研究を行いましたが、入院から一年後には、その七四％が「完全に寛解〔症状が一応治まって安定した状態〕」、一二％は「部分寛解」でした。寛解した人のうち、統合失調症では寛解の持続期間の平均は四二週で、失調感情障害では一二週でした。

経過が長くなると予後は一年後ほど楽観的ではありません。二〇世紀の初めから、統合失調症の予後には三分の一の法則があるといわれてきました。すなわち、三分の一は回復し、三分の一は改善し、三分の一は改善しないというものです。しかし最近の欧米での長期経過研究によれば、この法則は安易で時代遅れです。たとえば、三〇年後の経過は一〇年後よりも明らかに良好です。おそらく薬物治療によって多くの患者の長期予後が改善され、また脱施設化運動がもたらした良い結果として、病院に対する依存が少なくなり、地域で生活できる患者の数が増えているのです。一方では、統合失調症の人の致死率、とくに自殺によるものはたいへん高く、明らかに増加傾向にあります。

J・H・ステファンは、統合失調症の予後について、少なくとも一〇年間統合失調症を追跡した二五の研究を分析して、それを要約しています。それによると、「回復」「改善」「改善せず」の患者の割合は、最初にどのような患者が選択されたかによって、それぞれの研究で幅がみられます。たとえば、急性反応精神病が多いと「完全回復」の割合が増加します。今までのすべての研究を総合すると、統合失調症の一〇年後の経過は、表4にみられるように、三分の一の法則というよりも、どちらかと言えば四分の一の法則に近いものです。

表4　統合失調症の経過

	10年後	30年後
完全回復	25%	25%
かなり改善・比較的自立	25%	35%
ある程度改善するが支援ネットワークが必要	25%	15%
入院、改善せず	15%	10%
死亡（ほとんどが自殺）	10%	15%

二五％は完全に回復する：完全回復二五％という数値は、経過が六ヵ月未満の統合失調症様障害の患者も含めた場合です。もし狭義の統合失調症患者（少なくとも六ヵ月以上、この病気の持続的な徴候をもつ）に限れば、完全回復の割合は二五％未満になるでしょう。完全回復の患者は、抗精神病薬、小麦の麦芽油、チベットの心霊治癒法、精神分析、あるいは黄色いジェリービーンズのどれで治療しても回復します。したがって、統合失調症の治療法はどれであろうと、それが真に効果のあるものとして受け入れられるためには、この自然の回復率二五％よりも良い結果を示さなくてはなりません。回復する患者は発症後二年以内に回復し、再発しても一回だけで、それ以上病気を繰り返すことはありません。

二五％はかなり改善する：このグループは通常、抗精神病薬がよく効き、服用を継続する限りは安定し、かなり自立した社会生活を送り、結婚することもあり、またときにパートや常勤で働くこともできます。

二五％はいくらか改善する：このグループはほとんど薬が効かず、たいていは陰性症状があり、発症前の社会適応はあまり芳しくなく、しっかりとした支援ネットワークが必要です。地域の支援ネットワークがしっかりしていれば、ある程度満足のいく生活が送れますが、それがない地域では犯罪の犠牲者になったり、果てはホームレスや公的保護施設で生活することになります。

一五%は改善しない：このグループは治療抵抗性［薬が効きにくい］であり、最近まで提供できる医療はほとんどありませんでした。一部はクロザピンのような第二世代抗精神病薬（第7章参照）が有効ですが、そうでない人は、保護療養施設での長期の療養がすすめられます。本人は地域での生活をいやがっていることが多いのですが、その意に反して地域に放り出すと、芳しくない結果となりがちです。

一〇%は死亡する：このグループのほとんどは自殺か事故で亡くなっています。それ以外の原因については以下で述べます。

三〇年後の見通し

平均的な患者の三〇年後の見通しは一〇年後よりも良好なことが、最近でははっきりとしています。これはクレペリン以来の広く知られた固定観念、つまりほとんどの患者は徐々に荒廃するという悲観的な考えとは、真っ向から対立します。長期予後が良好である主な理由は、加齢によってたいていの人は症状が改善されるためです。この病気の症状は、患者が二〇代ないし三〇代のとき最も激しく、四〇代でいくらかやわらぎ、五〇代ないし六〇代ではかなり軽快します。その理由はわからないし、もちろん例外もありますが、統合失調症は加齢が有利に働く稀な病気です。

統合失調症の長期経過については、ヨーロッパではマンフレート・ブロイラー博士、ルック・チオンピ博士ら、ゲルト・フーバー博士らの研究、アメリカではコートニー・ハーディング博士らのバーモント州立病院を退院した患者の研究が最も信頼できる報告です。このなかには、発症以来四〇年以上にわたって経過を追跡した患者も含まれています。この研究結果は、研究法に相違がみられるものの、驚くほど似通っています。チオンピは平均三六年間追跡調査した患者について、「統合失調症患者の約五分の三は回復するか、たしかな改善がみられる」と述べています。また、ハーディングらは二〇〜二五年前に退院したバーモント州の慢性統合失調症患者を追跡調査し、「これらの患者の現時点の機能レベルは、初回入院中に記載されたレベルとは驚くべき対照をなしている」と伝えています。バーモント州の患者のおよそ四分の三は、基本的な日常生活の援助を、ほとんどもしくはまったく必要としていなかったのです。

たいていの場合、幻覚、妄想そして思考障害などの陽性症状は、年月を経るにつれ減少します。二五歳のときにこれらの症状のために無能力状態であった人が、五〇歳では症状の痕跡を残すだけ、ということもあります。あたかもこの病気自体が燃えつきて、始めの活動期の瘢痕《はんこん》だけが残っているかのようです。患者はまた、幻聴を無視し、人前でそれに反応しないなど、症状とともに生活する術を習得しているのです。

あらゆる法則に例外があるように、この最後の経過もさまざまです。生涯にわたって華々しい症状を呈する患者もときにはいます。たとえば、私の診ている七五歳の男性は、幻覚が五〇年間にわたって一日中ずっと続き、投薬は事実上無効でした。こういった患者は例外的ですが、いることはいるのです。

最近ではサイエントロジスト［特殊な精神療法理論を教義とする宗派の人たち］や反精神医学の活動家が、統合失調症の症状の多くを薬の副作用のせいにするようになってきました。しかし実際は薬が導入される五〇年も前から、まったく同様の病像が記載されています。統合失調症の薬は、とくに高齢の患者にはたしかにある種の鎮静効果がありますが、適切に用いられているならば、これで説明がつくのは病像のごく一部です。同様にこれら晩期の症状はしばしば慢性的入院のせいだと非難されていますが、これもまた、ただ単に症状のごく一部が説明できるだけです。さらに晩期の症状は、病気が慢性化して退院の可能性のないことによる抑うつと絶望によるものかもしれませんが、これもまた症状の一部を説明しているだけです。患者にみられる晩期の臨床症状の大部分は、この病気の直接的な結果とその脳に対する影響のためなのです。

表4にみられるように、三〇年後に入院（あるいは養護ホームのような、それと同等の完全ケア施設）を要するのは患者の一〇％だけで、しっかりした支援ネットワークが必要なのは一五％、そして大部分は地域で暮らすことができるのです。

統合失調症の長期経過に関する多くの疑問には、いまだに解答が得られていません。病気を繰り返すとだんだんと脳が損傷を受けていくのか、長期経過は仕事や社会との相互交流をうながすリハビリテーションプログラムによってどれほど改善されるかなど――その中で長期経過に関する最重要かつ最新の疑問は、新薬である第二世代抗精神病薬によってこれが改善するかどうかです。高い売値を正当化しようと必死の製薬会社は、新しい抗精神病薬によって予後は良くなることを示唆していますが、現在のところそれを裏づけるデータは得られていないのです。たとえば、最近発表された、さまざまな第二世代抗精神病薬を服用している統合失調症患者の九ヵ月にわたる追跡調査では、症状や生活技能に改善がみられましたが、患者の行動や全体的な機能には、ほとんどもしくはまったく変化がみられませんでした。

いわゆる〝回復モデル〟

最近、精神科医療の専門家の間では、統合失調症治療のための〝回復モデル〟が話題になっています。この〝モデル〟では、統合失調症の人の多くは完全回復できるという考えを基盤にして、回復に必要なものは、希望、友人、そして回復できるという信念だとしています。この〝回復モデル〟は、少数ながら統合失調症やその関連疾患から回復した人たちから広く賞賛されています。この人たちは完全回復した二五％のグループに入り、「自分たちができたのだから、君たちもできる！」と言っています。しかしこの〝回復モデル〟は、科学的研究やデータに裏づけられていません。これは二〇世紀半ばにあった「ポジティブ・シンキングのすすめ」やそれに似た自助運動に基づいています。

〝回復モデル〟の問題点は、統合失調症に苦しむ人と家族に対して、非現実的な期待を抱かせることです。回復しないのは努力していないせいだ、となるからです。これは急性ポリオにかかった人に対し、努力すれば歩けると言っているようなものです。現実はそうではありません。統合失調症患者の回復についての二〇〇四年の研究では、五年目で「二年ないしそれ以上の間に完全回復」をした人はわずか一四％であり、「罹患後の早期の段階での回復率は全体的にみて低い」ことがわかりました。二〇〇五年にフィンランドで厳密に行われた研究では、五九人の統合失調症患者のうち長年にわたり完全回復がみられたのはたった一人であったと報告しています。誰しももっと多くの完全回復を願ってやみません。しかし、単にそう願うだけでは現実を変えることはできないのです。

死亡の原因——なぜ統合失調症の人は長寿を保ちにくいか

二〇〇五年にスウェーデンで発表された研究によれば、一九六〇～二〇〇五年の間に、統合失調症の人の死亡率は五倍に増えています。この著しい増加はまさしく入院できる精神科ベッドの減少を反映するものであり、ベッド数が減少するごとに死亡率が上昇しているのです。この死亡率増加の最大の要因は自殺です。統合失調症の自殺率は一般人口の一〇～一三倍にのぼります。しかし自殺以外にも、事故、病気、不摂生な生活習慣、不十分な医療ケア、そしてホームレスになるため、などがあります。

事故：統合失調症の人はそれほど車を運転しませんが、単位距離あたりの事故率は約二倍です。また歩行中にも、数は不明ながらかなりの人が自動車事故で死亡しています。たとえば、私が診ていたある患者は、バスが近づいてきたときに偶然にも縁石から車道に足を踏み外しました。こういう死亡はすべて、混乱状態や妄想、幻聴による注意力散漫が関係しています。たとえば、一九九五年、ある統合失調症患者は自分がイエス・キリストだと信じてワシントン特別区にある国立動物園のライオンの檻によじ登ったため嚙み殺されたという事件がありました。また、統合失調症では窒息事故死が著しく増加しています。統合失調症の死亡の増加の一二%は事故によるものと分析されています。

病気：統合失調症の人には、感染、心疾患、II型（成人発症型）糖尿病、女性の乳がんがより多いという報告があり、これらが死亡率を高くしているのかもしれません。反対に、肺がん、前立腺がん、I型（若年発症型）糖尿病、そして関節リウマチなどの発生率は一般より低く、統合失調症の高い死亡率を部分的に引き下げています。なかでも前立腺がんは、大量の抗精神病薬で治療した場合での発生率が低く、抗精神病薬がなんらかの保護的作用をもつ可能性があることから関心がもたれています。

不摂生な生活習慣：統合失調症の人はヘビースモーカーであることが昔から知られています。イギリスで最近行われた一〇二人の統合失調症の人の研究では、一般の人と比べて、脂肪分がより高く食物繊維がより少ない食事をとり、運動量が少ない、と報告されています。

不十分な医療ケア：統合失調症の人は、病気になっても医療者に自分の症状をうまく説明できないため、医療者はその訴えを無視し、訴えは単に統合失調症の症状だと思われがちです。また第1章でも述べたように、統合失調症の人のなかには、かなりの痛みでないと痛みとして感じない人もいます。したがって、痛みの訴えがあったときには、すでにかなり進行しており、治療できない状態になっていることもあります。さらに病気と診断されても、統合失調症の人は通常の医療ケアや手術を受けていないことが多いのです。たとえば最近の研究では、心臓発作のある人で心臓カテーテル法を受けている統合失調症の人は、普通の人と比べて約四割も少ないことがわかっています。

ホームレスになること：これまで十分に研究されてはいませんが、ホームレスは事故にあったり病気になったりしやすく、これが統合失調症の人の死亡率を増加させています。イギリスで、精神障害のあるホームレス四八人を一八ヵ月間にわたって追跡したところ、調査終了時点で三人が病気（心臓発作、てんかん発作中の窒息死、動脈瘤破裂）で、一人は自動車事故で亡くなり、三人は持ち物を残したまま行方不明になっています。アメリカ各地の報告では、精神障害のあるホームレスの死亡率は非常に高いことがうかがわれます。たとえば、オクラホマ州の女性患者は、ある年の一月に精神科病院から退院し、ねぐらにしていた古いニワトリ小屋で凍死したのですが、二年間も発見されませんでした。アメリカで統合失調症のホームレスの死亡率を詳しく調査すれば、結果は驚くほど高くなるでしょう。

第5章　病因についての研究

さまざまなかたちで現れる精神の障害は、今やれっきとした病気であると一般に認識されています。ただし、その性質も症状の出方も通常の病気とはまったく異なっています。それでもなお病気には違いないため、他科における医療と同じ視野でとらえ、同じ原則に立って治療されるべきなのです。

――ジェームズ・F・ダンカン（一八七五年）

この引用文からも理解できるように、統合失調症が脳の病気であるという考えは新しいものではありません。新しいと言えるのは、統合失調症が脳の病気であるという決定的証拠を示す研究が次々と発表されていることです。統合失調症の病因［病気の原因］を探る研究は一九八〇年代に始まり、一九九〇年代にはさらに拍車がかかりました。この時代は議会でも「脳の一〇年」と尊称され、今世紀に入ってもその勢いは衰えていません。二〇〇五年には、隔年に開催される国際統合失調症研究会議に一五〇〇人を超える研究者が集いました。二〇年前の開催時にはわずか一五〇人だったのです。

第5章では、統合失調症の病因に関する研究結果についてその概略を述べ、次章ではそのうちの特定の仮説について検討し、研究結果から何が導き出せるかについて述べます。現在、統合失調症の研究は急速に進歩を遂げていることを改めて念頭に置いてください。したがって、この本が出版される時点で、ここに書かれていることがすでに古くなっている可能性もあります。

正常な脳

統合失調症の脳について述べる前に、正常な脳についてふれておきましょう。脳は約一三六〇グラム、マッシュルームのような形をした器官で、細い幹があって脊髄へと伸びています。脳は四つの脳葉（前頭葉、頭頂葉、側頭葉、後頭葉）によって構成されており、各葉は深く垂直な裂け目によって左右二つに分割されています。この裂け目の底にあるのが脳梁であり、太い神経線維の束が左右の脳半球をつないでいます。四つの脳葉は、筋肉の協調運動、思考、記憶、言語、聴覚、視覚などをつかさどっています。左右の脳半球の働きは同じではなく、たいていの人では、左脳が言語機能と思考概念とをつかさどり、右脳が空間認知機能と直感的思考とを担っています。

四つの脳葉は脳梁の下に位置する脳底部でつながっています。そこには、視床、視床下部、下垂体、辺縁系、基底核、中脳、脳幹があり、脳幹はしだいに細くなって脊髄へとつながっています（図1）。すべての生命維持機能（循環、呼吸、消化、内分泌系〔ホルモン〕など）をつかさどっているのはこの領域であり、脳葉を出入りするすべての刺激がこの領域を通過します。その後方には、小脳が、まるであとからつけ足したかのように存在しています。小脳は少し前まではもっぱら筋肉の協調運動を担う器官とされていましたが、現在では別の機能ももっていると考えられています。

脳全体はアーチ型の頭蓋内に収められ、脳の周囲には脳脊髄液の層があってさらに保護されています。脳脊髄液は脳の周囲を循環し、脳室へと広がる脳脊髄液路を通って脳葉の間を循環しています。脳自体あるいは脳の病気についての解明がほかの器官と比べて進まないのは、このように脳が十分に保護され、アクセスしづらいから

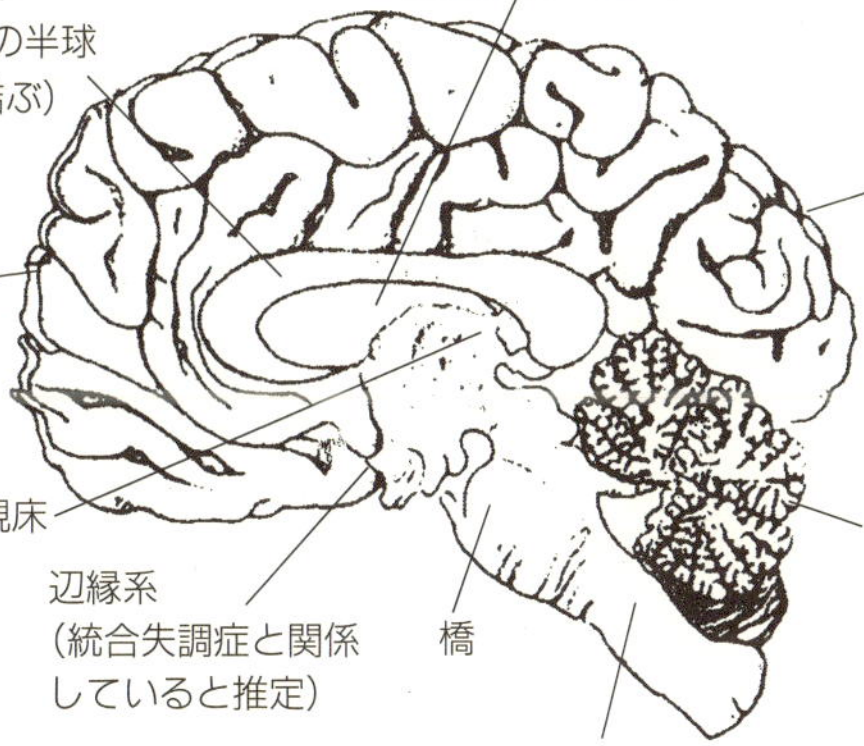

図１　脳と辺縁系の位置関係

なのです。もし脳と肝臓の場所が入れ代わっていたならば、脳の機能と統合失調症の原因の解明はもっと進んでいたことでしょう。

脳の実際の活動は、およそ一〇〇〇億ある神経細胞と一〇×一〇〇〇億のグリア細胞が担っています。脳細胞の数について例をあげれば、一つの脳にある神経細胞とグリア細胞の数は、地球の誕生以来の日数よりもはるかに多いのです。最近になるまで、統合失調症は神経細胞の病気であると考えられてきましたが、現在ではグリア細胞も神経細胞と同じように疑われています。神経細胞はすべて相互接続していて、一つの神経細胞は通常一〇〇〇〜一万個のほかの神経細胞から情報を受け取ります。人間の脳内の複雑な連携は、私たちの理解をはるかに超えているのです。ある学者が端的に、次のように言っています。「脳が簡単に理解できるほど単純なものであったら、われわれ自身が単純すぎて脳を理解できないだろう」。

神経伝達物質は、神経細胞からほかの神経細胞に放出される化学物質で、神経細胞間の情報の伝達を担っています。神経細胞からは枝が伸び（軸索）、隣り合っている枝の間はシナプスと呼ばれます。これまでに一〇〇を超える神経伝達物質が発見されましたが、今後も新たに発見されるでしょう。なかでもドパミン、ノルエピネフリン、セロトニン、GABA（アミノ酪酸）、グルタミン酸が統合失調症研究者の関心をとらえています。

統合失調症の脳

脳が複雑であり、頭蓋骨に隠れるように位置していて比較的アクセスしにくいために、最近になるまで統合失調症の脳についてほとんど知られていなかったことは、さほど驚くに値しません。しかし、それは急速に変わりつつあります。現在知られているのは次のことです。

①家系に現れる：ある病気が家系に現れるということは、病気が家系に発生しているということを示しているだけで、その理由を示すものではありません。統合失調症が家系内に発生する傾向があることは、少なくとも二〇〇年前から知られています。第12章でもふれるように、ある家系の子どもの一人が統合失調症であると、もう一人の子どもが罹患する確率は約九％、すなわち統合失調症の兄弟がいない子どもの九倍の確率となります。一人が統合失調症でもう一人がそうではない双生児の研究によって、統合失調症が家系に現れるという以外に、統合失調症の発症には遺伝子がなんらかの役割を果たしていることが明らかにされました。二卵性双生児ではもう一方の子どもが発症する確率は約九％ですが、一卵性双生児では約三〇％になります。最後に、養子縁組をした子どもの研究でも、統合失調症が家系に現れることが示されました。養子縁組をした子どもの実の母親が統合失調症である場合は、そうでない母親をもつ子どもと比べると、のちに統合失調症を発症する確率が少なくとも四倍にのぼります。これらの所見に、統合失調症の遺伝説の観点からみてどういう意味があるのかは、第6章で述べることにします。

②神経化学的変化がある：統合失調症の病因説にはドパミンなどの神経化学的仮説が有力で、（第6章で述べるように）たくさんの研究データがあり、神経化学物質が変化するという点ではほぼ意見が一致していますが、どのように変化しているのかについては、ほとんど意見が一致していません。血液、脳脊髄液、死後脳組織サンプルについてさまざまな神経化学物質を検査したり、実際に統合失調症の患者に協力してもらい神経画像検査を行っていますが、結果はさまざまです。最大の障害は、統合失調症の治療薬である抗精神病薬がたくさんの神経化学物質に影響してしまうことです。実際、研究が始まった頃に見つけられた、神経化学物質が変化しているという結果は、今では薬によるものであることが判明しました。もう一つの大きな問題は、脳の部位によって神経化学物質の数に明確な領域差があり、そのため異常であることを確かめるにはさまざまな領域からサンプルを採取しなければならないことです。

今までに研究されている重要な神経化学物質は、神経伝達物質とその受容体、とりわけドパミン、セロトニン、ノルアドレナリン、グルタミン酸、ガンマアミノ酪酸です。ドパミンは過去に最も注目されていた受容体ですが、最近ではグルタミン酸やガンマアミノ酪酸が注目されています。またその他の神経化学物質では、神経ペプチド、とくにコレシストキニン、ニューロテンシン、ソマトスタチンが注目されています。

要約すると、統合失調症の脳では、神経化学的な違いが、とりわけ海馬〔記憶を保つ機能をもつ脳の部分〕や前頭葉に認められますが、その違いを抗精神病薬やほかの因子（例：薬物乱用）などによるものから区別するためには、取り組むべき課題が山積しています。

③構造的、神経病理学的な変化がある：統合失調症の脳に認められる構造的変化は、統合失調症が脳の病気であることを証明する最もたしかなデータです。一〇〇を超えるＭＲＩ研究によって、統合失調症では脳内に脳脊髄液を循環させている脳室が約一五％も大きいことがわかっています（図2）。また、辺縁系の構造を調べるため

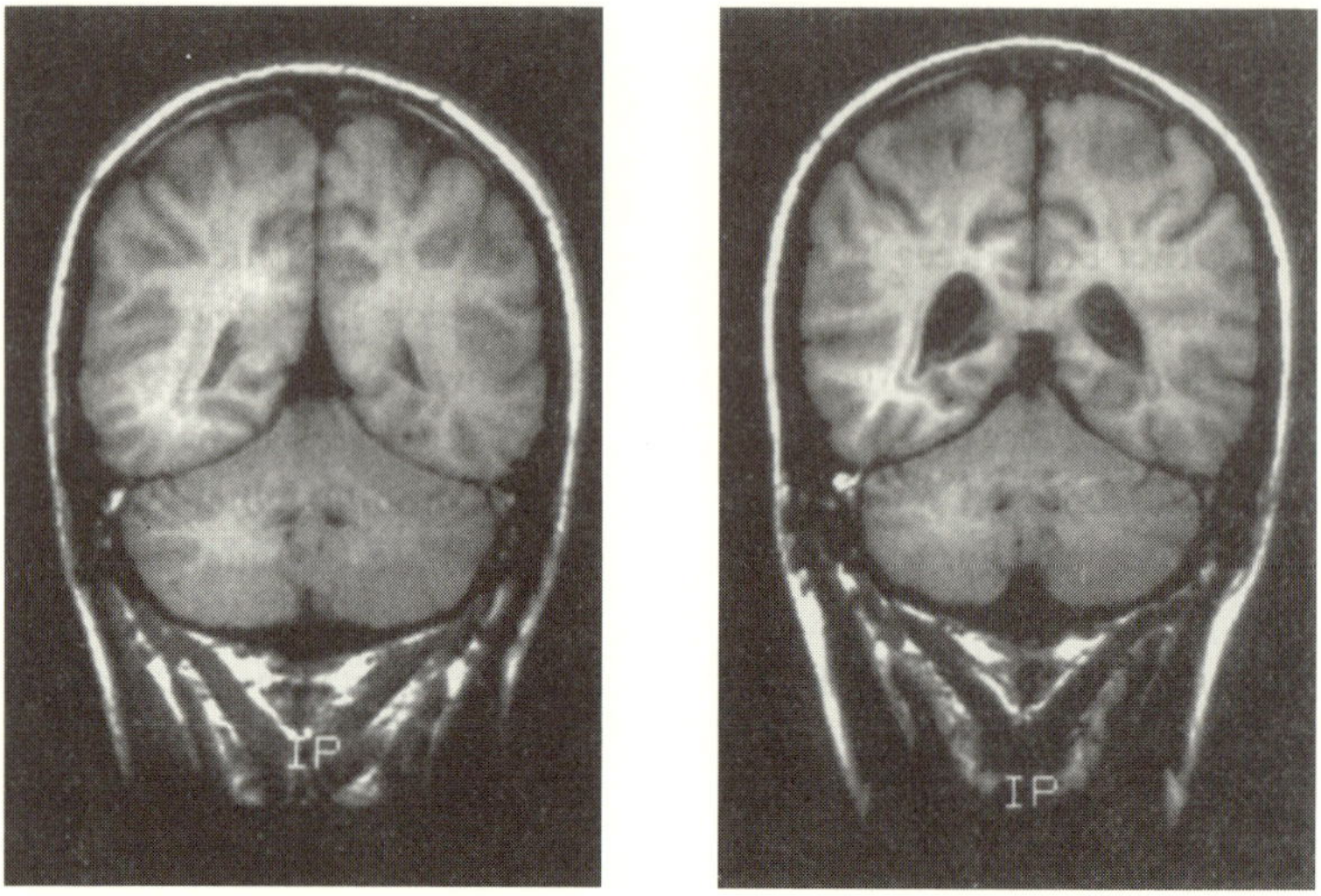

健常　　統合失調症

右は側脳室が著しく拡大している。
すなわち病気に伴って脳組織が欠損していることを示している。

図2　28歳の一卵性双生児のMRI像

のＭＲＩ検査や死後脳組織の神経病理学検査によって、脳の容積減少や細胞消失がみられ、また海馬、扁桃体、海馬傍回、内嗅皮質、帯状回等の細胞構造に変化があることがわかりました。しかし、たいていの研究では、統合失調症の脳と正常な脳との違いは五〜一〇％とわずかで、相当の重なりが認められたのです。したがって実際には、脳の構造的変化は統合失調症診断の決め手ではありません。構造的変化は脳のほかの領域でも認められています。ＭＲＩ検査によれば、辺縁系に隣接する視床が通常よりも小さく、中心部分での細胞消失が認められました。また研究数は少ないものの、前頭前皮質、小脳、脳幹、上側頭回、そして下頭頂小葉にも構造変化は認められています。

先にあげた神経化学的変化説とは反対に、構造的および神経病理学的変化は抗精神病薬が登場する以前から存在していることがわかっています。それは、今まで抗精神病薬を服用しなかった人にも服用していた人にも、同じような構造的および病理学的変化が認められるからです。例外は基底核、とりわけ尾状核の体積の増加で、抗精神病薬の二次的な血液供給増加が少なくとも部分的には関係しています。このほかの構造的変化は病気そのものによって起きるものであると考えられています。

④神経心理学的欠陥がある：神経心理学的欠陥は統合失調症でみられる最も顕著な異常の一つで、文献でも数多く紹介されています。認知機能についての初期の総説では、「統合失調症患者の四分の三が、中等度から重度の機能障害を呈した」とされています。

とくに障害を受ける認知機能は、注意、ある種の記憶、遂行（計画立案・問題解決・抽象化などの能力）、病識の四種です。注意機能欠陥は、注意力と集中力を測定する検査で明らかになります。統合失調症の人はしばしば注意力散漫で、一九世紀初頭には「注意散漫」がこの病気の代名詞として一般に用いられていました。

統合失調症でとりわけ著しい障害を受ける記憶は、短期記憶あるいは作業記憶です。たとえば、たいていの患者にとって五分間に三つの事柄を記憶することは難しいのです。反対に長期記憶は通常問題なく、ほとんどの患者は発症以前の事柄を思い出す能力に長けています。

遂行機能障害は、諺の意味を問う作業で明らかになります（第1章参照）。一般によく行われているもう一つの方法は、ウィスコンシン・カード・ソーティング・テストです。このテストは、形や色によってカードを組み合わせるものですが、その組み合わせのルールがどんどん変わっていきます。統合失調症の人にとっては、変わってゆくルールにしたがってカードを組み合わせることが難しいのです。

四番目の神経心理学的欠陥は、自分が病気であるという認識をもてない障害で、疾病失認とも呼ばれています。第1章でも述べましたが、これは判定可能です。病識に欠けることは、治療するにあたって、実際上きわめて重大な問題です。これについては、第10章の「服薬中断」の中でさらに詳しく述べます。

統合失調症の神経心理学的欠陥は、病気そのものに内在しているもので、薬によるものではありません。一度も服薬したことのない人と服薬している人のデータを比べた研究では、両者に差が認められませんでした。また、症状のあるときと寛解しているときとを比べても、ほとんど違いはありませんでした。またこの欠陥は、一部の脳機能にだけ影響するということを強調しておきます。通常の認知、言語機能、視空間認知などを含め、その他の大部分の機能は正常、あるいはほぼ正常です。

⑤神経学的異常がある：統合失調症の神経学的異常は、一九世紀の半ばからずっと報告されてきました。一九六〇年以来、四〇を超える研究が行われ、そのすべての研究が、統合失調症の人には、そうでない人と比較して、より多くの神経学的異常が認められると報告しています。

この神経学的異常といわれるものには二つのタイプ、すなわちハードな徴候とソフトな徴候があります。ハードな神経学的徴候といわれる膝蓋腱《しつがいけん》反射（膝反射）や把握反射（乳児に通常みられる）などは、一般に脳のある特定の部位が障害を受けていることを示しています。ソフトな神経学的徴候といわれる二点識別覚障害（同時に二ヵ所触れられても感じ取れない）、失描画感（目を閉じているときに、手のひらに数字を書かれても、認知できない）、身体の左右感覚の混同などは、一般に神経ネットワークの機能障害を示しています。統合失調症では、ソフトな徴候の異常が頻繁に認められます。一九八八年の調査では、統合失調症患者の五〇～六〇％に神経学的異常が認められました。

眼の神経学的異常もたいへん注目され、なかでも急速眼球運動が最も注目されています。これは外見からはわかりませんが、特別な器械で測定できます。また眼球反射異常やまばたきの回数異常（頻繁にまばたきをするか、ほとんどしない）が認められることもあります。

神経学的異常の研究で考慮しなければならないのは、抗精神病薬の影響です。抗精神病薬は、ふるえ、運動障害、その他の神経学的異常を起こすことがあるので、薬のために神経学的異常が起きていると考えている人もいます。しかし、二〇を超える研究では、抗精神病薬を一度も服用したことがない統合失調症患者でも、服用している人と同程度の神経学的異常が認められたと報告されています。したがって、統合失調症にみられる神経学的異常の大部分はこの病気自体に起因するものであり、抗精神病薬によるものは一部だと考えられます。

⑥電気生理学的異常がある：脳が情報をある領域から別の領域に伝達する一つの方法は電気刺激によるもので、この電気生理学的な異常が統合失調症では多く認められています。これは、聴覚や視覚や感覚を刺激したときに誘発される脳の電気的変化を測定することでわかります。一九七〇年代前半から、統合失調症における誘発電位の異常が報告されています。電気活動を脳波でみた場合、統合失調症患者のおよそ三分の一に脳波異常が認められます。この統合失調症における脳波異常の出現頻度は、躁病の二倍、うつ病の四倍です。統合失調症における電気生理学的異常の調査は、「脳波と誘発電位の調査結果を広く解釈するならば、統合失調症患者の多くは脳の病気に罹患していると考えられる」との結論を出しています。

⑦免疫性異常や炎症性異常がある：免疫性異常や炎症性異常については、早くも一九〇〇年代前半から報告されています。たとえば一九四二年には、統合失調症の患者にたんぱく質を皮下注射したところ、なんの免疫反応も起こさなかったと報告されています。抗精神病薬が登場する前から、このような異常やほかの免疫性異常が認められていました。

さらに近年は、統合失調症に免疫性、炎症性のマーカー［検査項目、ないしその異常］が存在していることが、たびたび報告されています。また、リンパ球の異常や免疫グロブリン分画などの異常もみられています。これらの免疫機能および炎症マーカーの異常は、感染症や自己免疫疾患で認められるものです。

免疫性異常説や炎症性異常説の大きな妨げとなっているのは、抗精神病薬が免疫系に影響を与えていることです。そのため、観察された異常が病気によるものなのか、抗精神病薬によるものなのかを区別するのはときに困難です。多くの研究によれば、どちらも原因となりうるようです。というのは、薬物治療を受けていない統合失調症患者にも同じような異常が認められるからです。

⑧統合失調症の人の多くが冬と春に出生している：三四ヵ国の約五〇万人の統合失調症の人の出生季節を一〇〇以上の研究が調査しています。その調査では、統合失調症の人はそうでない人と比較して、冬と春（一二月〜四月）に五〜八％多く出生していること〔出生季節性〕が、驚くほど一貫性のあるデータのもとに示されています。事実、この出生季節性は統合失調症の多くの研究のなかでも最も一貫し、再現性が高く、かつ統計学的にも有意な所見の一つです。しかしこれはあくまでも膨大なデータに基づいた統計的結果であって、個々人の発症を予測するものではないことを断っておきます。

この出生季節性と病気の関係を説明する因子として、遺伝子・妊娠と出産時合併症・毒素・栄養摂取・気温と日照時間の変動・感染に対する季節的な影響などが論議されています。この出生季節性の原因となっている因子が統合失調症患者の出生率の高い春期と冬期に限って生じるのか、それともその因子は一年中生じているが春期と冬期に活動がピークに達するのか、それもわかってはいません。

⑨統合失調症の人の多くが都会生まれか都会育ちである：過去一〇年間で一〇の研究が、都会で生まれた、または育ったことがリスクになっていると報告しています。都会生まれか都会育ち、あるいは生まれも育ちも都会の人は、農村部の約二倍、郊外の場合はその中間のリスクを負っています。統合失調症の人が都会に集中しているのは、ただ単に都会に移り住んできたためであろうと長い間考えられてきました。もちろんそういうこともありますが、それだけではありません。もう一つは都会に生まれ、あるいは都会で育った人がより多く統合失調症に

なるという説明です。

都会育ちがリスクになる理由はよくわかっていませんが、そのリスクはかなりの規模で、たとえばデンマークの研究では、家族に統合失調症がいる人のリスクより都会育ちの人のリスクのほうがはるかに大きかったとされています。

⑩その他の異常（妊娠中および出産時における産科的合併症、身体小奇形、関節リウマチには罹患しない特性）：統合失調症患者には母親の妊娠中や出産時に産科的合併症が多いことが一九六六年に初めて発表されて以来、この問題は何度か注目されてきました。今まで二〇を超える研究が発表されていますが、そのほとんどが妊娠中や出産時の産科的合併症を多く認めています。

ただ、どの研究をとってみても、特定できる有力な産科的合併症は見当たりません。最もよく報告されているのは、多少の早産（三七週より早い）あるいは少々未熟児であった、無酸素症で蘇生術が必要であった、または出生直後に感染症にかかった、というケースです。また、統合失調症患者の母親には、流産が際立って多いという報告もあります。

妊娠中や出産時の産科的合併症自体が統合失調症を発症させるのでしょうか？　一部の研究者はその可能性もあるとしていますが、ほかの研究者は、妊娠中や出産時の産科的合併症は、もはや検査することはできないが妊娠早期に起こった感染症や合併症の単なる発現であって、それがのちの統合失調症と出産時合併症の本当の原因である、としています。

また少なくとも二〇の研究が、統合失調症患者に身体小奇形が多いと報告しています。これは頭部や手足にみられ、目立たないものの測定可能で、とりわけ妊娠早期に成長しつつある胎児に起こったものと考えられています。この小奇形とは、耳の位置が低いこと、高い尖塔形の口蓋（口腔内の上部）、珍しい指紋や掌紋（皮膚紋）

などです。小奇形は一般の人や別の病気（例：自閉症）でもみられますが、統合失調症で小奇形が多いことは、妊娠中になんらかの障害があったことを示唆しています。

もう一つの興味深い、たしかな研究結果は、統合失調症と関節リウマチの逆相関です。統合失調症の人がリウマチになることはめったにありません。一九三六年以来、一八の相関研究のうち一四の研究で、統合失調症の人における関節リウマチの発生率は予想以下でした。方法的にもすぐれた三つの研究のうち、一一一人と三〇一人の入院患者を対象とした二つの研究では、関節リウマチの人はまったく認められず、もう一つの研究でも関節リウマチはきわめて低い率でした。

このように、統合失調症と関節リウマチの間には多くの共通点があることからも、発生率の逆相関はさらに興味をひきます。どちらの疾患も、一九世紀初頭まで文献にはっきりと記載されたことはありませんでした。どちらも生涯発生率は約一%、また一卵性双生児の一致率（一方の双生児が罹患すると、もう一方の双生児が発症する確率）は約三〇%ですが、どちらの病気も農村部よりも都会で多くみられます。大きな違いは関節リウマチが男性よりも女性のほうに多くみられることで、その比率は一対三です。

この逆相関を説明する仮説がいくつか提案されていましたが、どれも証明されていません。統合失調症にかかりやすく、同時に関節リウマチにはかかりにくいような遺伝的要因があるのかもしれません。もし二つの病気が同じような原因によって引き起こされているとすると、ウイルスが説明になりえます。たとえば、ある一つのウイルスに感染すると別のウイルスに対して免疫をもつのです。最も興味をひく点は、二つの病気のうちの一つについて病因がわかれば、もう一方についても解明できるかもしれないということです。

要約すれば、統合失調症の脳について、それでは何が言えるのでしょうか？　多発性硬化症、パーキンソン病、アルツハイマー病が脳の病気であるように、統合失調症も脳の病気であることははっきりとしています。ウイルヘルム・グリージンガー［精神病が脳の病気であることを初めて唱えた］が一〇〇年以上も前に、「精神医学と神経病理学は二つの密接に関連した分野というだけでなく、同じ言葉で語られ、同じ法則が適用される一つの領域である」と言ったように。かつては統合失調症は、「器質性」障害ではなく「機能性」障害として分類されていましたが、現在ではこれが誤りであったことがわかっています。統合失調症には、器質性障害に含まれるべきたしかな証拠があるのです。

脳のどこが障害されているのか

脳のどの部分が最も障害されているのかについても、長い間論争されています。二〇世紀初頭、統合失調症患者の脳を解剖し、異常を調べる研究が行われましたが、当時は脳の重要な機能は表面近くにあると考えられ、観察されたのはほとんどが脳の外表面でした。現在では、統合失調症は脳の中心部分に機能障害があることがわかっているので、たいていの研究は脳の中心に注目しています。

なかでも辺縁系の研究が多く行われていますが、ここは大部分の入力刺激が通過する入口であり、刺激を選択、統合、一体化し、未加工の体験を組み合わせて現実の体験とし、意味のある行動を生み出す役割を担っています。現代の辺縁系研究の父と呼ばれているポール・マックリーン博士は、辺縁系は「いかなる形の内的感覚と外的感覚でも互いに関連づけることができる」と述べています。

辺縁系は解剖学的にはとても小さい領域で、前頭葉や側頭葉に隣接する領域で構成され、主な構造は、扁桃体、海馬、視床下部、側坐核、腹側中隔核、乳頭体、分界条、嗅覚野です。しかし見かけは小さくても、前頭葉、側頭葉、視床、脳幹上部、小脳などすべての脳の領域に直接つながっています。また、脳の機能は互いに依存し、入り組んだ網のようになっていることがわかってきました。そのため、どこに異常があっても、その結果すべての機能が失われることがあります。たとえて言うなら、電気系統の回線のショートのようなもので、どこでショートが起こっても結果は同じなのです。

ほとんどの、とまでは言わないまでも、一部の統合失調症では、辺縁系が障害部位であると考えるのに十分な根拠があります。動物では、辺縁系の障害で情動面の変化が起こり、行動が不適切となり、多数の視覚刺激を識別する能力が失われることがあります。人間ではこれらの影響に加えて、知覚の歪みや錯覚、幻覚、離人感、被害妄想、緊張病性の行動などが起きることがあります。つまり第1章で述べた統合失調症の症状は、辺縁系に関する私たちの知識に基づけば、この機能障害の論理的結末なのです。

辺縁系が障害される病気では、統合失調症様症状を呈することが知られています。たとえば辺縁系にできた脳腫瘍などです。また、統合失調症様症状を呈した脳炎についても、辺縁系に障害があった例が報告されています。また、辺縁系領域に発作の焦点があるてんかんは、統合失調症様症状を呈することが多いとされています。

辺縁系と統合失調症とを結びつける最大の根拠は、この領域の電気的活動の所見です。ニューオーリンズの故ロバート・ヒースらは、統合失調症の患者の辺縁系に電気的活動の異常を見出しました。この研究はほかの三つの研究者グループでも再現され、あるグループは六二人のうち六一人の辺縁系に異常な電気信号を発見し、辺縁系から電極を離すと異常信号は少なくなったと報告し、別のグループは異常な電気信号の発生と患者の奇妙な行動に関連性を認めています。

統合失調症患者の脳についてのこれまでの研究を振り返ってみると、構造的および神経病理学的変化は、辺縁系と明らかに関連しています。おそらく脳室が拡大しているのは、脳室を覆う辺縁系の脳組織が消えるためでしょう。辺縁系の構造、とりわけ海馬、扁桃体、嗅内皮質、そして帯状回に特異的な異常も見つかっています。

統合失調症の機能障害、とりわけ神経心理学的所見を調べると、前頭前野部を含む前頭葉の数ヵ所が病気の過程で影響を受けていることは明らかです。前頭前野は辺縁系と密接に連結しているので、一方だけが影響を受けているというよりは、両方が影響を受けています。視床も辺縁系や前頭前野と密接に連結しているため、異常があっても不思議ではありません。最近わかってきたことは、統合失調症は一つの脳構造の障害の病気ではなく、すべての脳構造がさまざまな影響を受けている病気（病気の過程で直接の影響を受けたか、あるいは相互連結による二次的な方法で影響を受けたか、どちらであるにしても）であるということです。

統合失調症の解剖学的所見では、面白い事実が一つあります。最近のいくつもの研究が、統合失調症で主に損傷を受けているのは、右脳よりも左脳が多いことを見出しています。たとえば側頭葉てんかんの患者では、発作波の焦点が左側頭葉にあると統合失調症様症状を呈する可能性が高いことがわかっています。同様に、視覚誘発電位、異常脳波、側方眼球運動、聴覚識別、皮膚電気反射、情報処理、そして神経学的徴候などの研究は、すべて左脳に主要な問題があることを示しています。

解剖学的立場からの統合失調症研究は目下進行中です。一九九五年には、スタンレー医学研究所が死後脳を集めて神経病理学共同研究を始めました。ここでは、統合失調症、躁うつ病、重症うつ病、健常者の死後脳が一五ずつ計六〇集められています。この脳の切片が一二〇人以上の世界の研究者に送られ、それぞれがいろいろな異常を調べています。脳はすべてコード化されているので、研究者たちはその脳がどの病気にかかっていたのか知らないままに研究を進め、終了した時点で知らされます。研究者たちが得たデータが統合され、そこから脳の異常の実態がより鮮明になるはずです。

脳の障害はいつ起きるのか

統合失調症の脳障害がいつ起きるのかという問題は、最近研究者の間で活発な議論を呼び、神経発達障害仮説（第6章参照）が生まれました。この問題は統合失調症の予防にも関係するため、とても大切なのです。

統合失調症の症状が実際に発現するのは思春期後半から二〇代にかけてですが、少なくとも四分の一では脳の変化が発症よりもっと早い時期に起きていることが、最近になってわかってきました。早期の脳に変化があることを示すものとして、妊娠中および出産時の産科的合併症、身体小奇形、冬と春生まれが多いこと、都会生まれ・都会育ちが多いことがあげられますが、死後脳の顕微鏡学的所見もまた、脳の発達段階でなんらかの障害が起きていることを示唆しています。

すべての統合失調症で人生の早期に脳が変化するのか、それとも一部の統合失調症のみなのか、答えはわかっていません。わかっていることは、約四分の一の人にこの変化が認められることです。一卵性双生児の研究（一方が病気でもう一方が健常）でも、早期の脳変化が認められました。たとえば、神経学的異常や行動の異常を、五歳になる前の双生児で比較したところ、実際の統合失調症の症状は何年も経ってからでないと発現しないものの、二七組のうち七組（二六％）で脳の違いがはっきりと認められました。

早期の脳変化がみられる人が臨床的に一群をなすのかどうかは、依然として不明です。すなわち統合失調症を引き起こす原因はそれぞれ違うのか、それとも統合失調症の始まりはすべて、早期であってもただ測定できないだけなのか、これは研究者が現在直面している重要な研究テーマの一つなのです。

第6章　病因についての仮説

精神病はもはや恥ずかしいものではなく、過去の罪のたたりでもない。それは今や身体的な病気、脳の病気であると考えられている……
――アマリア・ブリグハム（一八三七年）

統合失調症の病因について特徴的なことの一つは、二〇世紀半ばの研究者よりも一九世紀半ばの研究者のほうがより真実に近いところにいたと言えることです。一八三〇年代までは、イギリスとアメリカ合衆国のほとんどの精神科医療の専門職の間では、精神病が脳の病気であるということで意見の一致がみられていました。たとえばイギリスでは、ウィリアム・A・F・ブラウンが「精神病は脳の器質性の変化によって起こる」と言っています。研究者たちは精神病の人の死後脳になんらかの異常が認められるのではないかと懸命に検討しましたが、当時の技術は限られていたため結果は一致しませんでした。一八六七年、ヘンリー・モーズレイは「われわれが到達する方法をもたない脳の奥深くで、なんらかの重要な分子的変化あるいは化学的変化が起こっているのであろう……変化が認められないからといって変化が存在しないと主張するのは、まるで目の見えない人が色というものは存在しないと主張し、耳の聞こえない人が音というものは存在しないと言い張ることに等しい」と述べています。

驚くべきことに、ブリグハム、ブラウン、モーズレイらが精神病は脳の病気であると論じていた時代から一〇〇年後に、その後継者たちは母親の育て方が悪いためであるとの説や、誤ったラベルを貼ったためであるとの説を唱えていたのです。これほど研究が逆行してしまったのは、精神医学のほかにどの医学分野あるいは科学分野でも存在しません。一九七五年頃からようやく統合失調症研究は、第5章で述べたように本来の方向に戻りました。現在の研究者の課題は、急速に蓄積するデータを統合し、そこから論理的な仮説を立て証明することです。

統合失調症について、知られている所見から論理的な仮説を導き出すことができない大きな理由は、統合失調症は一つの病気か、それとも多くの病気の集まりなのか、という異種性の問題があるためです。おおかたの研究者は後者と考えていますが、実際にはいまだに確立されていません。逆に、ほとんどの統合失調症は一つの主要な原因による病気である、という仮説も成り立ちます。この章では、統合失調症の病因について、現在注目されている仮説からすたれた仮説まで、さまざまな仮説を要約して紹介します。ここにあげた多くの仮説は互いに矛盾するものではなく、最終的な答えはいくつかの仮説の組み合わせとなるであろうことを念頭に置いてください。

遺伝説

統合失調症の遺伝説は一九六〇年代から目立ってきました。一九八〇年代からは、米国国立精神保健研究所が遺伝説に惜しみなく研究費を注ぎ込みました。事実、二〇年前、多くの精神科遺伝学者は、ヒトゲノム配列が解明され次第すぐに統合失調症の原因が明らかになると予想していましたが、残念ながら、ゲノム配列が解明されても統合失調症の病因は明らかになりませんでした。遺伝研究の分野は、過去二〇年の統合失調症の研究領域のなかでも期待外れの分野でした。

長い間、統合失調症は一つの遺伝子が発症に関与していると考えられてきました。統合失調症を発症した人が二人以上いる家族から、血液サンプルを採取し、連鎖研究を行いました。その結果、二三ある染色体のそれぞれに多数の病因候補の遺伝子が確認されたため、一つの遺伝子が病因であるという仮説は、複数の遺伝子の組み合わせが発症に関与しているという仮説に置き換えられました。しかし、この仮説もそれほどの成果はあげていません。

遺伝子自体が統合失調症の病因であるという説には、多くの疑問点があります。一卵性双生児の一人が統合失調症の場合、もう一人が発症する確率はわずか三〇%であること(組み法による双生児一致率［双生児一致率の計算方法には発端者法と組み法があり、前者では一致率が高く計算される］)は、非遺伝的要因もたいへん重要であることを意味しています。また、血族結婚（近親者同士での結婚）が統合失調症のリスクを高めることはありません。統合失調症の遺伝説は、第5章で述べた、疫学的所見、とりわけ冬や春生まれが多いという所見を裏づけることができません。また遺伝説の最大の弱点は、一九世紀初めから二〇世紀の半ばにはヨーロッパとアメリカのほとんどの統合失調症の人は精神科病院に拘束されていて、子どもをもつ確率がとても低かったことです。この時代に統合失調症の発生率は減少せず、むしろ著しく増加したという研究者もいます。病因と推定される遺伝子が次の世代に引き継がれなくても発生率が低くならない、とても珍妙な遺伝病であることは間違いないといえます。

では、遺伝説について何が言えるのでしょう？　遺伝子自体が統合失調症を引き起こすものではないことは、今では一般的に受け入れられています。また、遺伝子はおそらく、ほかの要因と組み合わさって統合失調症の罹患しやすさに関係している、ということも広く受け入れられています。このようなほかの要因を特定し、正確な遺伝的あるいは遺伝子の変化による原因究明の糸口を見出す必要があります。

神経化学物質説

神経化学物質説も遺伝説と並んで、一九六〇年代から近年にいたるまで優勢でした。脳の細胞間で信号を伝播する神経伝達物質は、とくに注目を浴びています。なかでもドパミンは、これを放出するアンフェタミンが統合失調症様症状を引き起こすため、とくに注目されています。さらに初期の抗精神病薬はドパミンを遮断するので、ドパミン過剰が統合失調症を引き起こし、抗精神病薬はドパミンを遮断することで効果を示す、と広く考えられていました。ただ残念ながら、四〇年にもわたる研究でも根拠となる証拠は乏しく、いくつかの新しい抗精神病薬はドパミンを遮断しなくても効果があるようです。

近年では、グルタミン酸も有力な候補としてあがっています。麻薬であるフェンサイクリジンは、統合失調症様症状を引き起こし、またグルタミン酸も遮断することから、関心をもたれています。グルタミン酸は脳内の主要な興奮性神経伝達物質で、同じく主要な抑制性神経伝達物質であるガンマアミノ酪酸としばしば対にされ、ドパミンとは違って、グルタミン酸とガンマアミノ酪酸は統合失調症の発症になんらかの影響を与えているという相当数のデータがあります。

ほかにもたくさん神経伝達物質はありますが、それぞれは互いに複雑に作用し合っていることがしだいにわかってきています。したがって、ある神経伝達物質に異常が起きれば、別のものにも影響し、それがまたさらに別のものにも影響していきます。統合失調症について神経伝達物質を究明することは、車のたとえ話にすると、たくさんの車の連鎖反応式の玉突き衝突で、それぞれの車の傷を調べることに等しいのです。好きなだけそれぞれの車を詳しく調べることはできますが、その玉突き衝突の発端を突き止めることができるとは限りません。

ほかの神経化学物質のなかでも関心を集めているのは神経ペプチドで、その一部は神経伝達物質としても働いています。エンドルフィンは神経ペプチドの一種です。また、同じように関心を呼んでいる神経化学物質は、細胞内での情報の送受信（細胞内シグナル伝達）に関わっている物質です。

発達説［神経発達障害仮説］

発達説は洗練された仮説で、現在流行している仮説です。この説は、脳の発達段階でなんらかの異常が起きているという考えに基づいています。車にたとえると、車の製造段階で配線を間違えたことになります。胎児期には一分間に二五万個の神経細胞がつくられ、その後それぞれが属する領域に移動し、特定の種類の神経細胞として分化していきます。最後に、余計な神経細胞の剪定［神経細胞の枝など不要な部分を切って整えること］が胎児期から始まって出生後最低三年は続きます。この過程は長く複雑なので、たしかになんらかの異常が起きる可能性があります。

統合失調症の発達説は、何が統合失調症を起こすのかではなく、いつ病気が始まるのかに注目します。発達説支持者は、遺伝子、病原菌、アルコール、化学物質、放射線、栄養失調、あるいは重大なストレス体験など、どんな種類の因子でも理論的には神経の発達障害を引き起こすことがありうると主張します。この説のある提案者は、因子には「遺伝性脳障害、環境因子への遺伝的脆弱性、感染や感染後の状態、免疫疾患によって受ける脳の傷害、周産期の外傷ないし脳症、発達早期の有毒物質による汚染、原発性代謝性疾患、ほかの発達早期の出来事」などがあると述べています。この説によれば、脳発達の重要な時期に一度傷害を受けると、それがのちの発症の原因となります。しかし、その影響は、児童期に現れる協調性の欠如や行動上の問題などの、統合失調症以外でも起こりうる徴候以外は、すぐには気づかれません。そして、脳が成熟した頃に初めてはっきりとした統合失調症の症状が現れるというのが発達説です。

統合失調症の発達説は、第5章で述べたような、軽度の身体小奇形の存在、妊娠中および出産時合併症、冬と春に出生が多いことの所見に一致します。この説を支持する研究者は、動物実験で胎児期に生きた脳（例：海馬、前頭前野）にわざと傷害を与えると、その動物が思春期になると異常な行動を示す例をあげています。またある動物実験では、海馬に傷害のあるラットはドパミンを上昇させる物質に異常な反応を示すとされ、この説とドパミン説を結びつけています。さらにこの説を支持する最も重要な根拠は、胎児期だけに起きる神経細胞の構築異常が報告されていることです。

発達説は洗練された仮説ですが、限界もあります。この仮説の拠り所である、神経細胞の構築異常は比較的稀です。また、動物実験結果も関連性がない――たとえば、人間の統合失調症の症状は、ラットではどの症状にあたるのか――と批判されています。また、本当に統合失調症の病的過程が胎児期に始まるならば、なぜもっと多くの身体小奇形や知的障害が認められないのか、という議論もありえます。また、発達説は神経化学物質説と同じように、病気の成り立ちのメカニズムに関する仮説であり、結局のところ統合失調症の病因が何であるのかは不明のままなのです。

感染説と免疫説

第5章でも述べたように、統合失調症の感染病因説と矛盾しない、炎症性異常と免疫性異常は長年にわたって報告されています。最近では感染説が有力になり、とりわけウイルスが注目されています。ウイルスは、脳の非常に限られた特定部位だけを冒すことが知られています。たとえば、狂犬病ウイルスや帯状疱疹ウイルスは、中枢神経系の特定部分の決まった細胞だけを攻撃します。また、ウイルスは脳の構造に変化を与えずに、機能だけを障害する場合もあります。たとえば、感染によって細胞が産生する酵素は永久に破壊されてしまうにもかかわらず、細胞自身は生き続け、損傷を被っていないようにみえることもあります。すなわち、ウイルスが統合失調症を起こしていても、顕微鏡ではその細胞損傷を観察できない可能性があります。

統合失調症のウイルス病因説で、もう一つ興味深い点は、ウイルスが一度感染すると体内に長い間潜伏することです。よく知られたヘルペスウイルスがそうであり、また遅発性ウイルスと呼ばれるウイルス群では、感染後二〇年以上発症せずに潜伏し続けることがあります。つまり、統合失調症の病因が胎児期や出生直後の感染であったとしても、二〇〜三〇代まで発症しないことも理論的にはありうることなのです。

もしウイルスが統合失調症の病因であるとすると、発症するか否かは初めての感染がいつであったかにかかっているかもしれません。ウイルス疾患では、胎児期のある特定の脳の発達段階で感染すると脳が傷害を受けますが、ほかの時期では無害であることが知られています。最も有名なのは風疹ウイルスで、妊娠三ヵ月以内に感染すると知的障害や先天性心疾患を生じますが、感染がそれより数ヵ月遅れると、なんの障害も起こさないのです。

統合失調症の感染説を支持する根拠は、つい最近まではほとんど状況証拠でした。インフルエンザ以外にも、脳に感染し、ときに統合失調症類似の症状を起こすウイルスがあることが明らかにされています。また、フィンランド、デンマーク、イギリス、日本での研究は、妊娠中期の三ヵ月間にインフルエンザに感染した女性の子どもはのちに統合失調症を発症する危険性が高まると報告しています。ただし、この関連を見出していない研究もあります。

筆者が関係するジョン・ホプキンス医療センター内のスタンレー発達神経ウイルス研究室では、統合失調症にはウイルスが病因として関与していることを強く示唆する証拠が得られています。たとえば二種類のヘルペスウイルス（単純ヘルペスウイルスとサイトメガロウイルス）の抗体が、とくに発病間もない統合失調症患者の血液と脳脊髄液で増加していることが、終始一貫して認められています。また、同実験室やほかの研究施設の研究では、多くの統合失調症患者で、ヒトにも感染する猫の体内にいる寄生虫のトキソプラズマ原虫への抗体が増加していました。この寄生虫が、これからの研究で最も期待されている感染因子です。また、統合失調症患者は対照群と比べて、子供時代に猫との接触時間が長かったという報告が二つあります。

おそらく最も興味深いのは、これら感染性因子と遺伝子の相互作用についての報告でしょう。単純ヘルペスウイルスとサイトメガロウイルスは両方とも、ある特定の遺伝子変異がある人に感染すると、統合失調症の発症の確率を著しく上昇させた、という報告がいくつかあります。このことは感染因子それ自体、あるいは遺伝子それ自体が統合失調症を起こすのではなく、その二つの特定の組み合わせが起こすことを示唆しています。この研究戦略は、統合失調症の病因を究明するうえで期待されます。

感染性因子は、統合失調症の病因候補として興味をひくものがあります。多くのウイルス感染は季節性があるので、この病気の出生季節性が説明できます。ウイルスは、身体小奇形や指紋パターンの変化、妊娠中や出産時の産科的合併症の原因となることも知られており、このことから統合失調症にこのような事象が多いことの説明がつくかもしれません。ある種のウイルスは、神経伝達物質に影響を及ぼします。統合失調症に効果のある一部の抗精神病薬には、ウイルスを抑制する効果もあります。むしろ、ひょっとするとそれが本来の作用かもしれません。さらにウイルス感染には、遺伝的要因が関与することがすでに明らかになっています。糖尿病の例で言えば、米国国立衛生研究所のアブナー・ノトキンスらは、特定のウイルスを注射すると糖尿病を発病するマウスの系統を発見しましたが、ほかの系統では、ウイルスに対して完全に抵抗し、糖尿病は発病しませんでした。発病したほうの系統が、ウイルス感染による糖尿病発病の遺伝的素因をもっていることは明らかです。この系統のマウスは遺伝的に糖尿病をもっているというよりは、糖尿病になりやすい遺伝的素質を受け継いでいるといえます。

栄養説

最近になって、栄養説への関心が少し高まってきています。一つ興味深いのは、脂質代謝、とりわけ脳細胞の重要な成分である脂肪酸に異常があるかもしれないという説ですが、もう一つは、たんぱく質代謝、とりわけメチオニン、トリプトファン、グリシン、セリンといったアミノ酸についてで、これらはたんぱく質を築きあげる土台の役割を果たしています。

また妊娠時に飢餓にさらされた女性は、のちに統合失調症になる子どもを産む確率が高いとの報告があり、統合失調症の栄養説への関心が誘発されています。オランダの一九九二年の報告では、ナチスドイツ軍がオランダのある地方で食物の供給を止めたため飢饉が最もひどかった一九四四〜一九四五年の間に妊娠三ヵ月以内であった場合、のちに統合失調症となる子どもを産む確率が平常の場合の二倍でした。二〇〇五年の中国の報告でも、一九五一〜一九六一年、安徽省《あんきしょう》における飢饉に遭遇した妊婦も、やはりオランダの報告と同様、のちに統合失調症になる子どもを産む確率が二倍に達しています。

以上の結果に対しては、いろいろな説明が可能です。第一に、栄養不足のため、成長している胎児の脳の発達が変化し、のちに統合失調症を発症させやすくなっているのかもしれません。あるいは、飢餓状態にある妊婦は普段口にしないものまでも食べてしまうからかもしれません。たとえば、オランダでは妊婦がチューリップの球根を、中国では木の幹などを食べていたことがわかっています。最後に、栄養不足は、体内の免疫系を弱め、その結果、脳に影響を及ぼすような感染症にかかりやすくなる可能性もあります。

内分泌説

内分泌機能障害が統合失調症の病因として興味をもたれるのは、甲状腺機能低下症や甲状腺機能亢進症、副腎機能亢進症（クッシング症候群）などの内分泌疾患の重症例では、どれも統合失調症類似の精神症状が現れることがあるからです。これに関連して、産褥期精神病も、分娩後に起きる急激なホルモンの変化が原因であると考えられています。このようなことから、さらに微妙な内分泌機能の異常が統合失調症の病因に関与しているのではないかと考えられています。

内分泌説を支持する所見の一つは、統合失調症のなかには強迫的に水を飲む（水中毒）人がいることです。水分摂取は下垂体後葉のホルモンと関係します。ドパミン系を刺激するアポモルフィンという薬物を投与した際に、その反応として分泌される成長ホルモンの量に異常を示す患者がいますが、これは下垂体前葉ホルモンも統合失調症に関連していることを疑わせる所見です。また統合失調症では、下垂体前葉から分泌される生殖ホルモン系（卵胞刺激ホルモンと黄体化ホルモン）に異常があるという主張もあります。たしかに、女性患者のなかに月経周期が不規則な人がいることはよく知られています。

インスリンを投与して昏睡状態にすると、統合失調症症状が一時的に寛解する人がいることから、インスリンの代謝も注目されています。またⅠ型（インスリン依存性）糖尿病患者では統合失調症罹患率が一般より低く、Ⅱ型（インスリン非依存性）糖尿病患者では罹患率が高いといわれています。とりわけオランザピンやクロザピンといった第二世代抗精神病薬を服用すると血糖値が著しく上昇することもあるので、統合失調症と糖尿病の関係について最近再び関心がよせられるようになりました。

ストレス説

ストレス説は、遺伝や神経発達障害とともに病因として作用するとして、遺伝説や発達説の支持者が取り上げています。統合失調症の病因としてのストレス説は歴史が長く、一九世紀には、「失恋」やその類のストレスが精神疾患の病因であるとされていました。ストレス説は、最近では戦時中に注目されました。それは、戦争によって極度のストレスを受けたことで短期精神病性障害を発病する兵士がときにみられたからで、この場合は一過性の統合失調症に似た精神症状を呈します。

ブラウンとバーリーは一九六八年に、生活上のストレスが統合失調症の重要な病因であると述べた論文を発表しました。その後少なくとも一三の研究が行われましたが、彼らの研究結果を支持するものは三つだけで、残りの研究では支持されませんでした。早くも一九八〇年、すでにラブキンが、「統合失調症患者群とほかの病気の患者群を比較した研究で、ストレスとなるような出来事に違いを見出した報告はまったくない」と述べ、また一九八五年テナントは、「生活上のストレスが統合失調症の症状発現の原因となることを示すたしかな証拠はない」と断言し、さらに一九九三年ノーマンとマラは、「統合失調症とほかの精神疾患を比較しても、統合失調症にストレスを与える出来事が多いという証拠はない」と、テナントと一致した結論にいたりました。

ストレスになる出来事と統合失調症とに関連があるとする研究には、方法論的に大きな間違いがあります。統合失調症の初期段階、つまり発症間もない頃には、行動が普通ではなくなるので、それによって種々の危機的状況が生み出されます。たしかな関連があると報告した研究では、このような危機的状況を、病気による初期の影響とはみずに、統合失調症の病因としてとらえてしまったのです。また別のストレス説は、幼少期に体験したストレスが統合失調症の病因になると考えます。精神疾患か薬物依存の親がいる家庭では、肉体的あるいは性的虐待、もしくは双方が存在することが珍しくありません。しかし、虐待自体が統合失調症の病因となることを示した研究は一つもありません。

最近行われた二つの研究では、幼少期に受けたストレスが統合失調症になんらかの影響を与えているとは考えにくいことを示しています。フィンランドの研究は、一九四五〜一九六五年の間に生まれ、家族の結核のために家族から平均七ヵ月離されていた乳児三〇二〇人について追跡調査をしました。もう一つのデンマークの研究は、幼少期か思春期に悪性腫瘍に罹患した子ども三七一〇人について調査しました。このどちらの場合にも、大人になってから統合失調症を発症する確率が上昇したという証拠は認められませんでした。例外は脳腫瘍で、第3章でも述べた通り、この病気では統合失調症の症状を起こす可能性があります。

疫学的な知見からも、ストレスが統合失調症の発症に大きな役割を果たしているとは考えられません。せいぜい崖っぷちで背中を突く最後の一押し程度のものでしょう。たとえば、もしストレスが重要であるなら、刑務所や収容所キャンプのなかで統合失調症が蔓延しないのはなぜでしょうか。どうして宗教裁判やフランス革命の最中に統合失調症の発症率が高くならなかったのでしょうか。どうして第二次世界大戦中に、統合失調症は増加せずに、かえって減少したのでしょうか。要するに、ストレスが統合失調症発症になんらかの役割を果たしているとしても、それはとるにたらないものであるとしか考えられないのです。ストレスはしかし、統合失調症の病因としてではなく、再発になんらかの役割を果たしている可能性はあります。これについては第11章で述べます。

すたれた説

どのような科学研究の分野においても、知識が増えるにつれ、観察結果を説明する新しい学説が登場します。同時に、事実にあてはまらなくなった古い学説はすたれ、ついには捨てられてしまいます。どの科学分野でも、そのごみ箱は捨てられた学説でいっぱいになっており、統合失調症研究もその例外ではありません。ここでは、すたれた学説のなかで、とくにユニークなものをいくつか紹介しましょう。

マスターベーション説と悪魔説：一九世紀、マスターベーションは統合失調症やほかの精神病の病因になると広く信じられていました。あとになって、マスターベーションを行っていた人のほとんどは統合失調症にならないこと、マスターベーションをしていない統合失調症の人がいることが明らかとなりました。科学的根拠はないことがわかったとき、この学説は消え去りました。一方、悪魔や悪霊も太古の昔から、精神病、てんかん、ほかの脳障害の原因とされてきました。現在では、主な宗教はすべてこの説を否定し、これらの病気の科学的説明を受け入れていますが、いまだに多くの人の間で悪魔説が根強く残っていることは驚きです。

悪い母親説：二〇世紀のかなりの間、統合失調症になるのは母親の育て方が悪いためだと広く信じられていました。世の中にはいわゆる悪い母親をもつ人は大勢いるし、一方、統合失調症になる人も大勢いたために、この両者が結びつけられ、病因として理論づけられてしまいました。悪い母親説の最も強力な支持者は、ジークムント・フロイトによる精神分析の後継者たちです。一九一一年、フロイトは妄想型統合失調症の男性の精神分析について、「無意識の同性愛葛藤」があると発表しましたが、回顧録を読んだだけで実際に患者を診察してはいませんでした。のちに友人に宛てた手紙で「私は統合失調症の患者が好きではありません……」と書いています。このようにフロイトは統合失調症に関心を抱きませんでしたが、弟子たちは躊躇せずフロイト理論を統合失調症に適用しました。一九四〇年代から一九五〇年代までのアメリカでは、次の研究にみられるようなフロイト流の統合失調症理論が広く信じられていました。たとえば、一九四九年に発表され、広く引用されたトゥルード・ティーツェ博士による統合失調症の子をもつ二五人の母親の研究では、「すべての母親で不安が過度に強く、強迫的で傲慢であり……母親自身の歪んだ性心理発達と性に対する曲がった考え方が、子どもたちの性的発達への態度のなかに反映されている」と結論づけています。ほとんどのフロイト理論の研究に言えることですが、ティーツェの研究は対照群との比較をしていません。

悪い家族説：第二次世界大戦後、悪い母親説は家族全体が問題であるという方向へと拡大していきました。家族の相互作用が統合失調症の病因であると考えたそのほとんどは、フロイト理論を学んだ精神分析学者でした。一九五六年には「二重拘束説」が生まれ、その後の家族相互作用説に大きな影響を与えました。これは基本的には、親が子どもに相反するような言葉や態度のメッセージを与え続けるために、子どもが統合失調症になる、という説です。この学説を記した最初の論文の主著者はユング派の精神分析を受けたことがある人類学者のグレゴリー・ベイトソンですが、この論文では、彼自身が「この仮説を統計学的に検定したことはない」と臆面もなく述べているように、統計的に検証されてはいません。

統合失調症の家族相互作用説は、精神分析理論と同様に現在ではすたれています。その理由の多くは、精神分析理論が捨てられた理由と同じで、科学性に欠けるだけでなく、対照群を置いて比較したところ、家族相互作用説でいわれているような結果は得られなかったからです。家族相互作用説のもう一つの大きな問題点は、家族の相互作用が統合失調症の病因であるのか、それとも統合失調症が発症した結果生じたものなのかを区別していなかったことです。統合失調症を治療していると、家族間の意思疎通を含め、家族の生活が混乱することを痛感しますが、これは家族の一員が統合失調症を発症したことの結果として起こりうることです。

短期間でしたが一九八〇年代と一九九〇年代初めに、家族相互作用説が「感情表出（ＥＥ）」というかたちで再び登場するようになりました。病気の人にとても批判的だったり、敵意に満ちていたり、過干渉や過保護だったりする（高ＥＥである）と、再発につながるというものです。感情表出について数十の論文や本も出版されて、感情表出が高い（高ＥＥ）家族に感情表出を低くするよう教えています。しかし、感情表出はただ単にグレゴリー・ベイトソンの二重拘束説の申し子のようなもので、しだいにすたれています。その大きな理由は、感情表出が症状を悪化させるのではなく、症状の悪化が感情表出を生むのではないかという疑いが強まっていったからです。

感情表出の考えはしだいにすたれてきましたが、この考えから何が学べるでしょうか。統合失調症の人は、周囲が平静で、明瞭にかつ直接意思の疎通が図れる環境で最も安定します。第11章でも述べるように、適切な態度（バランス感覚、病気の受容、家族のバランス、現実的な期待）は高い感情表出とはなりません。適切な態度を保とうと家族が努力している限り、感情表出について気にする必要はないのです。

悪い母親説、あるいは悪い家族説は、科学性が欠如しているというだけではなく、常識的に考えても誤っています。子どもをえこひいきし、首尾一貫しないメッセージを与えたぐらいで統合失調症のような病気を引き起こすほどの影響力が親にはないことは、子どもを育てたことのある人であれば誰でもわかっていることです。さらに、一人の子どもが統合失調症を発症したとしても、ほかにまったく健康な子どもが何人かいる場合が普通であり、こういった事実はこの諸説への決定的な反論となるものです。

悪い文化説：悪い母親説や悪い家族説に加えて、悪い文化が統合失調症の病因であると提唱する人もいます。この説は、一九三〇年代に人類学者であるマーガレット・ミードとルース・ベネディクトによって最初に唱えられたもので、最近では、ときに知識人の間でこの考え方が持ち出されますが、その多くは社会学や社会主義またはその両者に熱狂的な人です。

その一人クリストファー・ラッシュは一九七九年に出版した『ナルシシズムの時代』という著書の中で、精神病は「なんらかの意味で、現存する文化の特徴的表現である」と主張し、また「精神病は文化の悪い部分の最終的な結末である」という言葉も引用しています。彼らはまた、社会的、文化的環境が脳に生物学的変化をもたらし、「これらの弊害は、いわゆる統合失調症といわれる、このような傷害を受けた脳をもつ者の思考とメッセージのなかに認められるかもしれない」と考えるのです。このような理論化は現在の知識に逆行するもので、今やほとんど耳にしません。

トマス・サスの説：トマス・サス博士はニューヨーク州シラキュースの精神分析学者ですが、統合失調症の説というよりも、統合失調症不存在説で知られています。サス博士は統合失調症などの精神疾患は単に意味論的な人工産物であり、実際には存在しないと主張します。この考えが患者やその家族から歓迎されることはたしかでしょう。統合失調症の人は「ありもしない病気」にかかっただけであり、それは単に「精神医学の聖なる象徴」にすぎないとサス博士は言います。そして真の病気であるならば、「科学的な方法で研究し、測定され、検査できるものでなければならない」と主張しました。しかし現在では、統合失調症は「科学的な方法で研究し、測定され、検査され」ており、統合失調症が脳の病気である証拠は山のようにあります。したがってトマス・サスの説は、医学史の奇想という棚の中にしまい込まれてしまったのです。

ロナルド・レインの説：統合失調症のすたれてしまった説のなかで、最も奇妙でわけのわからないものはイギリスの精神分析学者R・C・レインの説でしょう。レインは、統合失調症は異常な世界に対する健全な反応であり、精神的成長でさえあると唱えました。このばかげてはいますがロマンチックな考え方は、一九六〇年代に大勢の過激派の人々の共感を得ました。レインの説は、フロイト学説や家族相互作用説の枠を越えて拡大しました。レインの母親が統合失調症で、彼の上の娘もまた統合失調症で何年も入院していたということを知るならば、レインの統合失調症に対する考え方には痛切な思いが感じられます。

レインはロンドンにキングレイ・ホールを建て、統合失調症患者が自分たちを愛し理解してくれる友人のなかで過ごせる場所をつくり、患者が希望しない限り薬物療法は行いませんでした。その結果、キングレイ・ホールはうまくいかず、結局閉鎖され、レインはしだいに幻滅し、年をとるにつれてアルコール依存症になっていきました。一九八二年に彼はあるインタビューで、「私は正しい答えを見つけたとみなされたが、そのようなものは見つけられなかった」と述べています。レインは一九八九年に亡くなりました。

第7章　薬による治療

精神病は雨のように、善人にも悪人にもわけへだてなく降りかかります。それはたいへんな不運には違いありません。けれども、もし悪寒や発熱があっても、誰もそれを罪悪や恥だとは思わないように、精神病を罪悪や恥と思う必要はまったくないのです。
――グラスゴー王立療養所の患者（一八六〇年）

有能な医者が見つかり、入院手続きの込み入った段取りがのみこめれば、統合失調症の治療は比較的簡単です。薬が多くの病気にとって最も重要な治療法であるように、統合失調症にとっても最も重要な治療法です。薬で統合失調症は完治しませんが、その症状を制御します。このことは糖尿病の場合と同じです。統合失調症の治療に現在使われている薬は、完璧というにはほど遠いものですが、的確に用いられ、きちんと服用すれば、ほとんどの患者に効果があります。ただ、服薬中断がとても重要な問題です。

統合失調症の治療に使われる主な薬［表5］は通常、抗精神病薬と呼ばれます。これらはまた、神経遮断薬とか強力精神安定剤とも呼ばれていますが、本来の意味からすれば「抗精神病薬」が最も適切な名称です。この薬には一般に鎮静効果はないので、強力精神安定剤という名称は間違った呼び方なのです。抗精神病薬は一九五二年にフランス人精神科医ピエール・ドニカーによって発見されました。ドニカーは、麻酔科の同僚が手術中に患者を鎮静させるために新しい強力精神安定剤を使っていることを耳にし、精神科の患者にも用いてみました。それがクロルプロマジンです。

抗精神病薬は、第一世代抗精神病薬［以下、第一世代薬と略］と第二世代抗精神病薬［以下、第二世代薬と略］に分けられます。「定型」および「非定型」と呼ばれることもあります。従来、「定型」の効果はドパミン受容体を遮断する［神経終末でドパミンを受け取る受容体の機能を失わせる］ことで生じ、「非定型」の効果はほかの神経伝達物質受容体への作用によって生じると考えられてきたことから、このような名前がつきました。最近では、第一世代薬が効果的なのはドパミン受容体を遮断するからである、という考えには疑問をもつ研究者が増えてきています。事実、「定型」と「非定型」は受容体への働きかけがかなり重なっています。したがって、抗精神病薬を第一世代（クロルプロマジンが登場した一九五二年から始まる）と第二世代（アメリカでクロザピンが登場した一九九〇年から始まる）と単純に分類するほうがより正確です。正直なところこのような分類はアメリカ中心です。というのは、ヨーロッパの一部では一九七〇年代や一九八〇年代にすでにクロザピンが用いられていたからです。

第一世代抗精神病薬

第一世代薬は、同じ効果を得るためにどのくらいの量が必要となるかによって、大きく高・中・低力価の三段階に分けられます。クロルプロマジンとチオリダジンは低力価薬で、高力価薬のフルフェナジンやハロペリドールが一mgで及ぼす効果と同レベルの効果を得るためには二〇mgが必要です。言い換えれば、一mgのフルフェナジンとハロペリドールは同量のクロルプロマジンとチオリダジンよりも二〇倍も強力です。

抗精神病薬は普通、錠剤や液剤です。錠剤には一日一回服用すればよいものもあり、空腹時の服用がより効果的です。アルミニウムやマグネシウムを含む制酸剤（含有物のリストは薬瓶のラベルに貼付してある）と同時に

表5　抗精神病薬などの一般名・製品名［訳者作成］

	一般名	製品名
第一世代抗精神病薬		
フェノチアジン系	クロルプロマジン	ウインタミン、コントミン
	チオリダジン	メレリル
	フルフェナジン	フルメジン、デポ剤としてフルデカシン
	トリフロペラジン	トリフロペラジン
	ペルフェナジン	ピーゼットシー、トリラホン
ブチロフェノン系	ハロペリドール	セレネース、ハロステン、リントン
	ピモジド	オーラップ
その他	オキシペルチン	ホーリット
第二世代抗精神病薬	クロザピン	未発売
	オランザピン	ジプレキサ
	リスペリドン	リスパダール
	クエチアピン	セロクエル
	アリピプラゾール	エビリファイ
	ペロスピロン	ルーラン（日本のみ発売）
抗うつ薬	セルトラリン	ジェイゾロフト
	パロキセチン	パキシル
	フルボキサミン	デプロメール、ルボックス
	マプロチリン	ルジオミール
	トラゾドン	デジレル、レスリン
抗不安薬	ジアゼパム	ホリゾン、セルシン
	ロラゼパム	ワイパックス
	クロナゼパム	ランドセン、リボトリール
抗パーキンソン薬	トリヘキシフェニジル	アーテン
	ビペリデン	アキネトン、タスモリン
	アマンタジン	シンメトレル
	レボドパ	ドパール、ドパストン、ドパゾール
その他	バルプロ酸ナトリウム	セレニカ、デパケン、ハイセレニン、バレリン
	カルバマゼピン	テグレトール
	ダントロレン	ダントリウム
	ブロモクリプチン	パーロデル

服用すると、薬の効果は弱まります。コーヒーや紅茶やコーラなどの飲み物は、効果を弱めるので抗精神病薬と一緒に服用すべきではないと考える人がいます。液剤の場合はおそらくその通りでしょうが、錠剤ではそのようなことはありません。ただあとで説明しますが、カフェインによって第二世代薬の一部は確実に効果が弱まります。錠剤は飲みやすくするために砕いて細粒にしても差し支えありません。液剤はジュース（リンゴジュース以外）と混ぜても問題はなく［リスペリドンはお茶やコーラと混ぜるのは避ける］、錠剤をちゃんと飲み込んでいるか疑われる場合に使われます。ただし、液剤は錠剤よりも値が張ります。これらの薬の多くには、筋肉注射もあります。第一世代薬の二つフルフェナジンとハロペリドール、および第二世代薬リスペリドンでは、二〜六週間に一度の割合で用いるデポ剤［長時間効果が持続する注射用抗精神病薬］もあります。このようなデポ剤は錠剤服用が困難な（あるいは拒否する）人にきわめて有用です。安定した状態を保つために、数週に一度クリニックに通院すればよいのです。筋肉注射は通常臀部にしますが、希望すれば腕にする場合もあります。

効果はあるのですか？　抗精神病薬の有効性は十分に確立されています。統合失調症では薬の服用で患者のおよそ七〇％が明らかに改善し、軽度の改善あるいは不変が二五％、悪化は残りの五％と報告されています。これは、肺炎に対するペニシリン、あるいは結核に対するストレプトマイシンとほぼ同じレベルの有効性です。抗精神病薬は症状をやわらげ、入院期間を短縮し、再入院率を劇的に減らします。統合失調症の人はかつては数週間〜数ヵ月間精神科病院に入院していましたが、現在では、これらの薬を用いることで平均入院期間は日数単位にまで激減しています。さらに、再入院の防止効果については目を見張るものがあります。たとえば医師ジョン・デーヴィスは、抗精神病薬の効果を検証するために科学的に適切に行われた二四の研究結果を調べた結果、すべての研究で抗精神病薬を服用した人は、服用しない人に比べて再入院が少なく、この両者の違いはとりわけ慢性統合失調症の人でより顕著でした。平均すると、一年のうちに再入院する確率は、薬を服用していた人では四〇

%だったのに対して、服用しなかった人では八〇%でした。

薬剤投与が確実なデポ剤についての研究をみれば、結果はもっと印象的です。慢性統合失調症患者についてのある研究では、デポ剤を続けていた患者で一年以内に再発した人はわずか八%でしたが、服薬しなかった人では六八%が再発しています。別の研究では、薬を中断した場合、二年以内にその八〇%が再発しています。もちろん、服薬していればもう具合は悪くならない、あるいは服薬しなければ必ず状態が悪くなる、とは言えませんが、薬物治療を続ければ入院にいたらずに済む確率がきわめて高いのです。薬の効果についての研究データは明白であり、統合失調症の人に薬を使おうとしない精神科医はおそらく無能に違いありません。薬は、統合失調症をきちんと治療するのに必要な唯一の要因ではありませんが、最も基本的な要因であることは確かです。

抗精神病薬は、統合失調症のすべての症状に等しく効果的というわけではありません。最も効果的なのは、幻覚や妄想、攻撃的あるいは奇妙な行動、思考障害、そして神経過敏性と関連する症状などいわゆる陽性症状で、これらを軽減する作用があります。たとえば、抗精神病薬は、統合失調症に最も一般的な症状である幻聴の軽減に八〇~九〇%の効果を示し、ほぼ完全に消失させる場合もあります。しかしこれに比べると、無関心や両価性(アンビバレンス)、思考の貧困、そして感情の平板化などの陰性症状には効果は乏しく、ときにはまったく効果がありません。

脳に影響を与えますか? 抗精神病薬の使用に反対する人たちのなかには、これらの薬が脳に影響を与えるので危険であり使ってはいけないと主張する人たちがいます。たしかに抗精神病薬は脳に影響を与えます。しかしだからこそ効果があるのです。てんかん、パーキンソン病、そしてほかの脳の病気に用いられる薬も脳に影響を与えます。そして心臓や関節などほかの器官の病気を治療するために用いられる薬も、その器官の構造に影響を与えうるものです。

抗精神病薬が脳に与える影響は比較的小さいものです。前頭葉のグリア細胞の密度の増加やシナプス［第5章参照］数の増加、シナプスの性質を変化させることが主たる影響として今までに知られています。抗精神病薬のために神経細胞が減るといった証拠はありません。この分野では多くの研究が進められていますが、こうした脳への影響を理解することによって、薬がどう効き、副作用がどうして起こるのか、誰がどの薬に反応するのかを解明する糸口につながるのです。

誰にどの薬が効くかを予測できますか？　この質問に対する答えは目下のところ「ノー」です。長期間この病気にかかっている人や神経学的な障害をもつ人、そして神経心理学的検査で脳器質的損傷の徴候のある人は治療に反応しにくいという傾向がありますが、それほどたしかなものではありません。各々の統合失調症の人にどの薬が最良であるかを予測する方法は現在のところないので、試行錯誤に頼らざるをえません。しかし、効果を予測するための次の三つの手がかりを知っておくといいでしょう。まず第一は、以前ある薬が効いたならば、その人には今後もその薬が効くと期待できます。第二は、家族のうちの一人が精神病にかかり、ある薬が効いたならば、家族のなかのほかの人が発症したときには同じ薬が効くと期待できます。このことは、薬の効きめには遺伝的な要素が関与していることをうかがわせます。第三は、少なくとも二つの研究グループが明らかにしていることですが、統合失調症の人が最初の服薬でひどい不快感があったら、その後この薬に良好な反応を示すことは期待薄です。

しかし将来的には、誰にどの薬が効くかを予測できるようになるでしょう。この研究の一つが脳波パターンで、一九九四年のある研究では、最初にハロペリドールを投与したあと六時間記録した脳波パターンから、どの患者が薬に反応するかをかなりの正確さで予測しています。もう一つは遺伝子型で、これを解析すれば薬への反応を予測することもできるでしょう。二〇〇四年の研究報告では「遺伝子型の分析は容易になりコストが低くなっているため、数年の間に薬理遺伝学的データが個々の患者に合った治療を決めるために重要な役割を果たすであろう」としています。

実際問題として、統合失調症の患者あるいは家族は、これまで使った薬は何か、その量（例：何mg）、副作用、その効果はどうだったか、といったリストをつくって保管しておくとよいでしょう。こうしておくと、将来試行錯誤で薬を選択するのにかかる数週間もの無駄を省くことができてたいへん有益です。

薬の投与量は？　最近になって、薬が効くのに必要な量は人によってかなりバラツキがあることがわかってきました。これはおそらく遺伝的なもので、化学物質の処理はその人によってさまざまであることを考えれば当然とも思われます。たとえば、三〇ccのアルコールで酔う人もいれば何でもない人もいます。同じように、フルフェナジンを一日二〇mg統合失調症の人に投与したとき、血中濃度は人によって四〇倍もの違いがあります。抗精神病薬の吸収と排泄は人それぞれで異なり、その結果同レベルの血中濃度に達するのに、ある患者は一〇mgで十分ですが、別の患者では四〇〇mg必要になります。またある統合失調症患者は、ほかの患者と同じフルフェナジンの血中濃度を得るのに、三二倍もの量を摂取する必要がありました。

有効量が異なる原因の一つは性別です。一般的に男性は女性より多くの量の薬が必要です。もう一つは人種で、人種によって抗精神病薬を代謝する酵素の分布が違うため、同じ薬効を得るために必要な量は違います。白人とアフリカ系アメリカ人ではほぼ同じ、ヒスパニック系はより少なく、アジア系アメリカ人がこの四人種で一番少ないことがわかっています。もちろんこれらは単なる統計学的な一般論で、酵素レベルはそれぞれ違うため個々人の必要量を予測するものではありません。

薬の有効量は人によって異なるので、薬の量については医者も患者も柔軟に考えなければなりません。ある患者は、フルフェナジンかハロペリドールのどちらか一mgという少量でも十分で、それで精神的安定が保てます。

別の患者は、フルフェナジンのデポ剤を二週間に一度、わずか一・二五mg注射するだけで効果がみられます。この反対に、有効血中濃度に達するためには多量の抗精神病薬が必要な患者もいます。きわめて稀ですが、精神医学の文献には、一日の投与量がハロペリドール二七〇mgという例が報告されています。なお第一世代薬のなかでチオリダジンは、安全のために服用量の上限を厳守すべき薬で、一日八〇〇mgを超えると眼障害の危険がありまず。また、心拍リズムの異常も知られているうえ、ほかに副作用の少ない薬もありますので、チオリダジンはもはや使うべきではありません。

デポ剤では、スウェーデンのスヴェン・デンカー博士が、薬になかなか反応しない患者に毎週フルフェナジンを九〇〇mgと大量に使って良い結果を得ています。博士はこういった患者を一〇年以上にわたって観察し、大量投与は通常量投与と比べて副作用に違いはなかったと報告しています。デンカー博士の最高投与量は、ほかの患者の有効投与量の一、四〇〇倍強です。このように有効量については個人差があるため、薬が効かないのは薬の量が少ないためという可能性も出てきます。このことは昨今流行の「患者は薬漬け」という固定観念と食い違っています。たしかに薬が多すぎる患者もいますが、少なすぎる患者のほうが多いのです。

しかし、固定観念はなかなか拭い去れないもので、薬漬けのために「ぼんやりした」「うつろ」な患者というイメージは依然として強烈です。この理由は主に、統合失調症の症状が治療薬の影響とたびたび混同されたことによるのです。そのために、無気力に座り込み、無関心で意志表示が不明確な、そして思考の貧困が目立つ統合失調症の人を家族が目にすると、実際は統合失調症のせいにもかかわらず、家族は薬のせいでそうなったのだろうと考えてしまうのです。事実を知りたいのであれば、抗精神病薬が使われるようになった一九五〇年代以前に患者の面倒をみていた人に話を聞くことです。当時は今以上にたくさんの患者が生気の抜け落ちたように「ぼんやり」していた、と口をそろえて語ってくれるはずです。とはいえ、抗精神病薬が一度として乱用されたことなどないと言っているのではありません。病院の職員の都合から、患者を落ち着かせるために過量投与することがあるのも事実でしょう。しかしこういった問題は、これまで一度も適切な薬による治療を受けたことのない患者がどんなに多かったかを考えるとき、統合失調症の治療上、比較的小さな問題だといえます。

一九八〇年代には間歇的投薬法がひときわ関心を集めていました。再発するまで投薬を中断し、再発に応じて薬を再開するものです。アメリカとヨーロッパでそれぞれ二つの研究グループが、最近この間歇的投薬法の臨床試験を完了しましたが、この方法は大部分の統合失調症の人に効果がなく、継続投与法に比べてより高い再入院率が認められました。

薬はどのくらい飲み続けなければならないのでしょうか? 同じ量の薬を摂取しても患者によってその血中濃度に大きなバラツキがあることからすれば、薬への反応にもまた顕著なバラツキがあることも頷けます。一方では薬を投与して四八時間以内に劇的に効く人がいれば、他方では数ヵ月後に非常にゆっくりと効果が現れる人もいます。ジェフリー・リバーマン博士らは、初回病相で初回入院の統合失調症患者について、その治療反応性を調査した結果、投薬開始から臨床的に最も改善のみられる状態に到達するまでの平均期間は三五週ですが、半数の患者は一一週で到達したと述べています。このことは、一部の人は速やかに反応するものの、その他の人はもっと長くかかることを示しています。統合失調症の治療には忍耐が肝要なのです。

それではどのくらの期間、薬を続ける必要があるのでしょうか。初回病相から回復した人の四分の一は、再発せず薬は必要ありません。しかしどの患者がそうなるかを見つける方法は今のところありません。したがって、回復したあと二~三ヵ月かけて投薬量を徐々に減らし、その後に中止するのがよいでしょう。

再発する残りの四分の三にあたる人は薬物治療が再び必要になり、回復後も一~二年は服薬を続けなければなりません。三度目の悪化がみられたら、薬をずっと飲み続ける必要があり、その場合私は患者に、糖尿病患者がインシュリンを必要とするのと同じです、と伝えています。つまり、初回病相では数ヵ月間、二度目では一~二年、そして三度目ではそれ以後ずっと続けるのです。

統合失調症の人が年をとれば、薬を減らし、最終的にやめることはできるでしょうか。一部の人は五〇代で、ほとんどの人は六〇代でやめることができます。通常、年をとればとるほど、抗精神病薬の必要量は少なくて済みます。

抗精神病薬には習慣性がありますか？　抗精神病薬を乱用しても「気分がハイになる」ことはまずありません。病気でない人が抗精神病薬を飲んでも、高揚感や多幸感に見舞われることはありません。抗精神病薬の習慣性については、まだよくわかっていません。身体がしだいに抗精神病薬に慣れてしまうということはないので、服用につれてもっと多量の薬が必要になるということもありません。また、薬をやめても、普通禁断症状は現れません。精神病の症状が再発するだけです。統合失調症に対する抗精神病薬は、糖尿病にとってのインシュリン、あるいは心臓発作にとってのジギタリスとまさしく同じで、それぞれの器官（脳、膵臓、心臓）の機能をより正常なレベルに回復するために身体が必要とする薬なのです。

早期治療は有益ですか？　最近の研究では、統合失調症の早期治療は臨床的予後をより良好にし、逆に治療が遅れると予後が悪くなることが示されています。一九九一年に米国国立精神保健研究所のリチャード・ワイアット博士が統合失調症の経過に関する二二もの研究を再分析し、「抗精神病薬による初発の統合失調症患者への早期介入は、長期にわたる良好な見通しの確率を高める」と結論しています。先に引用したリバーマンらも統合失調症の初回病相の人を調べ、若年層の患者に限っては「治療開始前までの期間が長いと、回復により多くの時間がかかることがわかった」と同様の結果を報告しています。しかし最近の研究では必ずしもそういった結果ばかりではなく、この分野はまだまだ研究途上です。しかしはっきりとするまでは、できるだけ早い段階で治療を始めるべきです。

第一世代抗精神病薬の副作用

ロス・ボールデッサリニ博士は、「抗精神病薬は医療で用いられている薬のなかで最も安全な薬である」と述べていますが、この主張は一般の人の固定観念とは違っていることを博士は知っておくべきです。「第一世代薬にはひどい副作用があり、また危険で、必ずと言っていいほど、遅発性ジスキネジアや統合失調症それ自体の症状よりもっと悪い回復不能の状態をもたらす」と一般的に広く信じられているからです。しかし、実際にはボールデッサリニ博士が正しいのであり、固定観念のほうが間違っているのです。抗精神病薬はほかの難病に使われる薬と比べて最も安全な薬の部類に入り、過量服薬しても自殺はほとんど不可能であり、深刻な副作用は比較的稀です。

では、なぜそのようにひどく誤解され、恐れられるのでしょうか。そのわけを探れば、病因についての理論に行きあたります。統合失調症は生物学的な病気であるという証拠が明らかになってきたのは、ごく最近のことなのです。統合失調症は心理的な原因で起きると教えられた精神科医療の専門職は、統合失調症を生物学的な病気ととらえる考えに抵抗し、その手段として薬の使用に強く抗議しているのです。薬が危険だということになれば、患者は再び精神療法と非薬物療法に頼らなければなりません。こういう事情をよく知らない精神科医療の専門職が、統合失調症患者が服薬するといろいろなひどい事態になるといまだに警告しているのです。ほかにも、合理性のない論拠で精神医学を否定しているロン・ハバードが始めたサイエントロジーや「精神病克服者の会」が、薬物療法に反対しています。このような反対運動については第15章で述べます。

もちろん抗精神病薬はまったく安全であり、副作用などいっさいないと言っているのではありません。副作用はありますし、ときにはそのために薬を中断しなければならないこともあります。さらには致命的なことさえありますが、それはきわめて稀です。より新しい抗精神病薬開発の現在の主な目標は、精神症状を抑えつつ好ましくない副作用を最少限にとどめる有効な薬を見つけ出すことです。繰り返しますが、総じて抗精神病薬は、一般的に使われている薬のなかで最も安全な部類に入ること、また薬の登場は統合失調症の治療の歴史で最も素晴らしい進歩であること、この二点を記憶にとどめてください。

第一世代薬の副作用はひとくくりにまとめることができます。ある副作用が特定の薬により多くみられるということはありますが、その差は大きくありません。ただ、医療で用いられている薬のすべてに言えることですが、どの人にどんな副作用が出るかはまったく予測不可能です。

よくみられる副作用：抗精神病薬で最もよくみられる副作用には次のものがあります。なお表6も参照ください。

・鎮静作用（眠気）：とくにクロルプロマジンやチオリダジンでみられます。フルフェナジン、ハロペリドールではあまりみられません。通常は長期間服用すれば減ります。就寝時に服用すれば、この副作用は最少限にすることができます。

・口渇感、かすみ目、便秘：とくにクロルプロマジン、チオリダジンでみられますが、ほかの薬でもみられます。これも通常は長期間服用すれば減っていきます。

・急性ジストニア：首や顎の片方の筋肉がこわばる症状で、患者や家族が恐れる副作用です。通常、初めて抗精神病薬を使用してから数日のうちに起き、若い人・男性により多くみられます。首が固くなってまわすことができなくなり、舌もこわばるため会話も困難となります。ときには目の筋肉もこわばり、眼球が上転してしまうこともあります。その薬が再び処方されないために、患者はどの薬で急性ジストニアが起きたか覚えておくとよいでしょう。この副作用は、ビペリデン、トリヘキシフェニジルなどの抗コリン系薬剤、あるいはジフェンヒドラミン（製品名：レスタミン）やジアゼパムなどの投与で数分以内に完全にもとに戻ります。また、抗コリン薬を前もって投与することで防ぐことができます。急性の筋緊張異常は恐怖感を与えますが、障害としてずっと残ることはありません。

・こわばりとふるえ：抗精神病薬の副作用によるこの二つの症状は同時に起き、パーキンソン病の症状に類似しているために一つにまとめられます。緩慢な動作、顔面の筋肉のこわばりによる表情の消失、流涎などを伴います。ふるえは、物を書いたり微妙な手の動きが必要な仕事をしている人ではたいへん厄介です。この副作用は先に述べた抗コリン系薬剤やブロモクリプチンあるいはアマンタジンでたいていよくなります。こわばりやふるえは、薬の副作用以外に統合失調症の病気の症状である場合もあるので、念頭に入れておかなければなりません。まだ一度も抗精神病薬による治療を受けたことがない統合失調症の人の調査報告によると、その二九％にこわばりが、三七％にふるえがありました。

・無動症や自発性低下：それほど多くはありません。抗精神病薬を開始して数週間後に、たいていはこわばりやふるえが出ている人にみられます。自発性低下は、統合失調症自体の症状のこともあり、あるいは統合失調症にしばしば伴う一つ症状であることもあり、とりわけ評価の難しい副作用です。薬によって起こる自発性低下は通常、前述した抗コリン薬でよくなります。

・アカシジア：抗精神病薬の副作用のなかで最も不快なものの一つであり、患者のおよそ二五％にみられます。落ち着かない、イライラする、そしてじっとしていられない感じになります。そのため、足踏みしたり、同じところを行ったり

表6　錐体外路症状（EPS）とは

錐体外路症状とはドパミン受容体を遮断することで起きる副作用で、第一世代薬で多くみられ、第二世代薬にはあまりみられない。したがってEPSの有無で第一世代と第二世代が分けられる。

錐体外路症状には以下のような症状がある。

①パーキンソン症状：こわばり、ふるえ、緩慢な動作、表情の喪失
②急性ジストニア：首や目の筋肉のこわばり
③アカシジア：落ち着いていられない、じっとしていられない

来たりします。薬を始めて三日以内に出現し、患者が服薬を拒否する大きな理由にもなっています。プロプラノロールやほかのベータ遮断薬で治療できる患者がほとんどですが、効かない場合はロラゼパムやクロナゼパムといったベンゾジアゼピン系抗不安薬を試してみるとよいでしょう。一部の患者ではほかの抗精神病薬に替える必要があります。

・体重増加：これも第一世代薬の重大な、そして比較的一般的な副作用ですが、あとで述べるように第二世代薬ではさらに大きな問題となっています。正確なメカニズムはよくわかっていませんが、一部は食欲増進と関係しています。統合失調症の症状であるうつ状態とそれによる活動性低下のための体重増加に、服薬でさらに拍車がかかり悪化します。また体重が増えるにつれ、ますます運動しなくなり、その結果さらに体重が増える、という悪循環となります。統合失調症の人の体重増加を避ける最善の方法は、病気でない人と同じく食事制限と運動です。第一世代薬のなかで体重増加をあまり引き起こさないのはピモジドです。体重増加が激しい場合には、ピモジドかアリピプラゾールなどの第二世代薬を試してみるのもよいでしょう。

稀な副作用：稀にみられる副作用は次の通りです。

・性機能障害：抗精神病薬で性機能障害が起きることは間違いありませんが、その頻度や程度についてはまだ調査研究中です。性欲の低下は男女ともにみられ、男性ではインポテンツや逆行性射精［精液が陰茎（ペニス）から放出されず、逆方向の膀胱に流れ込んでしまう状態］が起こります。逆行性射精はとくにチオリダジンで起こるので、その場合は使用を中止するべきです。これらの副作用が、どの程度が薬のせいで、どの程度が統合失調症のせいなのか、そもそも病気になる前はどの程度あったのかは判断が難しいところです。たとえば男性のインポテンツは珍しくありませんし、抗精神病薬を服用している男性のインポテンツはすべて薬のせいだとするのは明らかに間違っています。ただ研究者の間では、第一世代薬のなかでチオリダジンはインポテンツをもたらす可能性が最も高いとの見解で一致しています。

また、薬による性機能障害の程度を判断するのも同じように難しいことです。統合失調症ではない人たちの性機能自体もさまざまですし、性にほとんど関心がない人の場合、抗精神病薬を服用したために性欲が低下しても気づかないでしょう。逆に性機能障害を最悪だとして服薬をやめると言い張る人も一方ではいるかもしれません。たとえば、私のある患者は、服薬するとインポテンツになって、やめると急激に精神症状を呈する人がいました。つらい選択を迫られる状況です。こういった場合、医者の役割は、さまざまな選択肢があることと、それぞれの選択によって起きうる結果をできるだけはっきりと示し、その人の選択にそって援助することです。

• 月経異常：第一世代薬は血中プロラクチンを上昇させるので、女性では無月経になることがよくあります。したがって服薬中は妊娠しにくいといえます。無月経は病気の症状のこともあり、抗精神病薬が使われるようになる前から認められています。したがって無月経は、薬による場合と、統合失調症そのものによる場合と二通り考えられます。

• 乳汁分泌：この副作用は男女ともにみられます。プロラクチンや脳下垂体に影響を及ぼすためと考えられています。

• 尿閉：高齢者、とくに前立腺肥大の男性に起きやすい副作用です。

• 頻脈、失神：心臓病や血圧に問題のある人に起きやすい副作用です。

• 光線過敏症：光線過敏症とは日焼けしやすいことで、日焼け止めを塗る、つばの広い帽子をかぶるなどで予防します。

• 肝障害：一九五〇年代にクロルプロマジンが初めて登場したときに多く認められましたが、現在はほとんどみられません。

• 目の障害：チオリダジンを高用量使うと、網膜障害の可能性があります。したがって、チオリダジンを使うときは一日八〇〇㎎を超えてはいけません。

遅発性ジスキネジア：遅発性ジスキネジアは第一世代薬の最も重大な副作用で、薬への不安はたいていこの副作用からきています。これについては反精神医学の信奉者がよく抗議のたれ幕を掲げています。たしかに遅発性ジスキネジアは重大な副作用ですが、それだけにヒステリックな信奉者たちの軍門に下るわけにはいかない問題です。遅発性ジスキネジアは、舌や口の不随意運動で、噛むような、吸い込むような、また舌で頬を押すような、そしてまた舌づつみを打つような動きです。ときにはこれに腕や足、あるいは稀には身体全体に及ぶガクガクした意味のない動きが伴います。普通は、患者が服薬を続けている間に出現しますが、薬を中止して間もなく現れることも稀にあります。ときにはいつまでも持続します。そして有効な治療は今のところ見つかっていません。

遅発性ジスキネジアは薬の副作用としてばかりでなく、統合失調症の症状そのものの場合もあるので、その発現率を把握するのは困難です。イギリスのある精神科病院に一八四五〜一八九〇年の間に入院した六〇〇人の患者の記録を調べた研究では、異常な動きや姿勢が非常に多く、遅発性ジスキネジアとほとんど同じ運動障害が患者のほぼ三分の一に認められました。一度も抗精神病薬の薬物治療を受けていない統合失調症の人の最近の調査では、遅発性ジスキネジアは三〇歳未満で一二%、三〇〜五〇歳で二五%に認められたと報告されています。たいていの遅発性ジスキネジアの発現率調査は、これがすべて薬に関係しているという前提に立っていますが、このように実際にはかなりの場合がそうではないのです。コットとワイアットは「異常な動きのすべてが遅発性ジスキネジアによるというわけではない」という、まさにずばりの表題のもとに、薬と関連する遅発性ジスキネジアの発現率は二〇%未満であった、とまとめています。これはまた、米国精神医学会の研究班が一九八〇年に報告した一〇〜二〇%という範囲とほぼ一致しています。

どのような人に遅発性ジスキネジアが起きやすいかを調べる研究が、近年多くなされています。高齢であればあるほどより危険性が高まるということがはっきりしています。また、女性のほうが男性よりもなりやすく、気分症状をより多く併せ持つ患者は危険がより高いこともはっきりしています。ほかにも、民族（ユダヤ人では高く、アジア人では低い）、投与量、投与期間、デポ剤の使用、抗コリン薬の使用、糖尿病の合併、アルコールや麻薬乱用の合併、脳器質的疾患の合併、そしてパーキンソン症状の合併など、多くの危険要因が調査されています。しかし、これらのうちのどれもまだはっきりとは確認されていません。また、第一世代薬のうちどれが遅発性ジスキネジアを起こしやすいか、あるいは起こしにくいかというようなたしかなデータもありません。

以前は、ひとたび症状が出現すると、抗精神病薬を服用し続ける限り、症状は必ず悪化すると考えられていました。そのため多くの統合失調症の人が、安定した状態を保つためには薬を使いたいが、遅発性ジスキネジアの早期症状をさらに悪化させたくはない、という矛盾した状態に陥ったのです。しかし、遅発性ジスキネジアが出現しても同じ抗精神病薬を使用し続けた四四人の患者を一〇年間追跡したある研究によると、症状悪化は三〇％、変化なしが五〇％、二〇％では実際に改善がみられたと報告されています。一〇年間の別の追跡調査では、たとえ抗精神病薬を服用し続けていても、遅発性ジスキネジアがある人のほぼ五％が毎年症状が消失したとされています。

遅発性ジスキネジアに関する第一線の研究者であるダニエル・カーセイ博士によれば、患者一〇〇人のうち二〇人に遅発性ジスキネジアが出現し、そのうち五人は完全に消失し、ほかの五人にも少なくとも五〇％の改善がみられたということです。カーセイ博士はさらに付け加えて「残りの一〇人の遅発性ジスキネジア患者は、ほとんど全員が軽度から中等度の症状に落ち着くだろう。重症はおそらく一〇〇人に一人か、一〇〇〇人に一人くらいで非常に稀である」と話しています。

遅発性ジスキネジアの最善の治療法は、第一世代薬を第二世代薬、とくにクロザピンに切り替えることです。第二世代薬による遅発性ジスキネジアの確率は第一世代薬の一〇分の一です。第一世代薬を服用している患者では、舌の動きなどの早期症状に注意しましょう。遅発性ジスキネジアの症状がそろってしまうと有効な治療法はありませんが、レボドパ・ビタミンE・オキシペルチン・バルプロ酸ナトリウムがいくらか期待できます。

悪性症候群：抗精神病薬によるこの副作用は稀ですが、本腰を入れた研究が求められます。この発現率は五〇〇人の患者中一人未満で、男性は女性の二倍発生します。抗精神病薬の服用中であれば、どんなときにも出現しえます。数年間も服用し続けていた人にも突然起きますが、たいていは服薬開始後一〇日以内です。症状は一～三日間の間に徐々に出現し、筋硬直、発熱、昏迷や昏睡、顔色不良、発汗、そして頻脈、および血液検査で白血球数と血中クレアチンフォスフォキナーゼ値の上昇が認められます。

悪性症候群は、薬への一種の中毒反応であるという以外に正確なメカニズムはわかっていません。どの抗精神病薬に多いかは明らかではありませんが、一部の第二世代薬でも生じたという報告があります。今ではこの副作用による死亡率は一％ですが、死亡率の減少をもたらしたのは、特別に効果のある薬（ダントロレン、ブロモクリプチン）の登場によるものです。悪性症候群と、稀ですが麻酔薬に対する致死性のアレルギー性反応である悪性高熱症とがどんな関係なのかはいまだにわかっていません。悪性症候群はまた致死性緊張病にも似ていますが、この場合は患者の体温が極端に高くなります。これはきわめて稀ですが、いったん起きるとしばしば死にいたるものです。この致死性緊張病は、抗精神病薬が登場する前から記録があり、統合失調症の脳内の病的機能がおそらく体温調節中枢にも関係しているのであろうと考えられます。

第二世代抗精神病薬

第二世代薬の出現により、アメリカ合衆国およびヨーロッパの臨床精神科医たちの処方は大きく変わってきました。一九九七年のアメリカの研究によると、薬物治療を受けている統合失調症患者の半分以上が第二世代薬を服用し、二〇〇五年にはこの割合は約三分の二になりました。第一世代薬から第二世代薬への切り替えは、第二世代薬の副作用が少ないためなのか、製薬会社の巧みな営業戦略によるものなのか、現時点でははっきりとわかりません。しかし、どちらもなんらかの役割を果たしているようです。第二世代薬の効果と副作用を正確に評価するのは難しくなっています。その理由は以下の三つです。

- 第二世代薬についてのほとんどの研究は製薬会社が資金援助しているので、よい結果のみが報告される傾向にあります。
- 精神医学の学会や家族会の集まりなどで第二世代薬の相対的な長所について話をする精神科関係の著名な有識者の大多数は、製薬会社から多額の援助資金や謝礼をもらっています。したがって、その意見は真に客観的であるとはいえないでしょう。
- つい最近まで、米国国立精神保健研究所は薬の治験をすべて製薬会社に任せてしまっていました。当然ながら製薬会社は自分たちの製品について都合が悪くなるような研究はしません。

したがって、第二世代薬について本当の意味での客観的なデータは限られています。第二世代薬については次のことがいえます。

①どう作用するのかわかっていません。前述した通り「非定型抗精神病薬」はあまりよい言葉ではありません。「定型」でさえどう作用するのかわからないからです。第二世代薬は第一世代薬とは異なる神経伝達物質および受容体群に作用することが明らかになっていますが、その作用は第二世代薬の間でもそれぞれ異なります。第二世代薬の効果は神経伝達物質や受容体に及ぼす影響に関連していると思われますが、あくまでも推論なので、たしかではありません。また第二世代薬には抗ウイルス剤としての効果があり、さらに免疫系も変えるので、理論

的にはこれらに作用しているのかもしれません。

②クロザピンは、治療抵抗性の患者に対して効果があることが確立している唯一の第二世代薬です。もちろんほかの第二世代薬でも多少の効果はありますが、データはクロザピンに比べると見劣りします。

③クロザピンは統合失調症の陰性症状に対してより多くの効果を示すとされていますが、そのデータは明確なものではありません。

④第二世代薬は、本章の始めに説明した錐体外路症状、とくにパーキンソン症状や急性ジストニア、アカシジアなどの症状の発現率は著しく低いことがわかっています。このため、患者が受け入れやすく、きちんと服用しやすい薬です。したがって第二世代薬を服用している患者は再入院率が低く、一部の研究のデータもこれを裏づけています。

⑤カフェインは、クロザピンやオランザピンの血中濃度にかなり影響します。カフェインは薬物代謝酵素に作用しますが、この酵素はクロザピンやオランザピンの代謝に関与しています。したがって、この薬を服用している人がカフェイン飲料、たとえば、コーヒー、お茶、コーラなどを飲むと、クロザピンやオランザピンの血中濃度が上昇します。この相互作用は一九九四年に報告され、一九九八年にはカリーヨらがカフェインを通常量摂取しても（例：一日にコーヒー二カップ）血中濃度は約二倍にもなり、カフェインを多量摂取した場合（例：一日コーヒー一五杯）濃度は五倍になると報告しました。この血中濃度が高ければ高いほど、眠気や、クロザピンの場合は発作といった副作用を起こしやすくなります。

⑥第二世代薬は非常に高価です。これについてはあとの「薬の値段とジェネリック薬」の項で検討していますが、値段のために第二世代薬の入手や使用は制限されます。製薬会社は、第二世代薬を使えば入院を減らせるのでコスト効率は良いと宣伝していますし、いくつかの企業主導型研究によって証明もされていると主張しています。しかし、企業から独立した最近の研究は、第一世代薬から第二世代薬に切り替えても「精神科医療における

その他のケアの時間は減ってはいないので、第二世代薬の値段はそれに見合っているとは考えにくい」と述べています。

第二世代抗精神病薬の副作用

第二世代薬にはすぐれた点が多くありますが、製薬会社によってないがしろにされてきた厄介かつ重大な副作用があります。いくつかあげてみましょう。

体重増加：これはとても重大な問題です。一部の患者では、約二七〜四五kgも体重が増加することがあります。そのメカニズムはわかりませんが、食欲増加や脂肪代謝に関わるホルモンであるレプチンが関係しているものと思われます。体重増加と第二世代薬の有効性との関連を疑わせる、とても憂慮すべきデータもあります。すなわち精神症状をなくして肥るか、やせて精神症状を呈するかの選択です。体重増加は、第一世代薬の遅発性ジスキネジアに匹敵する副作用で、クロザピンやオランザピンで頻繁に認められ、リスペリドンやクエチアピンでより少なく、アリピプラゾールではほとんどあるいはまったくみられません。したがって抗精神病薬のなかで体重増加との関連がほとんど認められないのは、ピモジド（第一世代薬）とアリピプラゾール（第二世代薬）です。基準となる体重は第二世代薬の服用を開始する前に記録し始め、三ヵ月ごとに体重をチェックします。クロザピンやオランザピンを服用している患者は、栄養士と相談して低カロリーでバランスのとれた食事をとり、体重増加をできるだけ少なくするべきです。もし体重増加が大きな問題になるようなら、一番簡単な対処の仕方は体重増加を起こしにくい抗精神病薬に替えることです。

血糖値の上昇と糖尿病：体重増加と並んで、血糖値の上昇（高血糖症）および糖尿病も、第二世代薬の副作用のなかで重要かつ厄介な副作用と言えるでしょう。以前は血糖値にはなんの問題もなかった患者でさえも、急に上昇することがあります。第二世代薬を服用し始めた患者のうち、極端な血糖値上昇（糖尿病性ケトアシドーシス）が原因で死亡した人は今までに少なくとも三〇人いて、そのほとんどがアフリカ系アメリカ人でした。このことは、この副作用を起こす遺伝的素因があることを示しています。クロザピンとオランザピンは、第二世代薬のなかでも最も血糖値の上昇と糖尿病を起こしやすいと考えられています。ある研究は「オランザピンを服用している患者は、抗精神病薬を服用していない人と比べて六倍、第一世代薬を服用している患者と比べて四倍、糖尿病になりやすい」と報告しています。クエチアピンやリスペリドンも血糖値上昇と糖尿病をもたらしますが、そのリスクはクロザピンやオランザピンと比較すると低いようです。第二世代薬はまだ短期間しか使われていないのでデータは予備的調査によるものですが、アリピプラゾールが最もリスクが低いと思われます。

血中脂肪の上昇（**高脂血症**）：初期の報告では、第二世代薬は血糖のみならず血中脂肪も上昇させることが示唆されています。これはアテローム性動脈硬化のある患者では重大です。予備データでは、これはクロザピンやオランザピンを服用している患者に最も著しいようです。

心臓への影響：第二世代薬は血中脂肪を上昇させ、その結果アテローム性動脈硬化を起こすほかに、心臓電気インパルス（ＱＴ間隔）にも影響を及ぼします。クロザピンは心筋炎と関係があり、死亡する場合もあります。なお、心臓関連の副作用は認知症の高齢患者ではとくに問題で、二〇〇五年に食品医薬品局は、高齢患者に心臓由来と思われる発作や急死が増加していることから、こうした患者に第二世代薬を処方しないように特別な使用上の警告を発しています。

望まない妊娠：ほとんどの第一世代薬は血中プロラクチンを上昇させるので、多くの場合、月経がなくなり（無月経）妊娠できません。したがって第一世代薬は一部の女性には避妊薬でもあります。第二世代薬の場合、リスペリドン以外のほとんどの薬では血中プロラクチンが上昇しませんので、女性は妊娠できます。第一世代薬から第二世代薬に切り替えたあとに妊娠したというケースが複数報告されていますが、これはクロザピンやオランザピンに切り替えたときに最も起きやすく、リスペリドンでは最も起きにくいのです。

鎮静（眠気）：これはリスペリドン以外の第二世代薬でみられる重大な問題で、その強さは第一世代薬で低力価のクロルプロマジンと同じ程度で、高力価のフルフェナジンやハロペリドールよりも強くみられます。

次に、個々の第二世代薬について、それぞれの重要なポイントを述べます。

クロザピン：クロザピンは一九七〇年代からヨーロッパで使用され、アメリカでは一九九〇年に発売されました。二五 mgか一〇〇 mgの錠剤だけです。錠剤を頬の裏側に隠し、あとで吐き出してしまう患者のために、唾液に触れると溶けてしまう剤形です。一般的な用量は一日三〇〇～七〇〇 mgです。

良い情報

- 治療抵抗性の統合失調症に対する有効性が証明されている唯一の抗精神病薬である。約一〇%の患者は劇的に改善するが、改善するのはほとんどが重大な陰性症状がなく持続性の幻聴や妄想のある人。それ以外の患者にも効くが、それほど劇的ではない。
- 一部の陰性症状に対して、ほかの抗精神病薬よりも効果があるようである。
- 攻撃的・暴力的行為に対しても有効のようである。

・ほかの抗精神病薬よりも自殺のリスクを減少させる効果があるとみられる。
・認知機能や社会的機能を改善させる。
・一部の患者では喫煙欲求を減らすようである。
・予備研究では、アルコール乱用のある統合失調症患者でアルコール摂取量を減らすとしている。
・錐体外路症状とアカシジアはまず発現しない。
・遅発性ジスキネジアはほとんど起きないので、遅発性ジスキネジアが起きる恐れのある、あるいはすでに起きている患者によく使われる。

悪い情報

・一部の患者（一％未満）に白血球数の減少（顆粒球減少症）が認められている。したがってアメリカでは、六ヵ月間にわたり毎週、また六ヵ月を過ぎたら毎月、継続して血球数測定を行わなければならない。顆粒球減少症では死亡することがあり、すでにクロザピン服用中の患者の死亡が報告されているが、白血球数を測定していれば顆粒球減少症は避けることができる。一部の企業では、どのような人が顆粒球減少症になりやすいか予測可能な遺伝子検査を開発しようとしている。二〇〇五年には、ある企業が八〇％の確率で予測できると報告したが、このような予測検査は非常に有益である。
・体重増加、血糖値の上昇、糖尿病が重大な副作用である。
・薬を服用後一ヵ月以内に心臓障害（心筋炎）を引き起こす可能性があり、死亡例も何例か報告されている。
・クロザピンの使用開始時や増量時に、唾液の過剰分泌がよく見受けられる。
・眠気は重大な副作用なので、服用は就寝前にすべきである。
・とくに高用量で摂取した場合に、発作が起こる可能性がある。一日九〇〇㎎の場合、発作の発生率は約六％である。

・喫煙は血中クロザピン濃度を著しく減少させ、カフェインはその反対に著しく増加させる（第9章参照）。ほかの第二世代薬ではオランザピンの場合のみに認められている。
・とくに女性に多いが、一部の患者では尿失禁を起こす。
・女性で第一世代薬から切り替えると妊娠しやすくなる場合がある。
・同じように白血球数を減少させるカルバマゼピンと併用してはいけない。一部の抗生物質やほかの薬剤でも白血球数を減少させることがあるので、精神疾患以外の病気で他科を受診する場合は、その担当医にクロザピンを服用していることを知らせておくべきである。
・ベンゾジアピン服用中の患者にクロザピンを処方すると、呼吸停止の可能性があるので、病院内で投与すること。
・効果が認められるまで何ヵ月もかかるので、一部の精神科医は六ヵ月を過ぎるまで、あるいは一日の用量が六〇〇㎎になるまでは諦めてはいけないと考えているが、一方試験期間は八週間で十分とする精神科医もいる。また血中濃度が、試験をどの程度続けるべきかを判断する有益な指針となるという医師もいる。つまり、薬効の有無を判断する基準が曖昧である。
・とても高価である。

オランザピン（ジプレキサ）：オランザピンはアメリカでは一九九六年に発売されました。剤形は二・五㎎、五㎎、七・五㎎、一〇㎎、一五㎎、二〇㎎の錠剤です。加えてウエハースのような製剤（ジプレキサ・ザイディス）があり、これは患者の唾液に触れると溶けるので、患者が頬の裏側に隠して吐き出すことを防止できます。一日の用量は通常一〇〜二〇㎎ですが、治療抵抗性の患者には四〇㎎まで増量します。また筋内注射製剤もあります［日本では未発売］。また週に一度貼り代える経皮パッチおよび一ヵ月に一回のデポ剤を開発中です。

良い情報

・錐体外路症状やアカシジアの発生がきわめて少ない。
・暫定的なデータだが、遅発性ジスキネジアの発症も少ない。
・陰性症状については中等度の改善がみられる。
・気分安定効果があり、食品医薬品局は躁病治療にも認可している。

悪い情報

・眠気は重大な副作用の一つなので、服用は寝る前にすべきである。
・体重増加、血糖値の上昇、糖尿病が重大な副作用。
・女性で第一世代薬から切り替えると妊娠しやすくなる場合がある。
・血中オランザピン濃度は、喫煙で著しく減少し、カフェインではその反対に著しく増加する（第9章参照）。同様の結果は、第二世代薬ではクロザピンのみに認められている。
・とても高価である。

リスペリドン（リスパダール）：リスペリドンはアメリカでは一九九四年に発売されました。剤形は〇・二五mg、〇・五mg、一mg、二mg、三mg、四mgの錠剤か液体です。頰の裏側に隠してあとで吐き出してしまう患者のために、リスパダールM‐Tabと呼ばれるウエハース状の製剤もあり、唾液に触れると溶けてしまいます。長期間作用型のデポ剤もあります［日本では未発売］。一般の用量は一日二〜六mgです。

良い情報

・血中プロラクチンを上昇させるので、ほかの第二世代薬と比べると望まない妊娠の例はあまり報告されていない。

・ほとんどの第二世代薬と比べて、眠気が起こりにくい。
・気分安定効果があり、食品医薬品局は躁病治療にも認可している。
・液剤があり、デポ剤も入手可能になっている。第二世代薬のなかでデポ剤が存在するのはリスペリドンのみ。

悪い情報

・ほかの第二世代薬と比べると、高用量の際に錐体外路症状を起こしやすい。
・体重増加が起きる（クロザピンやオランザピンほどではない）。
・血糖値の上昇、糖尿病を起こしやすい（クロザピンやオランザピンほどではない）。
・性機能に関連する副作用（例：無月経、性欲の低下）が問題となる場合がある。
・とても高価である。

クエチアピン（セロクエル）：クエチアピンはアメリカでは一九九七年に発売されました。剤形は二五mg、一〇〇mg、二〇〇mg、三〇〇mgの錠剤です。一日四〇〇〜八〇〇mgの使用が一般的ですが、治療抵抗性の患者にはより高用量で処方されます。

良い情報

・錐体外路症状やアカシジアの発現がきわめて低い。
・気分安定効果があり、食品医薬品局は躁病治療にも認可している。

悪い情報

・ときとして一日一回の服用で済むが、一般的に一日二回服用しなければならない。
・通常一日二回の服用なので、眠気が問題となる。
・開始時に目の検査を行い、その後も定期的に白内障の検査をする必要がある。これまで、白内障が重大な問題として報告されたことはない。
・体重増加が起きる（クロザピンやオランザピンほどではない）。
・血糖値の上昇、糖尿病を起こしやすい（クロザピンやオランザピンほどではない）。
・女性で第一世代薬から切り替えると妊娠しやすくなる場合がある。
・とても高価である。

アリピプラゾール（エビリファイ）：アリピプラゾールは二〇〇三年に承認を受けたばかりです［日本では二〇〇六年に発売］。したがって、長期間のデータはわずかしかありません。剤形は五mg、一〇mg、一五mg、二〇mg、三〇mgの錠剤です。一般的な用量は一日一五〜三〇mgです。

良い情報
・錐体外路症状やアカシジアの発現がとても少ない。
・体重増加をあまり起こさない。

悪い情報
・眠気が問題となる。
・女性で第一世代薬から切り替えると妊娠しやすくなる場合がある。
・血糖値の上昇や糖尿病を引き起こす可能性があるが、十分なデータは得られていない。予備データでは、ほかの第二世代薬と比べるとこれらの副作用の発現率が低いようである。
・長期間服用した場合の影響についてのデータはほとんど得られていない。
・とても高価である。

どの抗精神病薬を使うべきか——基本的なこと

統合失調症患者の抗精神病薬を選ぶにあたっては、いろいろな問題を考慮しなければなりません。その患者が以前治療を受けたことがあるなら、そのときに使った薬の効きめはどうだったのか、どんな副作用が出たのか、その患者の好みに合っていたのか、ある人には手のふるえや眠気などの副作用は耐えがたいかもしれないし、ほかの人には体重増加は受け入れがたいかもしれません。また、女性では妊娠のことも考える必要があります。病識がないことや服薬遵守が問題ならデポ剤を使用するべきか、クロザピン服用の際必要な定期的な血液検査がいやか、生活の質（ＱＯＬ）を最も改善する薬はどれなのか、誰がその薬代を払うのかなど、多岐にわたります。比較的薬価が安い第一世代薬と高い第二世代薬の間にはかなりの差があるので、これはとくに大事な点です。

①**治療抵抗性統合失調症**：クロザピンは治療抵抗性統合失調症に最も効果があると広く認められていますが、副作用、とりわけ定期的な血液検査を必要とする顆粒球減少症を起こすため、患者に初めて抗精神病薬を処方する場合、いきなりクロザピンを使用してはいけません。この薬は、第一世代薬およびクロザピン以外の第二世代薬を服用しているのに改善がみられず症状の著しい人のためにだけ用いられるべきで、この人たちにはこの薬だけが有効です。

②**身体的問題のある統合失調症に対する使用上の注意**

・高血糖：オランザピンおよびクロザピンは血糖値を上昇させるので、高血糖の人に使ってはいけません。

・体重増加：オランザピンとクロザピンは体重を増加させます。アリピプラゾールおよび第一世代薬は体重増加をあまり起こさないと考えられています。

・妊娠のリスク：リスペリドンおよびほとんどの第一世代薬はプロラクチンを上昇させるので、ある意味では避妊薬の代わりになっています。ほかの第二世代薬、とくにオランザピンやクロザピンは、プロラクチンを上昇させないので、妊娠する可能性が高くなります。

・遅発性ジスキネジア：ハロペリドールなどの第一世代薬がこの症状を起こす可能性が最も高く、第二世代薬ではその可能性はより低いといえます。クロザピンはこの症状をほとんど引き起こさないので、遅発性ジスキネジアを呈している人では選択薬となります。

・心臓刺激伝導系異常：チオリダジンとおそらくクロザピンは症状を悪化させます。

・てんかん発作：クロザピンは発作を誘発する可能性が高いと思われます。オランザピン、トリフロペラジンも可能性があります。クエチアピンやハロペリドールではめったに起きません。

・攻撃的・暴力的行為：クロザピンが攻撃的・暴力的行為の抑制に、絶対的とは言えないにせよ、より効果的であることを示すデータがいくつかあります。抗精神病薬で鎮静作用の強い薬（例：オランザピン、クエチアピン、クロルプロマジン）も有用です。

ここにあげた使用上の注意は、新しい情報が出てくれば変わりますし、また新しい抗精神病薬が登場すればさらにそれに影響されます。将来は、どの患者にどの薬が効くかを血液検査（例：遺伝マーカー）、脳波検査、脳画像診断などで予測可能になることが期待されています。

他科の薬との相互作用

統合失調症の人は、身体の病気のためにほかの薬も服用していることがあります。ある研究では、統合失調症の人が一年間に服用する薬の平均は九種です。抗精神病薬はそれ自体副作用をもたらす可能性があるばかりでなく、ほかの薬との相互作用を起こします。抗精神病薬を処方する医者とそれを服用する人は、相互作用を起こす薬を知っておく必要があります。ほとんどの相互作用は稀にしか起こりませんが、もしあなたに起きた場合は無視できません。

抗精神病薬とほかの薬の相互作用によって、抗精神病薬の血中濃度が下がり（したがって効きめが落ちる）あるいは血中濃度が上がります（したがって副作用が起きやすい）。相互作用のもう一つは、抗精神病薬に対しての影響はまったくあるいはほとんど認められない代わりに、全身に影響を起こします（例：抗精神病薬とバルビツール酸系は併用すると重度の鎮静を引き起こす）。さらに抗精神病薬の効果には影響しなくても、ほかの薬の効果に影響することがあります（例：ある抗精神病薬は血液の抗凝結薬クマリンと併用すると、血液が固まるのにさらに時間がかかる）。

要するに、他科の薬の服用に際しては、主治医に抗精神病薬を服用していることを伝えなければならないこと、また手術をする場合には、麻酔科医もそれを知っておく必要があることを念頭に置いてください。

抗精神病薬は他科の薬との相互作用のほかに、市販薬やハーブなどとも相互作用を起こす可能性があることも念頭に置いてください。第8章でも述べていますが、最近では薬用ハーブを服用する人が増えています。薬用ハーブは自然のものなので副作用を起こさないと思っている人も多いようですが、これは明らかな間違いです。

抗精神病薬が効かない場合に試すほかの薬

抗精神病薬を服用したのに統合失調症の症状を適切にコントロールできなかった場合、どうしたらよいでしょうか？　一般的な方法は二つの抗精神病薬を同時に服用することで、多剤併用と呼ばれ、最近著しく増えています。多剤併用は高血圧や糖尿病の治療で行われてきましたが、統合失調症に対してはつい最近まで行われませんでした。たとえば多剤併用は、一九八九年には入院患者の二％でしたが、二〇〇〇年には四〇％まで膨らみました。その理由は、前述のように多くの抗精神病薬が入手可能になり、製薬会社が薬の使用を大々的に宣伝したためです。別の理由は、マネージドケア企業［医療サービスを管理する保険会社］が患者の病状をできるだけ早く改善させ退院させようと強く働きかけたことにあります。一番よく行われる多剤併用は、第二世代薬（とくにクロザピン）と第一世代薬の組み合わせ、あるいは二種類の第二世代薬の組み合わせです。多剤併用の有効性を示す今までのデータは決定的なものではありませんが、多剤併用のために多くの副作用が生じコストもかかることが明らかになっています。

多剤併用のほかに、抗精神病薬の有効性を高めるためによく使われる方法は、抗精神病薬以外の薬を追加することで、これは補助薬治療（追加療法）と呼ばれます。この補助薬治療によく使われる薬は以下の通りです。

抗コリン薬：抗コリン薬には、ビペリデン、トリヘキシフェニジルなどがあります。抗コリン薬には筋緊張異常を防ぐ作用があることがわかり、抗精神病薬が登場してまもなく統合失調症に用いられるようになりました。また抗精神病薬によって起こるふるえやアカシジアの治療にも使われています。

統合失調症で第一世代薬と抗コリン薬を長期間併用することについては意見が分かれています。ある精神科医は、抗コリン薬は単に副作用を抑えるだけにとどまらず、多くの場合抗精神病薬の効果を高めると主張し、別の精神科医は、抗コリン薬は抗精神病薬の効果を弱め、しかも遅発性ジスキネジアの発現率を高めると主張しています。

抗コリン薬はアマンタジンとの相互作用で昏迷と幻覚を引き起こす恐れがあり、両者を併用するときは注意が必要です。また潰瘍の治療に使われるシメチジン（製品名：タガメット）の効果を弱める可能性があります。なお統合失調症のなかには、抗コリン薬によって少し「ハイになる」人がいるという症例報告がなされています。

ベンゾジアゼピン系薬剤：ベンゾジアゼピンは、不安と興奮状態がみられる統合失調症患者に、主に第一世代薬に対する補助療法として用いられてきました。頻繁に使われているのは、経口投与もでき、注射も可能なジアゼパム、ロラゼパム、クロナゼパム［ロラゼパム、クロナゼパムは日本では注射剤は未発売］です。ただ、ある程度の臨床的有益性が認められるという研究もありますが、全体としてはその結果はめざましいものではありません。なお、クロザピンを服用している患者にベンゾジアピンを投与してはいけません。もし投与する場合は、厳重な医療管理下にて行われるべきです。それは、重度の（ときとして死にいたる）相互作用を引き起こすことがあるからです。さらに、ベンゾジアゼピン系薬剤には、数ヵ月間服用すると依存を起こし、また急に中断するとてんかん発作のような離脱症状を起こすという問題もあります。

リチウム：リチウムも統合失調症の補助療法として使用されてきました。結果はさまざまで、ある臨床医は統合失調症の症状、とくに、うつ、興奮、衝動性、自殺衝動を減らすのに役立つと述べ、別の臨床医は限られた効果しかないとしています。

リチウムの過量服用はたいへん危険で、この点がほかの抗精神病薬とは異なっています。したがって、始めは二、三日に一回採血してリチウム濃度を調べ、その後服用によって患者が安定してきたら採血の頻度を減らします。またおよそ半年（から一年）ごとに血液検査をして、甲状腺と腎臓の機能をチェックする必要があります。

通常量でのリチウムの副作用には、渇水感や頻尿、手指または手のふるえ、下痢、手または下肢の浮腫、体重増加、毛髪の変化、にきび、乾癬のある場合はその悪化などがあります。私の経験では、ふるえととくに夜間の頻尿が厄介な副作用です。リチウムがよく効いている人の場合、ふるえはたいていベータ遮断薬（例：プロプラノロール）で治療できますし、頻尿は利尿剤で対応可能です。しかしリチウムと利尿剤の併用は危険な場合もあり、これらの薬物に詳しい医師が投与すべきです。

リチウムの血中濃度が高くなると危険で、生命を脅かすことさえあります。中毒症状には嘔吐や下痢、衰弱、意識障害、ふらつき、協調運動の失調、構音障害、めまい、かすみ目、けいれん、そして昏睡などがあります。これらの症状がどれか一つでもみられたら、医者に相談するまでもなく決してリチウムを飲んではいけません。

リチウムはほかの薬との併用で望ましくない相互作用があり、統合失調症に有効だとされる抗精神病薬との併用の適否に関してさえ異論が唱えられています。というのは、稀ですがハロペリドールとの併用で、重大な中毒症が起こるという報告があるからです。ただ一般的には、抗精神病薬との併用は、医者が患者を注意して観察している限り安全であるという点で意見は一致しています。ほかの薬も、リチウムと相互作用してリチウムの血中濃度を上昇させ、その結果リチウム中毒症の危険を高めます。

バルプロ酸などの気分安定薬：最近では、抗てんかん薬関連のバルプロ酸を統合失調症治療の補助療法薬として抗精神病薬に加えることがよく行われます。またこの薬は、躁うつ病の気分安定薬としても広く使用されています。ただ初期研究では統合失調症への効果も報告されましたが、その評価はまだ定まっていません。最も深刻な副作用は肝障害と膵炎《すいえん》です。したがって、薬を服用し始める前と、服用後六ヵ月間は定期的な肝機能検査が必要です。

もう一つのてんかん治療薬カルバマゼピンは、やはり統合失調症の補助療法薬として、とくに攻撃的・暴力的な患者や異常脳波の認められた患者に広く用いられています。ただハロペリドールと併用すると、ハロペリドールの効きめが落ちるというデータがあります。カルバマゼピンの深刻な副作用は顆粒球減少症で、同じ副作用を起こすクロザピンと併用してはいけません。

抗うつ薬：統合失調症は病気の症状として、あるいは病気になったことへの反応として、うつ状態になることがしばしばあります。これはとくに、失調感情障害圏の人にしばしばみられます。うつ症状は、ひきこもりや無気力などの統合失調症の症状と混同される恐れもあり、またうつ症状のために、統合失調症の症状すべてがより重症にみえてしまうこともあります。統合失調症にうつ症状が比較的高い頻度でみられることは、統合失調症の少なくとも一〇%に自殺がみられるという事実からも裏づけられます。

統合失調症に使う抗うつ薬は、とりわけ併発しているうつ症状を治療すると同時に、統合失調症症状を改善する補助療法薬としても用いられます。最も一般的に使用されているのが選択的セロトニン再取り込み阻害薬［ＳＳＲＩ］のセルトラリン、パロキセチン、フルボキサミンです。抗うつ薬がうつ症状以外の陰性症状を改善すると主張する臨床医がいますが、治験の結果は一致していません。ＳＳＲＩは、ほとんどの抗精神病薬の血中濃度を上昇させるので、こういった薬が有効なのかもしれません。ほかの抗うつ薬で試す価値があるのは、マプロチリン、トラゾドンです。

ほかの補助薬：統合失調症の補助薬として、ほかにもさまざまな薬が現在もなお試されています。高用量のプロプラノロール（製品名：インデラル）やほかのベータ遮断降圧剤なども、ある程度は効果があります。たとえばベラパミル（製品名：カラン）などのカルシウム拮抗薬も試されました。また、もともとは抗精神病薬や降圧剤として導入されたレセルピン（製品名：アポプロン）も効果を発揮しています。最近の研究では、女性へのエストロゲン補充も、統合失調症の症状を軽減させることがわかってきています。また、第8章でも述べますが、電気けいれん療法も念頭に置いておくべきです。

近い将来の新薬

アメリカ合衆国では、新薬の開発は食品医薬品局が規制しています。新しく申請する薬は、ほとんどが動物実験である予備試験ののち、安全性と最適用量を確立するために食品医薬品局が求める三段階の試験に合格しなければなりません。第一相臨床試験は用量の範囲を設定するために少人数の健常者を対象に、第二相臨床試験は一定数の患者に、第三相臨床試験は何百人もの患者に協力してもらいます。第三相臨床試験に到達した多くの薬は、やがて市場に出まわることが認可されます。これら三相の臨床試験が終わるまでに数年かかる場合もあります。

オランザピン、リスペリドン、クエチアピンなどの第二世代薬は経済的に成功しているので、製薬会社による新薬開発への意欲はさらに高まっています。とりわけヒトゲノム研究計画［二〇〇三年に完成したヒト遺伝子の塩基配列決定計画］の成果を利用できるのでは、との期待とあいまって、研究者は統合失調症になりやすい遺伝子を明らかにし、それを新薬のターゲットにするというねらいをつけています。さらに、生体の中で特定の神経伝達物質やその受容体を目にすることができるようになった脳画像技術の進歩もまた、新薬の開発に拍車をかけました。

以前の抗精神病薬の標的は単一の神経伝達物質でしたが、最近の欧米諸国で開発されたほとんどの薬では複数の神経伝達物質が標的です。最も一般的な標的は、ドパミン、セロトニン、グルタミン酸、そしてガンマアミノ酪酸神経伝達物質ですが、ヒスタミン、ノルアドレナリン、ニコチン、アセチルコリンなどの神経伝達物資も標的になっています。

しかしここ数年、新薬の研究の対象は何も神経伝達物質に働く化合物にとどまっているわけではありません。米国国立精神保健研究所は、統合失調症の認知機能を改善する新薬開発のための巨大なプロジェクトを進めていますが、その一部は神経伝達物質には関係していない研究です。このプロジェクトは、二〇年以上の統合失調症の新薬開発の歴史のなかで、米国国立精神保健研究所が初めて行った大がかりな投資であり、とくに歓迎されるべきものです。

神経伝達物資のような脳の細胞間ではなく、脳の細胞内のメッセンジャーのタンパク質を標的にした新薬を開発しようとしているプロジェクトもあります。また、統合失調症の治療のために開発中の薬には、ほかの病気で使われているものもあります。たとえば、メマンチンはアルツハイマー病で、アルプリノールは通風で、RU-486は中絶誘発で使われています。体内で自然に生産される化合物も、その多くは従来の抗精神病薬に追加する補助療法薬としてですが、研究されています。最近では、魚油やこれに関連のある必須脂肪酸が、統合失調症だけではなくうつ病や躁うつ病の治療薬としても研究されています。

新しく、また今までとまったく違う抗炎症性薬および抗感染症薬を使う治療も、統合失調症の病的過程の一部は炎症と感染であるという仮説に基づいて研究されています。同じように、抗寄生虫薬のトリメトプリム・スルファメトキサゾール配合剤(製品名:バクトリム)についても治験が行われています。この薬は、とくにトキソプラズマ原虫症の抗体をもっている患者に焦点を合わせています。また、女性用の埋め込み型避妊薬のように、皮下に埋め込み何ヵ月にもわたってゆっくりと放出される、埋め込み型の抗精神病薬を開発するための研究も現在行われています。

さまざまな開発段階にあるこれらの薬に加えて、アメリカでは市販されていませんが外国でなら入手できる抗精神病薬がいくつかあります。その理由はさまざまですが、一つには食品医薬品局がなかなか承認しないこと、また製薬会社が食品医薬品局に承認申請をできないことがあげられます。製薬会社は企業間の競争が激しく、市場戦略については極秘であるため、なぜアメリカで新薬を市販しないのか、その理由はわかりません。

薬の値段とジェネリック薬

第一世代薬が効く患者は経済的にも助かっています。たとえばハロペリドールのジェネリック薬[特許期間が満了した、新薬と同じ成分の後発薬]を使っている患者は一日約一〇セントのみの負担です。チオチキセンのジェネリック薬を使用している患者は一日約一ドルで済みます。反対に、クロザピン、オランザピン、リスペリドンを使えば一日に約一五〜二〇ドル、一年に換算すると五五〇〇〜七三〇〇ドルかかります。これはクロザピンに必要な血液検査や、その人に必要なほかの薬を含まない金額です。多くの州は薬の費用を負担しているので、とても大きな財政的圧力となります。薬のコストがかかればかかるほど、クラブハウスやリハビリテーションプログラムの予算が削減されます。たとえば二〇〇一年、退役軍人精神保健システムは、第一世代薬に三〇〇万ドル払いましたが、第二世代薬には九〇〇〇万ドルも払っています。これは退役軍人局の精神保健総予算の一二％以上で、毎年増加し、人件費削減やほかの精神保健サービスの削減を余儀なくされました。

抗精神病薬の高コストに立ち向かうために、患者とその家族にできるのは次のことです。

①大きいサイズの錠剤を買って分割しましょう。 たとえば、ジプレキサ二・五mg錠を毎日服用しているならば二・五mgの錠剤を購入するのではなく、五mg、七・五mg、一〇mgの錠剤を買って、半分、三分の一、四分の一に割ることをおすすめします。この方法で削減できる費用は目を見張るものがあります。この方法をすすめているある研究によると、二・五mgのジプレキサが五・三七ドルで、五mgの錠剤は六・三四ドルです。したがって、大きい錠剤を買って半分に割れば、二・五mgの錠剤は五・三七ドルから三・一七ドルまで費用が削減されます。ある薬剤では、用量にかかわらず一つの錠剤のコストはほぼ同じです。この場合一〇mgの錠剤を半分にして使用すれば、コストは五mgの錠剤を買う場合の半分で済みます。

②できるだけジェネリック薬を使いましょう。 製薬会社が新薬を市販するとき、数年間は特許権で守られているために、特許権をもつ製薬会社のみがその薬を販売できます。その特許権の期限が切れると、どこの製薬会社でも食品医薬品局に製造販売の申請ができます。申請されると、食品医薬品局が製造施設などを査察し、ジェネリック薬が治療的にブランド薬となんら変わらないことを確認します。食品医薬品局は、すでに承認したジェネリック薬のリストを公表しています。

第一世代薬のほとんどにはジェネリック薬があります。一般的にジェネリック薬のほうがブランド薬よりも一〇〜四〇%も安く、さらに古い薬ではコストが大幅に削減できます。ただし、ブランド薬からジェネリック薬に切り替えた結果、効きめになんらかの変化がないか注意しましょう。ジェネリック薬の効きめ（生物学的等価性）をブランド薬と比べた場合、二〇%ほどの差は合法的な許容範囲です。実際には、ほとんどの場合、その差は二〜三%です。ブランド名の製薬会社は、ジェネリック薬に切り替えるのは危険だということを患者とその家族に信じ込ませようとしますが、そのような間違った情報を流すのは経済的利益を守るためです。統合失調症を治療する薬で唯一有効性について問題となっている薬はカルバマゼピンですが、ブランド名のテグレトールでも同じような有効性の問題が報告されています。

ジェネリック薬に切り替えることで生じる最も大きな問題は、患者が混乱することです。たとえば、患者がある色と形の薬を何ヵ月も服用していたとして、ジェネリック薬に切り替えるときに、色も形も違うが成分は同じだと説明するのにとても苦労するかもしれません。

早期治療あるいは予防のための服薬

一九九〇年代後半、統合失調症の早期治療と予防に関心が集まりました。この領域はいまだ研究途上にあり、評価が難しいテーマです。意見の分かれる問題の多いなかで、統合失調症は早い段階で薬物治療を始めなければならないという点については、唯一ほぼすべての人の見解の一致がみられます。薬物治療を早い段階で始めれば長期的な治療経過が改善するというデータがいくつかありますが、このデータはまだ確証にまではいたっていません。しかし人道的見地からだけ考えても早期治療は望ましいものです。

問題は「早期」とはいったいどこまでのことを意味するのかということです。「早期」とは、一〇代の子どもがひきこもり、神経心理学的テストで統合失調症と疑われるような検査結果が出たらすぐに薬物治療を始めることなのでしょうか。それとも、成人して統合失調症と診断される確率が高い特徴が顕著に増加したときのことでしょうか。それとも、統合失調症患者に弟や妹がいる場合に、彼らが病気になるリスクが高いからと薬物治療を始めることなのでしょうか。

このような質問はとても多くなってきましたが、そこからまた別の問題も生じます。統合失調症にならないかもしれないのに、低用量とはいえ抗精神病薬を服用することはその人にどのような影響を及ぼすのか、統合失調症予備軍のラベルを貼ることはその人にどう影響するのか、統合失調症のごく初期の状態にある人を見分けられるのか、またどの症状がどのくらいの信頼性で統合失調症の特徴であると言えるのか——とりわけこの最後の問いが最も厄介です。最近行われたスコットランドの研究は、統合失調症になりやすい人を識別する手がかりという意味では期待できるものでした。その結果によれば、統合失調症になりやすい人は、ひきこもり、社会的不安、奇異な考えといった特徴について高得点を示したとのことです。

統合失調症の早期治療と予防の可能性について、いくつかの研究が行われていますが、ここでとくに取り上げたいのがオーストラリア・メルボルンのパトリック・マクゴーリ博士らとニューヘブンのトム・マックグレシャン博士らの研究です。たとえば、誰もが母親という存在を大切に思うのと同じように、統合失調症の予防は研究する価値のある目標で、誰もが大切に思うことなのです。これらの研究によれば、初期研究の結果は「有望であるが、決定的ではない」そうです。したがって、その結果が重要か重要でないかはいまだ解明されていません。

患者・家族の薬に関する知恵

賢明な患者やその家族なら、エド・フランセルの言う「薬物治療は回復のもとである」という意味がすぐにわかります。ソーシャルワーカーであったフランセル自身はいく度となく統合失調症や躁うつ病と診断されました。フランセルは、精神科医たちに言われるままの「受身の治療」よりも、たくさんの情報を得て自分から積極的に治療に関わっていくことで回復したそうで、「ベンチに座っているのではなく、みずから選手として治療ゲームに参加するようになって回復が始まった」と述べています。

薬に精通するには、できるだけ薬の知識を得ることです。販売されている医薬品の、用量、副作用、起こりうる相互作用について学びましょう。患者とその家族は、薬について、担当の精神科医と同じくらいの知識を得ましょう。担当医の知らなかったことを丁寧に教えてあげることができるようになれば、目標は達成です。

もう一つできることは、今まで抗精神病薬をどのくらいの期間、どのくらいの用量服用し、どんな副作用があったかのすべてを記録することです。治療中に担当医が交代した場合は、このとぎれることなく記録した情報の最新版を治療者に渡しましょう。三ヵ月に一度、たった一五分ほどの診察しかない場合も、限られた時間のなかで要点を絞りやすくなるので、やはりこのリストは役に立ちます。

第8章　薬以外の治療とケア

精神病の苦しみを人間味のある手段でやわらげるには、天から与えられた能力の最良の資質を甦えらせようと力まないことである。

この仕事に献身的に取り組んでいる人は、力まず、さりげなく振る舞い、残虐を慈悲に、虐待を親愛に、激怒を心の平安に転換し、嫌悪に代えて愛情を抱き、さらに、もし期待してもよいのであれば、このように対応の仕方を改善することで、やがては回復の望みが芽生えてくると信じつつ、それを心の拠り所として、充足感を見出しているのである。

――チャールズ・ディッケンズ『ありふれた言葉』（一八五二年）

統合失調症は治療不能と一般に考えられているようですが、その反対で治療可能な病気です。しかし、これはすなわち治癒可能ということではないのです。治療可能と治癒可能を混同してはいけません。治療がうまくいくということは、症状をコントロールできるという意味です。これに対して、治癒とは症状の原因を永久に取り除くことです。統合失調症の原因がわかって初めてその治癒が可能となります。したがって、当面はより良い治療法を目指していくほかありません。

統合失調症をわかりやすく説明するには、糖尿病を引き合いに出すのが最適です。統合失調症と糖尿病には多くの共通性があるからです。どちらの病気も、小児と成人のタイプがあり、複数の病因があり、再発と寛解を繰り返し何年も続きます。また、薬によって治癒にはいたらないものの、かなりコントロールできる点も似ています。糖尿病では、治癒ではなく、症状をコントロールし、おおむね普通の生活を送れるようにするにはどうしたらよいかを指導しますが、統合失調症の場合も同様に対応する必要があります。

よい医者を見つけるには

これは、統合失調症の人の友人や親族がほとんど例外なく直面する問題ですが、そう簡単に解決できることではありません。アメリカでは、統合失調症の治療について精通している、あるいは関心をもっている医者が少ないのです。この病気が世界で最も重大な慢性疾患の一つであることからすれば、この事態はきわめて衝撃的な悲しいことです。ヨーロッパでは、よい医者を見つけることはそれほど難しくないはずです。

統合失調症はまさしく生物学的な病気であり、薬が治療のかなめですから、よい医者を見つけることが不可欠です。統合失調症の適切な治療のためには、遅かれ早かれ医者の関与が必須で、医者は薬を処方するためばかりでなく、専門的な検査など統合失調症に似た病気を除外するための初期の診断手続きを行ううえで欠かせない存在です。統合失調症の治療を開始する前に、もしかすると本当は脳腫瘍ではないか、あるいはヘルペス脳炎ではないかなどを確認しておくことがとても重要です。これができるのは医者だけなのです。

統合失調症に限らずどんな病気であれ、よい医者を見つけるには、医療関係者に「もし自分の身内に同じ問題が起きたら、あなたなら誰に診てもらいますか」と尋ねてみることです。医師や看護師は誰がよい医者かを仲間内で情報交換しているもので、あなたが尋ねれば教えてくれるはずです。あなたの身内に看護師がいれば、ますます好都合です。統合失調症についてよく知っている有能な医者を見つけるためには、あらゆる人脈を利用し、遠縁であっても多くの親族にあたってみることです。これらの情報は貴重で、また時間の節約にもなることであり、その入手に手間暇を惜しむべきではありません。

よい医者を見つけるもう一つの方法は、統合失調症の人を抱えたほかの家族に頼ることです。こうすれば即座に地域の主な医療施設のリストを提供してくれるので、数週間あちこちめぐり歩く手間が省けるし、よくない医者にあたってしまったときの苦労も避けられます。この情報がナミ（全米精神障害者連合会［NAMI＝主に家族、ほかに患者・支援者からなる団体。全国の地域家族会はその傘下にある］）の地方支部の最も貴重な財産で、ここにナミに参加する大きな意味があります。

はっきり言って、よい医者を見つけるうえで役に立たないのは、地域医師会や米国精神医学会の地方支部で作成されている照会用のリストです。これらの事務局に電話をすれば誰でも三人の医者の名前を教えてもらえますが、こういった名前はより多くの患者を探している当番医のリストから取り出されたにすぎません。この団体は、選抜審査もなく、また能力の如何も問われず、ただ年会費さえ払えばどんな医師でも所属できるのです。現に不正診療で調査されている医者ですら、会員資格を剝奪されるまではこれらの団体に登録されています。もっとも、よほどのことがない限り資格は剝奪されませんが。したがって、医師会や精神医学会の照会リストは、電話帳の医者のリストから適当に名前を拾うのと同程度の意味しかないのです。

統合失調症を治療できるよい医者には、何が期待できるのでしょうか。それは技術的な能力と病気への関心、そして悩める人への共感です。精神医学や神経学の研修は役立ちますが、必ずしも必要ではありません。内科の専門医や開業医のなかには、統合失調症に関心があり、きちんと治療できる医者がいます。概して最近訓練を受けた若手の医者は、統合失調症を生物学的な病気ととらえる傾向がより強いようですが、この例外も多々みられます。年配の医者でも「体の病気と同じだ」と伝える人もいるし、若い医者のなかにもこの病気についてほとんど知らない人もいます。

よい医者に欠かせないもう一つの重要な資質は、家族や治療チームのメンバーとの協調性です。心理士や精神科看護師、ソーシャルワーカー、ケースマネージャー［地域社会でのケア体制の責任者］、リハビリテーションの専門家など、治療チームのメンバーは治療のプロセスに関与します。家族とともに、あるいはチームのメンバーとして協働することを嫌う医者は、精神薬理学にどんなに造詣が深くても、統合失調症を治療するうえでよい医者とは言えません。

よい医者を見つけるためには、次のような質問が完璧です。「統合失調症の原因はなんだとお考えですか」「クロザピンの使用経験をおもちですか」「リスペリドン（またはほかの第二世代薬）についてどうお考えですか」「統合失調症の治療に精神療法はどの程度重要でしょうか」など。いろいろな答えが期待できるこういった質問によって、その医者が統合失調症を生物学的な病気としてどの程度認識しているか、新しい治療法をどれだけ勉強しているかなどを簡単に聞き出すことができます。家族や患者は統合失調症の治療についていろいろ学び、ますます知識を深めているので、一部の医者と同じくらい、下手をするとそれ以上に知識をもっていることも珍しくありません。よい医者を見つける究極の目標は、ある精神科医の言葉を借りれば、統合失調症の人を「とらえにくく、不可思議かつ心霊的な身体部分をもつ生き物などとはみなさず、病める一人の患者」とみなす医師を見つけ出すことです。

次に、海外からやってきた医師はどうでしょうか？　アメリカでは、精神医学を学ぼうとする外国人医師がほかのどの医学分野よりも多く、その結果、大多数の州で精神保健センターや州立病院の精神科医の大部分が外国人で占められています。一九九六年の調査によると、アメリカの公立精神科関連施設で働く外国人の医学部卒業生は、アメリカ出身の医学部卒業生の二倍にも達しています（四二％対二二％）。また、診察する患者数についても、外国人の医学部卒業生とアメリカ人とでは、同じく約二倍の開きがみられます（二〇％対一一％）。したがって、外国人医師はアメリカにおける公的精神科医療の屋台骨であり、もし彼らがいなかったならば、脱施設化はさらに悲惨なものになっていたことでしょう。

このような状態のプラス面としては、私の知る限り、外国人医学部卒業生は総じてとても思いやりのある有能な精神科医であることです。しかしマイナス面としては、並みの医者から無能な医者までさまざまだということです。アメリカの州立病院に最も多くの精神科医を送り出している二つの外国医学部卒業生のための医師資格試験の合格率が、どちらもとても低いのです。外国人で基本的な資格試験の不合格者は、州立施設のみで働くという条件で、特別に試験を免除されます。要するに、州政府は、試験に合格しなかった外国人を、個人開業医として悩める健常者［著者はこの言葉を統合失調症などの精神疾患をもつ人に対比して、軽い神経症レベルの人に用いている］を治療する能力があるとは考えず、州立病院にいる重症患者を治療してくれるなら彼らを受け入れる、と言っているのです。

よい医者を見つけたいと思っている人に、最後に一つ忠告をしておきます。医者も人間ですからいろいろな人がいます。医療のどの分野であれ、不誠実な医者、精神病を抱える医者、アルコール依存や薬物依存の医者、反社会的な医者、あるいはこれらのいくつかを併せ持った医者がときに見受けられます。こういった問題のある医師であるからこそ、よりいっそう彼らは、精神科医療に魅了されてしまうのではないかと思える節があります。医者みずからが自分自身の精神的な偏りに関心をもつようになることは、ありがちなことだからです。したがって、治療する立場の医者自身には問題はないと頭から決めてかかるべきではないのです。どこかおかしいと感じたら、すぐに別の医者に変えることです。精神医学の鳥小屋には、ときに風変わりな鳥が紛れ込んでいるのです。

入院——任意入院と強制入院

統合失調症の急性期は、ほとんどの場合入院の必要があります。入院のメリットは次のようなことです。最も重要なことは、精神保健専門職がきちんとした管理のもとで患者を観察できることです。統合失調症以外の病気による症状をチェックするための検査や心理的な検査を行うことができます。また経験を積んだスタッフが、薬の副作用を監視しつつ投薬を開始することもできます。また入院することで、家族は急性期にいたるまでの苦悩にさいなまれた日々から解放されて、ひと休みすることができます。

入院はそのような患者を保護するうえで必要不可欠です。なかには病気のために（例：幻聴によって命令されるなど）自分を傷つけたり、他人に危害を加えたりする場合があります。ベン・シルコックは統合失調症の若い男性で、急性期にロンドン動物園のライオンの檻に飛び込んで、あやうく命を落とすところでしたが、入院したあと、「病院が一番です。いろいろとたいへんな目に遭ったあとは、自分が安全でいられる場所にいることが大事です」と言っています。こうした理由から、病院には興奮している患者を入院させるための閉鎖病棟が必要です。たとえ閉鎖病棟にいても、それでもときには危険な患者もいて、さらに拘束が必要となることもあり、その場合、たとえば手首や足首の拘束（革製が普通）や、両腕を胸の前で交叉し身体に固定する特殊な上着の着用（一般に拘束衣と呼ばれる）、あるいは保護室が用いられます。こういった手段は、投薬が適切であれば、どれも数時間以上必要となることはありません。最近、閉鎖病棟とすべての拘束手段を野蛮で時代遅れだと非難する風潮がありますが、そのようなことを言う人は、急性期の統合失調症の患者の世話を一度も経験したことがない人です。混乱した急性期の患者に医学的治療が即効性を示し、拘束の必要など皆無の時代が来れば、たしかにどんなにいいことでしょう。残念ながら、現在はいまだそのような理想郷にはいたっていないのです。

統合失調症の入院には、ほかにも二次的なメリットがあります。治療環境の整った精神科病棟では、患者のためのグループ・ミーティングが開かれますが、ここで患者は自分の体験が自分だけのものではないことを知るのです。職業訓練やレクリエーション、心理劇、そしてその他のグループ活動も同じ効果をもたらします。統合失調症の急性期を経験し、第1章で記載したような障害を抱えた人にとっては、同じ体験をした人がほかにもいるということを知るだけでも救いとなるものです。しかし、急性期症状を軽減する治療が適切になされていなければ、このような活動はどれもたいして役に立ちません。

統合失調症の入院治療施設にはいろいろなタイプがあります。昔は州立病院に入院するのが最も一般的でしたが、これは最近になって劇的に変化しました。たとえばオレゴン州の調査では、統合失調症の人の州立病院への入院は、一九八一〜一九八四年と一九九一〜一九九四年では一〇〇％から四〇％まで減少しました。統合失調症患者のために病院を探すなら、慎重に行いましょう。最も大事な点は、治療に関わっている精神科医の力量です。州立病院、退役軍人病院、一般病院、大学病院、個人病院は、最高の医療から最低の医療を提供するところまでさまざまです。私が経験した最高レベルの精神科病院の一つはコンコードのニューハンプシャー州立病院で、最低レベルの病院は高額な医療費を請求するある有名私立病院でした。ほかの病気とは違って、医療費が高額だからといって必ずしもよい治療が受けられるとは限らないのです。

病院の質を測る際に役に立つと考えられているのは、医療施設評価合同委員会ＪＣＡＨＯ〔医療機関に対する第三者監査組織〕の認定です。ある病院から依頼がくると委員会は、病院に調査班を派遣し、査定すると同時に相談にも応じ、教育的指導も行います。調査は徹底しており、とくに患者のケアと医療サービスに重点が置かれ、治療的環境や患者の安全性の確保、職員の質、および病院管理などの関連事項も含まれます。その結果に応じて調査班は病院に対し、三年間の優良認定、条件つき認定（偶発事態が生じた場合、その事態の改善を確認するための査察を要する）、あるいは不認可、と推奨のレベルを決定します。いったんこの委員会から優良認定を受ければ、よい病院ということになりますが、認定は病院全体としてのものであり、個々の病棟には水準以下のものもありえます。さらに近年では、委員会による認定そのものが信頼できなくなりました。ある政府報告によって、病院と民間組織である委員会との癒着が明らかになったからです。病院は、この調査に何千ドルという資金を費やして優良認定を求めるのです。その結果、委員会は患者のケアが十分でないにもかかわらず、多くの病院を優良認定しています。したがって医療施設評価合同委員会の認定は、病院の質を確かめるにはもはや頼りになりません。

入院に関して最近著しく変化したのは入院期間です。以前は、統合失調症による入院期間は、何週間や何ヵ月と数えられたものです。しかし、マネージドケアの制約や保険会社の圧力から、平均在院期間は劇的に短縮され、今では日数単位となっています。たとえばオレゴン州の調査では、統合失調症患者の平均在院日数は、一九八〇年代前半では一二四日だったのに対し、一九九〇年代前半は六五日と減少し、最近では大多数の病院で二〇日弱となっています。患者は早めに退院をさせられるため、患者とその家族にとってきわめて深刻な問題となっています。

さて、統合失調症の人が具合の悪いときに自分で不調に気づき、みずから治療を受けにくるようであればこれが理想的ですが、不幸にも普通はそうではありません。病気を認識し治療の必要性を感じるのは脳の働きですが、その脳を病んでいるのが統合失調症なのです。この不幸な事態のために、たいていの患者は自分自身の意志に反して治療を受けなければならないのです。

精神科患者の強制入院に関する法律はすべて州法であって、連邦法ではありません。したがって、強制入院、とりわけ長期入院に関しては州ごとに違いがあります。一九七〇年から一九八〇年にかけて、アメリカで州法を改正し、患者の強制入院をもっと規制しようという動きが起こりました。このため多くの州で、自分や他人に対して明らかに危害を及ぼさない限りは、入院がほとんど不可能というところも出てきました。しかし、このような厳しい規制がいろいろな問題をもたらしたため、逆に州法を改正して強制的な入院や治療が容易にできるようにすべきだという意見が強まってきています。

ところで、精神科患者の収容には二つの法的な理由があります。一つは、保護者としての州（親代行）と呼ばれるものであり、州は親に代わって障害者を保護する権利を有するというものです。これは、王はその統治民すべての父であるという旧来の理念に基づき、障害が重くて自分自身の治療の必要性が自覚できない場合や自分のための基本的な必需品すら得ることができない場合に行使されます。二つ目の法的理由は、州は危険な人から一般の人を保護する権利があるというもので、病気のためにほかの人々に危害を加える恐れがある人に対して行使されます。

また強制入院には、緊急入院と長期入院の二種類があります。強制入院法の基本的な目的は、病気の人を治療の場に置き、必要なケアを提供し、自分自身あるいは他人に危害が及ばないようにすることです。そのためには、次のような手続きをふみます。

①まず、精神科的疾患があると考えられる人についての、緊急強制入院の申し立てが必要です。ほとんどの州では申立人は定められていて、たとえばテネシー州では、申立書の提出は「両親、後見人、配偶者、または責任能力のある成人親族、医師資格または心理士資格をもつ者、健康や福祉の行政担当官、その当人が利用している施設の長、あるいはテネシー州で逮捕権を有する警察官のいずれかが行う」と規定されています。誰でも緊急強制入院の申し立てができる州もかなりあります。

②申立人は強制入院の対象者の診察を医師（必ずしも精神科医である必要はない）に依頼します。診察には二人の医師が必要となっている州もありますが、心理士でもよい州もあります。診察者が仮に当人は精神疾患にかかっていると判断し、またその州の強制入院条項を満たしているとの結論を出せば、その報告が申立書に添付され、書類に綴られます。最近では、多くの州で患者を診察した精神科医による口述書が診察者の報告の代わりになっています。

③診察の場所はどこでもよく、当人の自宅でもかまいません。

④当人が診察を拒否した場合に備えて、たいていの州では申立人用の宣誓文が用意されています。たとえばネバタ州では「この者には精神疾患があり、そのために自傷他害の恐れがある、もしくは重度の障害がある」と記されています。

⑤申立書が提出されると、必ず精神科医の診察を受けなければなりません。もし拒否するようならば、取締官がその人を診察のため病院に運び込むことができます。

⑥公共の場で奇妙な行動をしている人がいれば、警察官、保安官、精神保健救急チームなどがその人を病院に連れていき、精神科医に診察してもらうことができます。

⑦病院の精神科医は、診察に基づいて当人が州の規定する強制入院条項の基準を満たすかどうかを判断します。もし満たしていれば、緊急入院条項に基づき、病院に収容されます。基準を満たしていなければ解放されます。

⑧緊急入院は、ほとんどの州で週末や祝祭日を除く七二時間以内となっています。その後は、病院長あるいは家族が裁判所に長期入院を要請する申立書を提出しない限り、退院させなければなりません。長期強制入院が要請されれば、聴聞会が開かれるまで当人を拘束することができます。

⑨長期強制入院の聴聞会は、病院の一室あるいは法廷で開かれます。当人は出席することになっていますが、精神科医が、出席すると精神状態がさらに悪化するだろうと証言した場合は、出席しなくてよいことになっています。その場合、必要に応じて州から任命された弁護士が当人の代理人となり、裁判の通常の証拠調べ手続きと適正な法的手続きにしたがって進められますが、ほかの聴聞会と比較すると、たいていはそれほど型通りには進められていません。証言をするのは、診察した精神科医や家族、そして精神疾患があると申し立てられた当人自身などです。

⑩州によって異なりますが、聴聞会には精神保健行政担当官や判事、あるいは同格の司法関連当局者が立ち会います。多くの州で、当人が希望すれば陪審による裁判を受ける権利が保障されています。

強制入院手続きに関する規定のうち、州ごとに大きく異なる点は、入院決定の原則とその基準です。自傷他害や医者への危険性だけをその原則とし、またその危険性を厳密に規定している州では、一般に入院させるのはかなり難しくなります。一方、この危険性を漠然と規定している州では、入院が容易です。地域社会全体の考え方もまたさまざまで、「精神病者は皆病院に閉じ込めろ」とする地域に対し、同じ州の別の地域では「絶対に必要という場合でなければ入院は避けるべきだ」と考えるような事態が起こります。さらに地域の現在の状況もまた重要な要因で、たとえば、元精神科患者に殺人容疑がかけられているという記事が地元の新聞に最近載ったとすれば、急性症状のある人はすべて入院させるべきだ、となるかもしれません。他方、地元紙が州立病院のひどい状況について暴露記事を連載していれば、世論は入院が絶対に必要な者以外は誰も入院させるべきではない、となるかもしれません。

一般の人の精神科患者に対する恐ろしい体験は、明らかに精神病的であったにもかかわらず、法の運用と司法に関わる役人が「自傷他害の恐れ」を厳格に解釈しすぎたために強制入院にならなかった人々の言動に基づくものが多いようです。ある州の聴聞会では、寡黙で食事や入浴を拒んでいた統合失調症の男性が、留置場で糞便を口にしていたことが報告されました。こういった行動は危害を加える恐れには該当しないとして、その男性は解放されました。その聴聞会の質疑応答は次のようでした。

公選弁護人「先生、ある人物が一度糞便を食べたからといって、それがその人に重大な危害をもたらすことになるでしょうか」

医師「たしかに、それは食べられないものではありませんが……それには有害と思われるもの、あるいは不要な物質が含まれています」

公選弁護人「ですが先生、一度でもそのようなものを摂取すれば、必ずその人物に有害な作用を及ぼすとは断言できないのではありませんか」

医師「たしかに、一回だけでは」

公選弁護人はその後、その患者には身体的損傷や死の危険はまったくないことを根拠にその強制入院命令を却下するよう動議を出し、結局入院命令は却下されました。

このようなばかげたそして非人道的な法的決定によって、入院措置を阻む基盤を広くとろうという動きに拍車がかかりました。最近では約半分もの州が、強制入院の基準として、なんらかの治療の必要性や臨床状態の悪化などの条件を組み込んでいます。一九八三年米国精神医学会は、強制入院に関するモデル法案を提案しました。この法案では、行動面で精神医学的に「重大な悪化」が認められ治療の必要性が明らかな患者を治療に導入することができるようになり、したがって再発した患者が危険になる前に治療することが可能になるので、州の法律をつくる際のよいモデルになります。精神障害者が自傷他害行為を始めるまで治療をしない、ということは、多くの患者が攻撃的・暴力的になるのを手をこまねいて待っているようなものです。

では、治療の必要性がありながら受診を拒否する人がいた場合、家族はどうしたらよいのでしょうか。まず、家族は入院の手続きとその州でとられている基準を知ることです。一番手っ取り早い方法は、最寄りの精神科病院の入院係か地方裁判所の事務に問い合わせることで、そこの職員は普通この分野には詳しいはずです。その他の情報源としては、治療に関する権利擁護センター、ナミの地方支部あるいは州支部、地元の精神科医たち、市町村か州の精神保健課、公選弁護人、あるいは警察官などです。家族はまた、自傷他害の恐れを証明するにはどのような証言が必要とされ、容認されるかを知っておく必要があります。たとえば、他人への脅しがあれば十分なのか、あるいは誰かを実際に負傷させるような事態が必要なのか、その答えは、あなたの暮らしている州にはどのような法律があり、どのように適用されるのかによって決まります。通常は家族が望めば聴聞会での証言が許されますが、どのような証言が必要かを家族が知っているか否かで、必要とする治療が受けられるかどうかが左右されます。統合失調症の人を抱えた家族が力強く生き抜くためには、まず、家族自身が素人弁護士にならざるをえないのです。

統合失調症の人を長期間強制入院させると、多岐にわたってさまざまな影響が出てきます。一方では、強制入院のあと、家族とのつながりをいっさい拒否し、なかには家を出る人もいます。いわゆる「精神病克服者の会」

（第15章参照）という過激なグループは、かつて強制入院を経験し、その後それに対する憤りを組織的運動に転換しようとした人たちが主体となっているようです。彼らは自分の病気を自分の独自性の根幹だとしています。もう一方には、過去を振り返り、強制入院によって治療を受けることができたことを肯定的にとらえている人たちがいます。これに関するいくつかの質問調査の一つで、ニューヨークのジョン・ケーン博士らは、三五人の強制入院患者に対して、入院直後とおよそ二ヵ月後の退院直前の二度にわたりインタビューしたところ、ほとんどの患者が強制的な治療の必要性に対する認識が大きく変化したと報告していますし、またほかの研究も同じような結果でした。私が実際に参加した強制入院についての聴聞会でも、ある統合失調症の女性は、入院の必要性を証言する娘に向かって「もう二度と口をきくものか」と言い放ちましたが、服薬し完全に回復した一年後には、家族のなかで娘だけが自分を入院させる勇気をもっていたと、その娘に深い感謝の意を表したのです。

入院に代わるもの

初めて具合が悪くなった患者は、先に述べた理由から多くの場合入院が必要となりますが、すでに統合失調症とはっきり診断されている患者が、多くは服薬の中断により再発した場合は、入院に代わる方法がいくつかあります。

その一つは、救急処置室やクリニックでの注射です。腕のよい医者であれば、患者のほぼ半数くらいは六〜八時間後には症状を劇的に軽減させることができ、患者は家に戻ることができます。しかし問題は、これまでの患者の振る舞いのため家族自身がくたくたに疲れ果てて休息を必要としている場合が多々あり、当然ながらすぐに患者を家で引き受ける心の準備ができていないことです。

入院に代わるもう一つの、最近よくとられる方法は、移動治療チームの利用です。移動チームは、それぞれの家庭を訪問し状況を評価したうえで、場合によってはその場で治療を開始することもあります。この方法は入院を未然に防ぐうえで有効ですが、それはケアがきちんと継続される場合に限ってのことです。

最近、主に費用がかからないという理由で、州や郡において病院以外の施設の精神科ベッドを短期入院のために利用しようという動きがさかんになってきています。これらの施設は、第14章にもあるように「準病院」と呼ばれますが、精神病用施設や緊急施設などと場所によりいろいろな名称で呼ばれています。カリフォルニア州の精神病用施設の一部は二〇〇床以上の規模をもち、名称が異なるだけで州立精神科病院となんら変わるところはありません。

さらに、保健師や、稀ですが医師に家庭訪問をしてもらい、家庭で患者を治療する方法もあります。この方法はイギリスでよく行われていますが、はっきりと成果があがっています。ベンジャミン・パサマニックは、一九六七年ケンタッキー州で行った研究で、この訪問治療の方法が実現可能であることを示しました。その結論は「入院を未然に防ぐうえで、薬物療法と保健師による家庭訪問の併用は効果的である。家庭でのケアは、あらゆる基準からして、少なくとも入院に匹敵する、おそらくは入院治療にまさるよい治療法である」というものでした。かつて私がある地方の村で診療していたとき、できれば患者を在宅で世話したいと家族が望んだので、この方法を試みたことがありました。注射のために一週間にわたって一日二回の家庭訪問が必要でしたが、たいへんうまくいきました。

部分的入院もよい方法です。デイ・ホスピタルでは、患者は日中病院へ行き、夜間は家に帰り、ナイト・ホスピタルでは、患者は就寝するためだけに病院に行きます。この二つの方法は、とくにその条件に合った患者には有効です。両方とも入院よりは費用がかからないので、こういった施設がある地域では有用で、通常二四時間体制の施設と提携しています。残念ながら、政府のメディケイド［低所得者・被保護者向け公的医療扶助制度］資金の用途が制限されているため、このような病院はアメリカではいまだ必要数を満たしていません。

治療費および保険の同等化

大部分の統合失調症の人は医療保険に入っていません。一九九八年の調査によると、初めて入院した五二五人の精神病の人の四四％は医療保険に未加入、三九％が民間保険、一五％がメディケイドかメディケア［高齢者・障害年金受給者向け公的医療保険制度］を受給、二％が退役軍人保険でカバーされていました。民間保険では、精神科の診断の場合、入院日数や外来治療日数などの制限が、内科的・外科的診断と比べて概してより厳しくなっています。これが主な原動力となって、精神科の保険適用範囲について同等化が進められ、一九九〇年以来多数の州で、精神科医療にも他科医療と同等の医療保険適用を義務づける法が成立しました。

精神科的疾患についての保険の同等化に主に難色を示しているのは、保険金を払わなければならない保険会社です。保険会社が抵抗するのは、精神科医たちが保険システムを金儲けに使い、コストを吊り上げているというわさがあるという事実に基づいています。一九八五年の調査では、不正行為・使用のためにメディケイドやメディケアプログラムから受給を差し止められた医者は、精神科医が大部分でした。

外来治療とマネージドケア

精神科における入院日数がますます短くなったことで、統合失調症の人の大多数は地域の施設で治療を受けています。それらの外来ケアの質は入院ケアの質と同じく、良好なものから劣悪なものまでさまざまです。外来精神科ケアの質を決める大切な事項が三つあります。

専門家の能力：精神科医、心理士、ソーシャルワーカー、精神科看護師が提供できる技術は、広範囲にわたります。不幸なことに多くの訓練プログラムは、こうした専門職を精神疾患の、ではなく、精神保健の専門家にするために続けられています。精神疾患を治療するための専門家を養成する良質のプログラムがあるところはごく少なく、例外的といえます。

精神疾患に的を絞ること：精神科外来サービスに対する要求は多様ですが、サービスは言うまでもなく限られています。問題解決のためにまず地域の精神科外来を考える人には、問題を抱える夫婦、失業し自信を失っている低所得者層や少数民族、孤独な老人、情緒障害のため学業成績が悪い児童などをはじめ、ほかにもまだたくさんいます。こうした人々のニーズは、それはそれで耳を傾ける価値があり尊重すべきものですが、精神科の人的資源がこの方面に利用されると、精神障害者に対する人材はたちまち底をつくことになります。これがまさしく多くの地域精神保健センターで現実に生じた問題なのです。換言すると、精神保健の増進か、精神疾患の治療か、という選択なのです。

精神科の公的な資源の配分は、究極的には倫理の問題です。どのグループが、最もそれに値するのか、サービスをさらに必要としているのか、サービスを最も有効に利用できるのか、そしてそれぞれのグループに精神科のサービスを提供することで社会はどんな利益を得るのか、といった問題がまず問われるべきです。J・R・エルパースはこれについて、精神障害者には代替の資源がより少なく、病気がより深刻であるため、最優先すべきであると主張しました。近年明らかになってきたのは、精神科サービスで精神障害者を最優先したニューハンプシャー州やブリティッシュコロンビア・バンクーバーは、そうでないところと比較し、卓越した治療プログラムをもっているということです。

ケアの継続性：アメリカでは口先だけのサービスは頻繁に受けられますが、統合失調症の人への継続したケアはめったに行われません。継続的なケアが恐ろしいほど欠けている悲しい典型が、スーザン・シーハンの著書『私の居る場所はないの?』の主人公シルビア・フルムキンの例で、彼女は一八年間で八つの病院に二七回入院を繰り返し、その間全部で四五回も治療方針が変更されたのです。

ケアの継続の際に重要なのは、ケア提供者が変わらないことです。言い換えると、一定の地域内で、精神障害者がどこに移動しようと、特定の個人かチームがその人のケアに責任をもつべきなのです。アメリカの精神科サービスシステムで高い評価を得ているリーダーの一人メアリー・アン・テスト博士は、次のように述べています。「ケア提供者の継続性とは、責任をもって精神障害者のニーズが満たされるよう取り計らうことです。チームのメンバーは必ずしも患者のニーズすべてを満たす必要はありません（ニーズの一部はほかの人々や組織に任せられる場合があるからです）。しかし、その責務をほかの人々に転嫁することは許されません。最終責任はチームにあります。責任の所在がはっきりしていることは、患者にとって絶えず安定した拠り所が保証されていることなのです」。私は折にふれて、こうしたチームのあり方を「継続的治療チーム」と呼んできました。

ケアの提供が継続的に行われることの合理性は、患者のニーズを考慮すると明白になります。統合失調症の人はしばしば人間関係を確立することが難しく、最初の治療チームから別の治療チームに信頼を移すように期待するのは、きわめて非現実的です。またケア提供者の継続性は、精神科医療専門職の立場からみれば、患者を深く理解し、薬物治療とリハビリテーションの可能性を評価し、患者の家族とともに活動するうえで多くの利点があります。ケア提供者が継続するよい例は継続的治療チームであり、これはウィスコンシン州マディソンでの多方面にわたって評価を受けた積極的地域治療プログラム（PACT）をモデルとしています。継続的治療チームは広くウィスコンシン、ミシガン、ロードアイランド、ニューハンプシャー、デラウェアの各州で支持され、ほかの一九の州でも施行されています。

以上のことから、統合失調症の人に質のよい外来サービスをどうしたら提供できるかは明らかになっています。ではなぜ実践できないのでしょうか？　この質問に対する答えは二つあります。第一に、外来サービスの財政状況は事実上破綻してしまっているからです。この問題は、アメリカにおける医療ケアに対してどのように資金供給するかという、より大きな問題と密接に関連しています。私たちは医療ケアに一人あたり四〇〇〇ドルを払っています。これは二番目に高額な国（スイス）と比べても一五〇〇ドルも高額です。それなのに何百万の人がいずれの健康保険にも入っていません。外来精神科サービスについては、メディケイドと民間保険が特定のサービスについて給付金を還付するだけです。継続的治療チームを活用し、再発防止を推進するための財政的基盤はありません。事実、精神科外来サービスの資金調達のための現システムは、治療しようとしている患者以上に思考の障害があるように思われます。

第二に、良質の外来サービスがない理由はマネージドケアのためです。そもそもマネージドケアという名称が間違いで、実際はマネージドコストにすぎないのです。マネージドケアは一九九〇年代に急速に増加する医療コストを食い止めるために導入されました。その結果、目的は達成されましたが、患者の予後とはなんら関係のない利益優先の考えに基づくものであったため、統合失調症を含めた慢性疾患に対して貧弱なケアしか提供できませんでした。

もし、再発や薬の副作用が少なくなり、精神症状が治まって生活の質が向上した結果、マネージドケア企業が払い戻しを受けていたら、精神科サービスはどれほど違っていたことでしょう。しかし実際には、企業は統合失調症の人のケアを最小限に抑えて多額の利益を生み出しています。人件費の安い人を雇えば利益が保証されます。より高価な薬の処方をすすめられているのに、安価な薬を処方するのです。完全に悪化するまで入院ができないばかりでなく、早い段階で退院させられます。質のよいサービスを提供するうえで、収益という考え自体がまったく間違っています。大多数のマネージドケア企業は財政的に豊かになっていますが、患者はと言えば、そのほとんどが臨床的に貧しい状況に置かれています。ケアマネジメントの成果はコスト削減であって、肝心のケアは劣悪なままなのです。

小児期のためのサービス

統合失調症にかかっている子どもには、統合失調症の成人と同様の治療とリハビリテーションサービスだけでなく、さらに特別なサービスも必要です。統合失調症は五歳以前に発症することはほとんどありませんが、発症率は五～一六歳までに徐々に上昇し、一六歳からきわめて高くなります。

小児期の統合失調症で第一に問題になるのは、診断がたしかかどうかです。小児期の統合失調症は、行動上の問題、薬物やアルコールの乱用、重症うつ、発作のような神経学的問題を示すこともあり、ときにこうした状態と誤診されることもあります。このためアメリカでは、小児に特定の病名をつけるより重度情緒障害と分類することが一般的になってきました。近年では、神経生物学的障害という言葉が、統合失調症、自閉症、重症うつ、双極性障害、強迫性障害、トゥレット症候群［神経疾患の一つ］、およびその他のすでにわかっている小児期の脳疾患をひっくるめて用いられています。

小児期の統合失調症に特異な第二の問題は、半数以上の州で州の住居サービスを受ける資格として、両親の養育権を放棄するよう勧告し、要求していることです。このため二〇〇三年の政府調査報告書によると、一万三〇〇〇人の子どもの養育権が両親から州に移されています。この過酷な手続きを要求するのは、純粋に予算上の理由からです。「養子縁組の援助と養育に関する法」に基づくメディケイドは、州の保護下にある児童には住居サービスの経費のほとんどを支給しますが、州の保護下にない児童には支給しません。その結果、州の資金を節約し、資金調達の責任を連邦政府に転嫁するため、州では住居サービスを受ける条件として、両親に子どもの養育権を放棄するよう勧告し要求するのです。こんなことが文明社会で許されているだけでなく、政府が奨励しているとは、精神病の治療システムの悲しい破綻としか言いようがありません。

成人ではみられず小児期の統合失調症でのみみられる第三の問題は、最近まで大多数の州が、多くの児童をみずからの州で治療せず、私立の施設で治療を受けさせるためにほかの州に送っていたことです。たとえば一九九〇年にメリーランド州では、三一五〇万ドルも費やして、六八〇人の重症情緒障害児を治療のため州外に送り出しました。しかし、こういったことはほとんどの州で徐々になくなってきています。

最後に、大人とは違って、統合失調症の子どもたちは学業を修了していないという問題があります。したがって、総合的な治療計画には学校にも関与してもらわなければなりません。ほとんどの教育システムは、障害児の対応に効果を発揮できず、たとえ対応可能な場合でも障害児を避けようとします。したがって両親は子どもの権利を守るために、障害児の教育的援助を義務づける一九七三年のリハビリテーション法第五〇四条、障害者教育法、米国障害者法を熟知していなければなりません。多くの州にはこれらの法律に加え、障害児教育サービスを義務づける法律があります。目的は、統合失調症の子ども一人ひとりに対応できる教育プランを提供することです。

統合失調症の子ども、あるいは神経生物学的障害のある子どものサービスには、次の重要な三つの原則が組み込まれるべきです。

①治療は教育や職業技能訓練と統合されなくてはなりません。

②子どもは特別な問題がない限り、できるだけ家庭で生活するべきです。

③サービスには柔軟性、統合性が必要です。共同住宅、養育ケア、デイプログラム、野外キャンプ、そして成人向けのサービスに移る際の過渡的なサービスなどさまざまなものが必要です。統合失調症の子どもへのサービスには、しばしば市町村、郡、州のさまざまな機関、すなわち精神保健機関のほか、教育機関、少年裁判所、社会サービス機関、児童福祉機関が関与しますが、実際にはそのサービス間の連携はうまくいっておらず、官僚的

な縦割り行政となっています。

カウンセリング、または支持的「精神療法」

精神科外来サービスを統合するもう一つの要素は、カウンセリングないし支持的「精神療法」です。もしサービス提供者が長期間同じであれば、とくにこのサービスは有益です。ここで「精神療法」という言葉を括弧でくくったのは、あとで述べる統合失調症に有害で信頼できない洞察志向的精神療法と明確に区別するためです。

カウンセリングないし支持的「精神療法」は、患者を励まし、仲間づくりや地域の社会資源の活用方法、より活動的な社会生活をするにはどのようにしたらいいか、また職業に関するカウンセリングや家族とうまく暮らしていくための助言など、要するに、よりよい生活への希望をもたらします。この精神療法は、過去ではなく「今・ここ」に焦点を合わせ、脳の病気による障害を抱えながらも充実した生活を送ろうとするときに遭遇する生活上の諸問題を扱います。自分の患者には、私はまず次のように話しかけます。「こんな厄介な脳の病気にかかったことはお気の毒ですが、こうなったのはあなたの責任ではありません。病気を抱えながらも、よりよい生活を送るためにどんなことができるか考えてみましょう」と。この語りかけは、多発性硬化症、ポリオ、慢性腎臓疾患、重症糖尿病、あるいはほかの慢性疾患の患者に対する場合とまったく同じです。

カウンセリングないし支持的「精神療法」を行う人は、薬を管理する内科医でもよいし、ケアチームの精神科医療の専門職、あるいはケアチームに属する回復患者や家族のような準専門家でもよいといえます。「ケースマネージャー」という言葉が近年一般的になってきていますが、私にはその仕事が精神科医、心理士、ソーシャルワーカー、精神科看護師の従来の仕事とどう違うのかわかりません。それどころか、実際に患者と精神科医療専門職との平等な関係を目指しているにもかかわらず、ケースマネージャーという言葉には、統合失調症の人は管理が必要な「ケース」であるというマイナスの響きがあります。もう一つのマイナス面は、保険会社やマネージドケア企業も収益を管理する人に「ケースマネージャー」と同じ呼び方をしていることです。そのため保険会社のケースマネージャーが精神保健センターのケースマネージャーに給付金の額を伝えることも珍しくなく、これが患者やその家族をしばしば混乱させているのは、当然といえます。

実際には、精神科ケアチームのケースマネージャーはさまざまな役割を果たします。障害をもつ人の最も大切なカウンセラーであり、病気についての教育や、給付金や住宅の申し込みの手助け、外来通院のための輸送手段の手配、リハビリテーション計画の参加準備もします。ケースマネージャーがどれだけ患者を援助できるかは、ケースマネージャーの資質により、また利用できる助成金や計画の質にもかかっています。アメリカでは、ケースマネージャーは、不十分な住宅とリハビリテーションプログラムや給付金しかない精神科ケア事業に雇われていることがほとんどであり、「マネージャー」というのは名ばかりということになります。

統合失調症の人がカウンセラーに会うのは、週に一度あるいはそれより多少上まわる場合から、一年に一度までとさまざまです。一年に一回の例としては、ワーナー・メンデル博士が統合失調症の症状が安定しているある男性患者について話したことがあります。この男性は、錠剤の鳴る音で安心すると言って、いつも抗精神病薬を入れたガラスの小瓶を持ち歩いていました。一年ぐらい経って錠剤が粉々になり音がしなくなると、その人は薬をもらうために必ずメンデル博士のところに戻ってきたということです。

そのような支持的な関係が薬物療法とともに維持されることは、統合失調症の再入院率を低くするうえで有効であるという科学的な根拠が示されています。ある研究は、患者を退院後一年間、以下の四つの方法で追跡調査したところ、一年後の再入院率は、①プラセボのみ（プラセボは生理的作用をもたない疑似薬）七二％、②プラセボと支持的「精神療法」六三％、③薬のみ三三％、④薬と「精神療法」二六％という結果でした。

この研究では、「精神療法」には社会的サービスと職業に関するカウンセリングが含まれ、担当のカウンセラーは患者の予測に従ってその求めに応じられるようにしました。この結果から、再入院を防ぐために薬が最も重要であり、支持的な関係にもいくぶん付加的な予防効果のみられることが示されています。

二〇〇〇年の報告でも、支持的精神療法が、とくに病気に対する教育（心理教育）が含まれていれば効果的であることが示されました。すなわち、患者を無作為に二つのグループに振り分け、一八ヵ月間追跡調査したところ、支持的精神療法と心理教育を受けていた患者の再発率は心理教育を受けていない患者のわずか半分でした。

洞察志向的精神療法

今や、洞察を志向する精神療法は統合失調症に役に立たないことが、いくつもの研究によって証明されています。最も有名な研究は、フィリップ・R・A・メイらがカリフォルニア州のカマリオ州立病院で行ったものでしょう。メイは二二八人の統合失調症患者を無作為に五つの病棟に分けて、それぞれ①洞察志向的精神療法のみ、②洞察志向的精神療法と薬物療法、③薬物療法のみ、④環境療法のみ、⑤電気けいれん療法、による治療を行いました。一番良かった患者は、薬物療法のみ、あるいは精神療法と薬物療法で治療した患者で、二つのグループの間にほとんど差はありませんでした。一番悪かった患者は、精神療法のみ、環境療法のみの患者でした。このことから、精神療法は治療に何ももたらさないとの結論は避けられません。この研究の対象となった患者はその後三〜五年間追跡観察されましたが、結果は不変でした。「分析の結果、薬物療法はきわめて効果的であるが、洞察志向的精神療法に統計学上意味のある効果はない」と述べられています。

メイの研究について、徹底した精神療法が十分になされていなかったのではないか、また比較的経験の浅い精神療法士が治療していたのではないか、と批判する人もいました。このため、統合失調症の人を治療する別の研究計画では、非常に熟練した精神療法士が精神分析学的に明確に方向づけられた精神療法（一週間に二時間で二年間）を行うようにしました。この研究期間が終わった時点での結果は「この二年間で、慢性統合失調症の患者に対しては、精神療法だけでは（熟練した精神療法士が行ったにもかかわらず）ほとんど、あるいはまったく効果がなかった」となっています。アメリカで最も尊敬されている研究者で精神科医のドナルド・クライン博士はこういった研究結果から、「統合失調症患者に対する個人精神療法の臨床的な有効性を示す科学的根拠はない」と要約しています。

精神分析療法と洞察志向的精神療法が統合失調症の治療に無効であるどころか、実際は有害である可能性を示す証拠があります。たとえばメイの研究では「精神療法だけを受けた患者の予後は、何も治療を受けなかった対照群と比較して明らかに悪かった」とされています。言い換えれば、洞察志向的精神療法のみで治療するくらいなら、なんの治療も行わないほうが予後はまだましということです。これは、洞察志向的精神療法で治療すると悪化する患者が多いために治療を断念した、数多くの精神療法士の個人的経験とも一致しています。フロイトは無意識の同性愛衝動が妄想型統合失調症の原因であると考えましたが、この説が正しいかどうかを検証しようとしたある精神科医は、「精神分析医の治療成功率を調査したところ、驚いたことに妄想患者に同性愛的解釈を施すと軽快しないばかりか悪化するというのが精神分析医の一般的な経験であり、このことは彼らの多くがはっきりと認めていることでもあった」と述べています。

統合失調症の人の脳について学んだ読者にとっては、洞察志向的精神療法が統合失調症を悪化させると知っても別に驚くことではないでしょう。この人たちは外的あるいは内的な刺激に圧倒されており、非常な混乱のなかでなんとか秩序を取り戻そうとしているのです。この最中に、洞察志向的精神療法医は彼らに無意識の心の動きを探索するように働きかけます。これは、脳が完全に働いている場合でも困難な課題なのです。当然のことながら、心的外傷にさらに追い撃ちをかける結果となり、抑圧されていた不調和な思考や願望を混乱した心のなかに噴出させることになります。統合失調症の人に洞察志向的精神療法を行うことは、すでに竜巻で破壊された町に洪水が起きるようなものなのです。また、「慢性統合失調症に対する洞察志向的精神療法の悪影響」という題の評論でも、この精神療法を慢性統合失調症に行うのは、「傷口に塩をすり込むようなものである。この精神療法は、慢性統合失調症の人が、刺激の強い人間関係、強い否定的感情、急激な変化にはとくに脆弱であることを無視している」と指摘しています。

それでは統合失調症治療において、洞察志向的精神療法の適切な役割とはなんでしょうか。その役割は何もない、こういう治療はいっさい避けるべきである、というのがその答えです。一九八一年の『ニュー・イングランド医学雑誌』でマンシュレック博士は、「統合失調症の治療に洞察志向的精神療法しか行わないのは、不適切であり、怠慢であると一般にみなされます。統合失調症に対しては、精神分析療法やほかの洞察志向的精神療法はほとんど価値がありません」と述べています。統合失調症について現在までに得られた知識を総合すれば、これらの治療法を用いるのは怠慢なだけでなく、医療過誤にあたるでしょう。このような治療を擁護する精神科医療専門職は、古い過去の遺物とみなされるべきです。

認知行動療法

一九九〇年代から、統合失調症の治療法として、精神療法の一種である認知行動療法への関心が高まりました。多くの研究はヨーロッパ、とくにイギリスで行われましたが、最近ではアメリカでも関心がもたれています。

認知行動療法は当初、うつ病、パニック障害、不安障害などの治療法として用いられていました。これは心理学的な「会話」を中心とした治療で、治療者は患者に特定の症状や機能を改善するために、さまざまな心理学的メカニズムをどのように用いたらよいかを指示します。特定の標的となる症状に対処するためにさまざまな方法を使って、患者が認知力および行動力を培っていく手助けをします。したがって、認知行動療法は単一ではなく、複数の認知行動療法から成り立っています。

ある認知行動療法は妄想を標的にします。患者に言葉に出して言わせることで、患者の妄想的信念がある出来事に対して、考えられるさまざまな解釈のなかの一つにすぎないとみなすよう働きかけます。別の方法では、患者に妄想的信念が完全に証明されるかどうか実験させるようにします。

幻聴も標的となります。ある方法では、患者に声の分析をさせ、幻聴の声が内からわきあがってくるものであり、外部から聞こえてくるものではないことを理解させます。またほかの方法では、患者の注意をひくようなものをつくり、幻聴を無視させるようにします。すべての認知行動療法に共通しているのは、患者に自分の症状をよりうまくコントロールさせ、自分が病気を支配しているという感覚を養ってもらおうとしていることです。

認知行動療法の相対的効用は、まだ論議されているところです。ヨーロッパでは症状が初めて発現した統合失調症患者を対象に、認知行動療法の大規模な多施設共同試験（ソクラテス研究）が行われる一方で、薬物治療効果の認められない人や症状の再発しやすい人などの特定の患者グループを対象に、この治療の効果が調べられています。予備的報告では、認知行動療法は長期間にわたり罹患している人や、薬物治療を受けているのに症状が持続し悩んでいる患者に最も効果が認められました。しかし、急性期症状の患者に対してこの治療が役に立つというデータは得られていません。また、この治療が心理教育とともに行う支持的精神療法よりもすぐれているというデータもありません。

ただこれらの研究には、多くの方法上の問題点があるので、結果は予備的なものと考えるべきでしょう。方法上の問題点としては、薬の効果が統制されていないこと、対象になった患者数の少なさ、認知行動療法からは出てこないはずの影響（例：患者と治療者との個人的な関係のために、患者がより頻繁に薬を服用することにより認められた改善は、薬の効果であってこの治療の効果ではない）が排除されていないこと、などがあげられます。また、認知行動療法の主な限界は、病識のある患者、したがってこの療法に参加するのに意欲的な人のみに用いることができるということです。統合失調症の治療における認知行動療法の最終的な役割はいまだ定まっていませんが、なんらかの効果があったとしても、経済的にみてコスト効率はどうでしょうか。

電気けいれん療法

電気けいれん療法は、世間一般の悪評にもかかわらず、現在も統合失調症の治療上かなりの役割を担っています。サイエントロジストや反精神医学擁護者はこれを好んで攻撃の的とし、カリフォルニア州バークレーでは市民投票の結果、一九八二年に禁止とさえなりました。ヨーロッパ諸国では、アメリカに比べ統合失調症の治療により広く用いられています。

一九九三年の『ニュー・イングランド医学雑誌』に、統合失調症に対する電気けいれん療法の適用がまとめられています。それには、「発症が急性であり、かつ昏迷と気分障害が存在する場合、およびいかなる原因にせよ緊張病状態に対して」とあります。治療抵抗性の患者の一部に有効である場合もありますが、その場合は抗精神病薬と合わせて用いられるべきです。現在の電気けいれん療法は、記憶障害を最小限に抑えるために非優位半球側［右利きなら左が優位半球になる］に電極をあてます。しかし、ある程度の記憶消失は生じる場合があり、この治療法の主な副作用になっています。サイエントロジストが主張するような、電気けいれん療法が脳になんらかの障害を及ぼすという証拠はありません。患者のなかには一二回ほどで反応する人もいれば、二〇回以上必要となる人もいます。電気けいれん療法の権威、マックス・フィンクは最近の著書で「この療法で精神症状を改善するには、最低でも六ヵ月間必要である」と記しています。電気けいれん療法が効果的でもその後すぐに悪化する人がいますが、その場合は維持的に一ヵ月ごとにこの治療を行うことがあり、ヨーロッパではかなり普通に行われています。

食餌療法

前世紀から統合失調症治療に役立つとして、種々の食餌療法が提案されてきました。最も詳しく調べられているのは、ミルクや肉を含まず、またグルテンのない食餌療法です。残念ながら研究のほとんどは症例数が少なく、統計学的に決定的な結論を導き出すことはできません。統計学的に意味のある違いを示すためには大勢の患者が必要ですが、食餌療法によって改善するのは理論的にほんの一部であり、したがって研究が非常に困難です。

いろいろなビタミンやミネラルを多く含む種々の食物養生法も提唱されています。一九九〇年には、葉酸（ビタミンB_{12}）補充を六ヵ月間受けた一七人の統合失調症患者が臨床的に改善したとの報告がありましたが、今までのところこの研究を支持する報告はありません。

このように現時点では、なんらかの特別な食餌療法が統合失調症の治療に役立つことを支持するたしかなデータはありませんが、よい食事の習慣と健康的なダイエットは、統合失調症の人に限らず誰にとっても体調をよくするものです。

ハーブ療法

ここ数年アメリカでは、ハーブ療法がますます人気を集めてきています。インターネットによってたくさんの情報を迅速に入手できる一方で医療制度がますます機能不全となったために、ハーブ療法の人気に拍車がかかっています。ハーブ療法は天然の素材をもとにしていると考えられるため、多くの人にとって魅力的なのです。ハーブ療法の推奨者は、ジギタリスやモルヒネを含め、現存する薬物の四分の一は植物から抽出されたものであると指摘しています。ハーブは、健康食品店やインターネットなどで簡単に手に入れることができます。あまり知られていないようですが、特定の病気がよくなると宣伝さえしなければ、この種の民間薬の製造過程や化合物検査などの規制はとくにありません。したがって、ハーブ薬にいったい何が含まれているのかを確実に知るのは難しく、不純物混入のハーブ薬の報告もみられます。

統合失調症の人を対象にしたハーブ療法の研究情報はほとんどありません。ある調査によれば「躁病あるいは精神病」の人の二二%が過去一二ヵ月にハーブ療法などの代替治療を試みているとのことです。統合失調症の場合、最も多く用いられているのが月見草油というオメガ6脂肪酸を含むハーブで、これは月経前緊張症の女性にも用いられています。月見草油の効果は科学的に研究されていませんが、おそらくフェノチアジン系抗精神病薬とは反対の相互作用を起こし、ときとして躁病を悪化させると考えられています。アルツハイマー病で使われるイチョウは、統合失調症の認知的症状の改善のためにも使われます。

さて、ハーブを用いている人にはあまり知られていないようですが、これには深刻な副作用が数多く報告されています。不安感を緩和するために広く用いられたカバ［コショウ属の草木］は致死性の肝不全の原因となり、カナダおよび一部のヨーロッパの国では使用が禁止されています。また、ヨヒンビン、エフェドラ（マオウ）、メタボライフなどいくつかのハーブ療法は、精神病症状を悪化させ、健常者に精神病様症状を引き起こすこともあります。さらに、ハーブは精神科の薬と作用します。たとえば、リチウムを服用している女性が浮腫を治すためにハーブを混ぜ合わせた薬を服用したところ、ひどいリチウム中毒になりました。

したがって統合失調症の人は、ハーブ療法については慎重になるべきです。また、服用しているハーブは主治医に報告しなくてはいけません。同時に、より効果的に統合失調症を治療するためにも、多少でも効果がみられるハーブの有効性について解明するのは私たちの責務でもあります。スタンレー医学研究所は現在、中国などで昔から精神病の症状に処方されてきたさまざまなハーブ療法についての治療試験を支援しています。

第9章　リハビリテーション

精神障害者に現在ある精神保健システムの利用を期待するのは、片麻痺の患者に階段の利用を期待するようなものである。
——J・ハルパーンら『脱施設化運動という障害』(一九七八年)

第4章で述べたように、最近は統合失調症の〝回復モデル〟が合衆国では注目を集めるようになりました。もっともこのモデルは、多くの統合失調症の人がその機能のほぼすべてを回復できるとする点で、決して正確とはいえませんが、モデルには一つだけ真実が含まれています。それは、リハビリテーションの機会が良好であればあるほど、やる気が出てくるということです。

統合失調症のリハビリテーションの基本的な考えは、公的、私的施設で四〇年間統合失調症の患者を治療してきた精神科医ワーナー・メンデル博士が著書『統合失調症の治療』で、次のように精神障害者を身体障害者にたとえて、明確に述べています。

たとえば、ある人の右手が麻痺し回復不能ならば、機能補助の目的で装具を用意します。あるいは自動車を改造し、片手で運転ができるようにしたり、以前右手で行っていたことを左手でできるよう再訓練します。さらにその人が障害を受容し、できないことではなく、できることに目を向けるよう精神面で援助します。

統合失調症の場合、薬による治療だけではその後の治療として不十分です。万全の治療計画のためにはリハビリも必須です。症状の程度によってリハビリの必要性も各人各様ですが、誰にとっても必要なことは、お金、食物、住まい、仕事、友人、医療ケアなど、基本的な問題にきちんと向き合うことです。

ただこのような基本的な問題に向き合う前に、あらゆるリハビリの努力の根底には希望という二文字があることを心にとどめてください。その人が希望をもっている限り、リハビリに努めることはやがて大きな成果につながります。希望を失うとき、リハビリも頓挫してしまうのです。このことは、四六人の統合失調症の人を対象にしたスイスにおける最近の研究が証明しています。リハビリがうまくいかないという結果は、「リハビリに対する否定的な思いや、どうせダメだという態度」から予測されるということ、つまり「始めから諦めているかどうか」でわかるのです。したがって、治療もリハビリも、その人が希望をもっている限りうまくいくことでしょう。

お金と食物

ほぼ一〇〇年以上にわたって、ほとんどの統合失調症の人は、ひとたび入院すると何年も州立精神科病院に閉じ込められてきました。また、退院すれば家族と同居するのが普通でした。しかし抗精神病薬が登場し、脱施設化運動が始まるとともに、何十万人という人が退院するようになり、そういった人たちのためのお金や食物、住居が大きな問題として浮上してきたのです。

統合失調症の人のなかには、就労が可能で自立している人もいます。しかし、大多数の精神障害者は、食物や住居の費用を家族に頼るか、あるいは二つの公的社会保障制度、つまり補足的所得保障と社会保障障害保険に頼らなければなりません。

生活困窮の高齢者や、視覚または身体の障害者に手当を給付する補足的所得保障は、社会保障担当機関によって運営されています。そこでの障害の定義は、「一二ヵ月以上持続するか、あるいは持続すると予期できる、医学的に定義された身体的または精神的障害のために、基本的な収入を得るための、いかなる活動にも従事不能な状態」とされています。また、社会保障障害保険は同様の制度で、ただその受給資格を得るには発症前に就労し一定の掛け金を支払っている必要があります。両制度からの給付金の額はさまざまで、社会保障障害保険の場合は、その人が発症前に働いていた期間によって差が出ます。一方補足的所得保障の場合は、連邦政府の基本給付金にそれぞれの州がどれだけ補助金を上乗せするかによって州ごとで異なります。ほぼ半数の州がなんらかの補助金を出しています。アメリカ合衆国では、この二つの保障制度が統合失調症の人への経済的支援として最も重要なものです。

障害の認定や補足的所得保障や社会保障障害保険の給付金の申請受付は、地域の社会福祉事務所で行われます。資格審査では個人の資産やその他の収入が考慮され、もし二〇〇〇ドルを超える預金があれば、資格がないとされることがあります。

もし申請を却下された場合は、再審査を請求することができます。再審査請求は却下された日から六〇日以内にする必要があり、その際、障害についての新しい証拠を加えることができます。再審査では、厚生省連邦公聴再審査局の行政担当判事を前にして公聴会が開かれます。この段階でより高い確率で訴えが認められています。さらに保健社会福祉省再審査委員会、さらに連邦地方裁判所への上訴も可能です。補足的所得保障や社会保障障害保険の受給請求のために法的な手続きを粘り強く続ければ、結果的には明らかにそのほとんどが成功しています。

補足的所得保障や社会保障障害保険の給付が認可されると、最初の申請の日にさかのぼって支給されます。申請後の審査には、一年かそれ以上かかるため、多くの場合、受給者は認可後最初に多額の小切手を手にします。自分で金銭管理ができない患者、とくに薬物依存症も合併している場合は、社会保障庁が、家族やケースマネージャーなど本人に代わる受取人を指定することになっています（第10章参照）。

統合失調症の人には、補足的所得保障や社会保障障害保険の申請、また場合によっては再審査手続きの手助けが必要です。ソーシャルワーカーは日常業務としてこれらの手続きをしているので、援助してもらうとおおいに助かります。とりわけ申請書の臨床情報が正確であることを保障してくれるので、障害の程度が公正に評価されます。精神障害に基づく補足的所得保障や社会保障障害保険を申請する場合にも、経験豊かなソーシャルワーカーに頼むのが賢明です。

また統合失調症の人は、補足的所得保障や社会保障障害保険を受けられるかどうかを確認することが大切です。ほかに収入があり、そのために月々の受給額が最低限まで減額されるにしても、やはり確認する価値があります。その理由は、補足的所得保障や社会保障障害保険の受給資格があれば、給付金よりもはるかに値打ちのあるいくつかの援助事業の受給資格が伴ってくるからです。たとえば、メディケイド、メディケア、職業リハビリテーションサービス、食料購入券、住宅都市開発課の住宅・賃貸援助制度などです。

家族の援助や、先に述べた補足的所得保障あるいは社会保障障害保険の支給を受けていない人は、ほかの収入に頼らなくてはなりません。その多く、とくに公的保護施設に居住している人は、公的援助や福祉小切手を利用しています。発症の際に軍に所属していた人は、退役軍人管理局から障害給付金を得られる場合もあります。食料購入券は、統合失調症の人のためのもう一つの補助的な援助手段ですが、利用されることが少ないようです。その資格を得るには、収入が一定の基準以下の低所得者でなければなりませんが、実際にはほとんどの人がこの層に入ります。個人が受け取る食料購入券の額は州とその人の収入で異なり、また食料の市場価格によっても異なります。

住居

統合失調症の人の住まいとしては、その管理の程度がさまざまな、施設、一人住まい、自宅があります。

専門職が管理する住居：このタイプの住居は、専門的に訓練を受けた職員によって、ほぼ、あるいは完全に二四時間管理されています。それには緊急施設、ハーフウェイハウス、クウォーターウェイハウス、およびこれらに類似した施設があります。

非専門職が管理する住居：これらの施設にはパートタイムかフルタイムの管理者が泊まり込みますが、彼らは専門的な訓練を受けていません。養育ホーム〔里親型のホーム〕、ボードアンドケアホーム〔食事とケアつき住居〕、ボーディングハウス〔食事つき住居〕、グループホーム、集合ケアホームなどで、またほかにも同種の施設がありますが、その名前は地域によってまちまちです。

定期的な管理がなされる住居：このタイプの住居は、統合失調症の人が基本的に自立して生活するアパートやグループホームで、通常ケースマネージャーや精神保健専門職が、大きな問題がないか確認のため定期的に（例：一週間に一度）訪問します。ただ質には大きな違いがあり、一方では、個室と十分な食物が提供される小規模の養育ホームがあり、そこではホームの後援者が入居者の様子をあたたかく見守り、気遣ってくれます。これを大規模にしたものがホテルを改築した住居で、経営者が雇用した職員が、入居者のためさまざまな社会的活動を計画し、服薬を確認したり、歯科診療の予約を思い出させたり、あるいは食料購入券の申請書の記入を手伝ったりします。この反対に、暖房、寝具、食物などが不十分で、住居の提供者が入居者のわずかのお金をかすめたり、安価な労働力として働かせたり、ときには性的暴行に及んだり、あるいは売春の斡旋をするようなところさえあります。この規模を大きくしたものが、古いホテルを利用した住居で、部屋は荒れ放題でサービスもなく、同様の搾取があるだけといった状態です。

地域で生活する患者にとって、満足できる管理つき住居に共通する特徴とはなんでしょうか？　それは四つあります。第一は、そこで居住する人々が単なる家賃の支払者としてではなく、人間として尊重され、あたたかく扱われていること。第二は、最良の住居は一施設あたりの居住人数が多くても一五〜二〇人までであること。五〇人や一〇〇人、それ以上の数の患者のボーディングホームや集団ケアホームはほとんどの場合名ばかりの住居であって、かたちを変えた精神科病院の病棟でしかありません。つまりこれは脱施設化ではなく別の形態の入院なのです。第三は、地域社会にあるよい居住システムとは、いくつかの連携し合う住居からなり、そこで必要に応じて、その人にふさわしい管理度の住居に移ることができるというものです。統合失調症は再発と寛解を繰り返す病気ですから、患者が同じタイプの施設にいつまでも居住し続けられると期待するのは非現実的です。最後に、地域社会にある住居は患者のいろいろな活動と結びつくときに最も意味があるのです。この原則のよい例がフェアーウェザーロッジで、そこでは患者が一緒に生活し、グループで仕事を契約しています。そうした施設は、どこでも成功しているように思われます。

将来自立生活を期待できる患者の特徴についても、多くの研究がされています。そのなかで最も重要な特徴は、患者の生活状況を支援してくれるような家族とのつながりがしっかりしていること、健康管理がきちんとできること、陰性症状が比較的少ないこと、そして社会参加ができることです。

地域社会での住居で頻発する実際的な問題は、共同住宅建設に対する地域住民の抵抗の問題です。統合失調症の人が地域社会で生活することには誰しも反対しませんが、それはその場所が自分たちの近所ではない時に限っての話です。アメリカ国内の市や町のあちこちで、この問題のために激しい紛争がみられます。精神疾患や知的障害の人の共同住居が周辺に及ぼす影響について、これまで約四〇の研究がなされてきました。これらの研究を検討すると、「調査対象となったすべての地域で、グループホームのために不動産の価値が下がったところはなく、人の出入りや犯罪が増加したところはなく、近隣の雰囲気にも変化は認められなかった」ことがわかります。

統合失調症の人は実際、非常によき隣人になります。これは、精神科医療専門職による治療とケアを受け、服薬を続けていれば、当然のことなのです。

一人住まい：ほかの人々と同居するにせよしないにせよ、統合失調症の人の多くが自立して生活しており、その数も増えてきています。この傾向は最近、自立生活の支援と呼ばれています。これには自分自身で住居を選ぶよう専門職が応援するという含みがあります。独居先は、荒れたホテルの一室から、家具つきアパートや一軒家まで、その質はさまざまです。一人住まいをするうえで一番大きな問題は、社会的孤立です。最近のある研究によれば、本人の五九％、家族の七一％がそのことを訴えています。なかには、とくに病識が不十分なため、独立して生活できない人もいます。

自宅：かなりの人が家族や親戚と同居しています。同居が家族の誰にとっても満足できる状態で、とくに大きな問題とならないこともありますが、多くは自宅での生活に不満を感じていて、とくに男性にこの傾向が強いようです。これは病気の有無にかかわらず、成人してからも家族と同居していれば種々の問題が起きるのは普通のことで、何も驚くべきことではありません。家族と暮らす際のアドバイスやヒントは、第11章に記します。

仕事

統合失調症の人が仕事に対して抱く関心の度合いは、健常者と同様さまざまです。仕事嫌いの人から、仕事のためにはいかなることもいとわず、賃金が支払われなくても仕事を続ける人までいろいろです。統合失調症の人とそうでない人との違いは、前者が他人と協調して仕事をすることがしばしば難しく、そのために仕事が制限されるということです。一九九〇年に成立した「米国障害者法」は、働く精神障害者が差別されないこと、また、理論的には精神障害者の働く機会が増えることを意図するものでした。

統合失調症の人の多くは思考障害や幻聴などの障害が残り、この程度が著しいとフルタイムの仕事に従事するのは難しくなりますが、障害を抱えつつもパートタイムならこなせる人もいます。フルタイムの仕事が可能な人の割合は、多くの調査報告のうち、最低のものでも六%です。私の経験からすると、安定した状態を維持する適切な薬としっかりしたリハビリテーションの計画があり、就職したら公的な給付金はストップという不利益さえなくなれば、精神障害者の一〇〜一五%はフルタイムの仕事が可能で、さらに二〇〜三〇%はパートタイムの仕事が可能と考えられます。精神障害者の将来の就労活動を予想するうえで、最も役立つのは過去の就労経験の有無です。就職後発症した人は、就職歴なく発症した人と比較して、仕事に就く可能性が高いといえます。

仕事は、収入を得るだけでなく、それ以上の利益をもたらします。仕事をもつことで、ほかの人と同じであるという自信がもて、そのことから自己評価が高まります。統合失調症の人のために職業の機会を求め、苦闘してきた数少ない精神科医療専門家、イギリスのダグラス・ベネットは、仕事は魔法のように一人の患者を一人の人間に変えると語っています。多くの場合、患者は職場で精神症状をコントロールしながら懸命に働きますが、それは患者にとって、仕事に打ち込むことに非常に重要な意味があるからです。たとえば「朝、デイセンターで症状や奇妙な行動が認められ、患者の役を演じ、患者らしく振る舞ったその人物が、午後仕事場に入るとそんな様子は微塵もみられない」ということがよく観察されます。仕事はまた、日常の規則正しさや、朝起きの動機づけ、自己認識、広い社会的なネットワークへの参加の機会などをも与えてくれます。

統合失調症の人の就労を妨げる最大のものは偏見です。偏見については第13章と第15章に詳しく述べています。雇用者は、社会のほとんどの人々がそうであるように、統合失調症がどんな病気かを理解していないため、この病気の人を雇用するよう頼まれたときに拒否的な対応をします。「私の職場では精神障害者を雇うことはできない」というのが一般的で正直な反応です。もう一つの大きな妨げは、行政の社会福祉事業や作業所が伝統的に身体障害者を優先し、精神障害者を締め出してきたことです。ほかの国では、精神科患者に就職の機会を与えるために、もっとましなことをしています。たとえばスウェーデンやイギリス、オランダでは、精神障害者を長期間パート雇用する作業所が活発に利用されています。

精神障害者のためのさまざまな種類の職業リハビリテーションプログラムもあります。どんな方法が最良なのか、現在精神科医療専門職の間で論じられていますが、何が必要かは一人ひとり異なるため、理論的にはどの方法も有用だということになります。

保護的雇用：これは、必ずしも競争原理に基づく一般的な仕事に移ることを目的としない作業所です。アメリカではその多くをグッドウィル産業が運営しています。私がみた作業所のなかで最も印象的な例は、カナダのブリティッシュコロンビア州バンクーバーにある大バンクーバー精神保健サービスの一環でもあるブロードウェイ産業です。そこでは一ヵ月に約七〇人が受け入れられ、一人ないしはそれ以上の精神障害者が生産に従事できるように六〇〇を超える生産ラインを開発してきました。つくられた高品質の工芸品は市のさまざまな場所で販売されています。

過渡的雇用：この職業リハビリテーションのモデルは、ニューヨークにあるクラブハウスの一つファウンテンハウスによって開発され、その他のクラブハウスでも利用されています。患者は営利を目的とした施設で実際の仕事を与えられ、リハビリテーションの専門家が付き添います。二人で一組になって、一つの仕事を分担し、仕事を覚えていきます。こうした過渡的雇用から競争原理に基づく一般的な仕事への移行率は印象深いもので、過渡的雇用に関する一九九一年の調査では、費用のわりには効果があがっていることが示されています。

援助つき雇用：まず患者が、自分自身で仕事を選択したあと、仕事を始める前に、その仕事とそれに関連した生活技能の訓練を集中的に受けます。この例がボストン大学精神科リハビリテーションセンターとの連携による「アクセス」プログラムです。患者は一週一五時間の就労前クラスに七週間出席し、それから仕事の訓練を受け、仕事に就いたあとも最初の数ヵ月間は幅広い支援を受けます。

職業技能訓練：精神障害者の職業技能を訓練するために特別に用意された営利目的の会社や店舗などを利用します。よい例がカリフォルニア州ヘイウォードにある「エデン・エクスプレス」という名のレストランで、患者はそこで食料品の準備や、仕出し、調理の手伝い、運搬、テーブルでの給仕、会計、皿洗い、掃除などのあらゆる仕事をしています。一九八〇〜一九八五年の間に総計で三一五人の人たちが一五週間の訓練を修了しましたが、これは登録された人の八〇%にあたります。約二五人の訓練生が常に登録されていて、訓練を行う職員は数人の職業カウンセラーです。職員は訓練の終わりに、求職面接の受け方を教え、修了者の九四%が職を得ています。「エデン・エクスプレス」はほぼ独立採算で運営されており、毎月四〇〇〇人を超える来客があります。職業カウンセラーへの給料は、カリフォルニア州リハビリテーション教育課の訓練用の資金から拠出されます。また、別の技能訓練事業では、就労した精神障害者が仕事を継続するための教育の手引や教材を開発しました。

一般雇用：統合失調症の人のなかには競争原理に基づく一般的な仕事に復帰できる人もいますが、発症しなければ達成しえたであろう段階にまで必ずしも復帰できるわけではありません。一般の就労でとくに興味深い例が、統合失調症の人を同じ病気の人のケースマネージャーとして雇用する場合です。これは第11章でふれます。

仲間づくりとSST（生活技能訓練）

友達をもつことは統合失調症の人にも必要です。しかし、統合失調症の人には友人関係を阻むものがしばしば存在します。その一つが病気による症状と脳の機能障害です。私が担当したある若い男性は、ほとんど症状が消失し、自宅で生活していました。彼は仲間と再び付き合うため、発症前と同じようにパブに行き、一緒にお酒を飲みましたが、仲間との付き合いが非常に難しいことに気づき、「私にはなんの話をしているのか何を話していいのかわかりません。本当に前と違うのです」と訴えました。友人関係を保つのが難しいために、統合失調症の人の多くが社会でしばしば適切に反応できず、結果的にひきこもるのです。地域社会で生活する患者の研究では、約二五％が完全に孤立した生活を、五〇％がかなり孤立した生活を送っており、積極的に社会生活を送っている人はわずか二五％と報告されています。またほぼ半数が、テレビを観る以外まったく余暇活動を行っていません。

第13章と第15章でもふれるように、社会的な関係を阻む脳の機能障害のほかに、統合失調症の人は病気がもたらす偏見とも闘わなくてはなりません。いたるところで偏見に遭遇し、それにいたたまれず病院に戻ったある老人はその事情を次のように表現しています。

> 私は病院の外ではうまくやっていけません。私は自分が病気であることを知っているし、世間の人も私が誰かを知っています。病院の外では、ほとんどの人が私に近づこうとしないし、私を困惑させます。世間の人には私は疫病神みたいなもので、偏見をもっていて私を恐れるか憎むかのどちらかです。それを何度も経験してきました。外ではいやな思いばかりです。病院の外は私がいるところではなく、私も世間の人もそれを承知しています。

統合失調症の人の仲間づくりを助ける方法がいくつかあります。一つは患者の自助グループで、これについては第11章でふれます。もう一つは一九八一年にニューヨーク州のロチェスターで始められた仲間づくり事業で、全米で三〇〇を超える市に広がっています。ボランティアと精神障害者が二人一組となり、その二人が一週間に一度買い物に行ったり、映画を観て食事をしたり、ゲームをするなど、ともに興味のあることをして楽しみます。ニューヨーク州では、とくに統合失調症と躁うつ病の人たちのために、結婚相談所を設けている事業があります。私は、二人の精神障害者が互いに助け合い、障害を共有することで絆を強めているのをいく度となく目にし、感銘を受けました。もちろんそうした関係のなかには残念な結果になることもありますが、それ以外の場合にはとても貴重なものとなります。彼らの関係は、世間で一般にみられる関係と、本質的になんら変わるものではありません。

仲間を得る別の方法は、教育的な指導と監督下におけるグループ内での相互交流を通して個人の生活技能を改善することです。SST（生活技能訓練）は前項でふれた職業リハビリテーションプログラムの多くに含まれていますが、それだけが単独で実施されることもあります。精神障害者のためのSSTプログラムのなかには、こんなときにはどうするかという具体的な手がかりや、顔の表情、日常生活での相互の微妙なやりとりについて指導するために高度に構造化されたものもあります（例：他者と話すときはその人の目を見て話すなど）。そうしたプログラムのうち最も広範に利用されているものの一つが、ロバート・リバーマン博士らが開発したUCLA生活技能訓練モジュール［モジュールは一つのまとまった単位の意］で、一九八一年以来三〇〇〇人を超える精神障害者がこの生活技能訓練を、ウエストロサンゼルス退役軍人医療センターやほかの施設で受けています。これは一〇の訓練モジュールから構成され、それぞれに指導者用の手引き、患者用の教材、利用者のための案内書、そしてビデオカセットがついています。こういった訓練方法は、患者の社会的機能を向上させ、病気を受容しつつ生活するうえできわめて有用です。

クラブハウスも仲間を得る非常によい手段です。一九四八年にニューヨーク市で始まったファウンテンハウスをモデルにしたものが、現在アメリカでは二〇〇を超えています。とくにバージニアとマサチューセッツの両州でその数が多いのは、このモデルを州の精神保健課が推進する正規の政策として取り入れたからです。クラブハウスはその利用者である患者を「メンバー」と呼び、そのメンバーに仲間との交流と社会的な活動のための場のみでなく、職業や教育、住居に関するプログラムも提供しています。

その他、仲間と言えるかどうかは別として、ペットはしばしば素晴らしい仲間になります。犬がとくにいいようです。犬は人懐っこく、飼い主の思考障害や幻聴などいっこうにいとわず、また調子がよくないときもその状況を敏感に察知してくれるからです。ペットは統合失調症の人を喜ばせる場合が多いようです。このことはペットを飼うことを許可している精神科病院や、ペット巡回プログラム（動物たちが病院を定期的に訪れる）が許されている精神科病院などではよく知られていることであり、また家族の多くが気づいていることでもあります。

他科診療および歯科ケア

精神障害者も当然身体疾患にかかることがあり、他科診療が必要となります。しかし他科診療を受けることは、さまざまな理由で難しい場合があります。おそらくその主な理由は、ほとんどの統合失調症の人には医療保険がないため、メディケイドとメディケアを利用しなくてはならないからです。メディケイドの給付金は州によってかなり差があり、メディケイドの患者を断る医者も多いようです。

ほかにも医療を受ける際に困ることがいくつかあります。一部の統合失調症の人は自分の身体症状を医者やその他の医療担当者にきちんと説明できないこと、痛みに対する感覚が鈍くなっている人がいて診断が遅れること（第1章参照）、さらに治療指示を理解しそれに従うことが難しい人がいることなどです。加えて、抗精神病薬の副作用がほかの病気の症状を見分けにくくしたり、抗精神病薬がほかの病気で処方された薬と相互反応を起こすこともあるからです。

以上あげたさまざまな理由から、統合失調症の人で身体疾患の治療を受けていない人の割合は比較的高く、ある研究報告によれば患者の二六％～五三％といわれます。アドラーとグリフィスによる一九九一年の研究では「身体疾患のある統合失調症患者をきちんと治療することは、医師が取り組むべき、最もやりがいのある仕事の一つである」という結論が出ています。しかし、身体的治療が十分にできない現実は、第4章で述べた統合失調症の人の死亡率が高い原因の一つになっています。精神科医療専門職の間では、精神障害者の身体面の健康がなおざりにされていることに対して関心が高く、二〇〇二年マウント・サイナイ医学部で、この問題についての二日間にわたる会議が開催されました。会議の参加者は、第二世代薬のよく知られている身体的副作用に注意をするという点で意見が一致しました。第二世代薬を服用する患者には、体重増加、血糖値、脂質レベルについてとくに注意し、また心電図や、その他の心機能検査を受けさせるべきです。

身体面のケアと同様、統合失調症の人の歯科のケアも、多くの場合なおざりにされています。スコットランドの研究では、患者は一般人に比べ、毎日歯磨きをしようとせず、歯科的な問題をより多く抱え、かつ残っている歯がより少なかった、と報告されています。

ＱＯＬ（生活の質）の評価

一九九〇年代、統合失調症の人の治療とリハビリテーションの予後を評価することに関心が高まりました。その評価尺度の一つがＱＯＬ（生活の質）です。この評価尺度は、オレゴン大学保健科学センターのダグラス・ビゲロー博士らと、メリーランド大学精神保健サービス研究センターのアンソニー・レーマン博士らのグループに

表7　統合失調症患者の治療およびリハビリテーションの結果に関する評価法

	主観的評価	客観的評価
本　人	「生活の質」の自己評価	面接者（質問者）による「生活の質」と「症状の程度」の評価
プログラム	入院か通院か、リハビリテーション、住居その他のサービス利用	患者のケア指標：JCAHO* その他の調査記録および実地調査（なるべく事前に通告せずに実施）
家族および地域社会	家族の満足度調査、警察・刑務所職員、公的保護施設・給食施設の管理者への調査	家族調査からの情報量、給食施設利用者数、公園野宿者数、精神障害がらみの警察への連絡回数

＊ JCAHO：医療施設評価合同委員会

よって開発されました。評価尺度には、生活状況や家族関係、友人関係、仕事、健康、金銭面、身の安全性、法的な問題などがあります。一部の調査には、楽しみ、自信、満足のような個人の主観的な体験に関する質問もあります。

今日まで、こうしたＱＯＬの評価測定を精神科医療専門職はあまり知らず、したがって使われることもごく稀でした。しかし、これらは時代の要請に応じて広く使われることになると思われます。リハビリテーションの際、精神障害者のＱＯＬが日常的に評価されるならば、そのサービスがどれほど改善されるか想像に難くありません。さらにまた、リハビリテーションの効果の評価が精神科医療専門職の昇進や給料を決めるのに利用されるならば、サービスシステムがどれほど違ったものになるか計りしれません。

ＱＯＬは、本人みずから評価することで主観的に、また、ほかの人に評価してもらうことで客観的に測定することができます。この二つの側面は、治療やリハビリテーションを包括的にきちんと評価するうえで欠かせません。測定は、次の三つのレベル――精神障害者自身、治療およびリハビリテーションのプログラム、家族や地域の人々の視点――のどのレベルについても行うことができます。表7は、測定法を図式的に要約したものです。このような測定が広く実施され、その結果とサービス提供者への報酬が連動するようであれば、統合失調症だけでなく、ほかの精神障害者のためのサービスは早急に改善されることでしょう。

保護療養施設の必要性

一九六〇年代の初頭、精神科患者の脱施設化運動が始まった際、患者によっては地域社会で生活できるとしても、大部分の患者は引き続き長期入院の必要性があると一般に考えられました。一九八〇年代の初めまではそうした考えは絶えず打ち砕かれ、一部の州（例：カリフォルニア州、バーモント州）では州立精神科病院の全廃について真剣な議論が交わされたのです。それから二〇年経った今、私たちはぐるりと一周し振り出し地点に戻ってきました。精神科医療専門職のほとんどが、一部の患者には州立精神科病院が必要であり、今後もずっと必要であると確信しています。

州立精神科病院を必要とする患者とは、症状が重く、そのために地域での生活が非常に困難な人です。そのような患者は統合失調症患者のうちの一〇～二〇％です。重症の患者とみなされるのは、抗精神病薬への反応がほとんどなく、攻撃性や暴力的傾向があり、放火や公衆の面前で裸になるなどの不適切な行動がみられる人、あるいは、きわめて無気力で自立が困難なために施設による保護が必要となる人たちです。州立精神科病院の閉鎖が推進されたため、また「拘束されることのない環境」と謳いあげて地域社会に患者を返すよう求めた法律のため、地域生活の困難な多くの患者が、現在地域に戻されています。

こうした患者はどのくらいいるのでしょうか？　その答えは、主に利用できる外来精神科サービスとリハビリテーションサービスの質によって違ってきます。ウィスコンシン州デーン郡のようなよいプログラムをもつ郡では、症状の重い精神障害者でも、その九〇～九五％は地域社会でうまくケアできるかもしれませんが、サービスの乏しい地域では、地域社会に適応できているのはそういった患者のせいぜい半数といったところでしょう。どんなシステムであろうとも、結局のところ次のような厳しい問いかけが必要です。この人は、長期間保護的環境で暮らすより、地域社会で暮らしたほうが本当に幸せなのか？　この人のＱＯＬが本当によくなるのか？　地域社会がこの人にとって本当に拘束されることのない環境なのか？　あらゆる人を地域社会に戻そうとする動きのなかで、私たちは近年こうした質問を避けてきました。その結果、多くの精神障害者が、彼らがもといた病院よりもっとひどい、養護ホーム、ボーディングホーム、公的保護施設などでの生活を余儀なくされているのです。

したがって、私たちは症状の重い患者のための長期入院病床の必要性を認めなければなりません。このためには保護療養施設という言葉がもつ本来の意味、自分で自分を守ることができない人の保護、を復活させることです。多発性硬化症やアルツハイマー病のようなほかの脳疾患のためには長期入院ベッドが用意されています。なぜ統合失調症にも同じことをしないのでしょうか？

第10章　大事な問題一〇項目

精神病は誰もがかかりうる病気ではあるが、一般の人がこの病気に対して抱く感情はほかの多くの病気とは明らかに異なっている。この病気は人を無気力にし、大なり小なり他人への依存を余儀なくさせる。また、その人の市民権や社会的役割にも明らかに影響を及ぼすうえ、一般の人の不安や恐怖が強いので、とくに回復が見込まれるときには、この病気に対する特別の考慮が必要である。

――『アメリカ精神病学雑誌』（一八六八年）

不運にも統合失調症にかかると、患者も家族も多くの問題を抱えることになります。そのなかでもこれから述べる一〇項目は、ほとんどの人に共通し、かつ長期にわたり悩まされる問題です。

タバコとコーヒー

多くの統合失調症の人の毎日の生活のなかで、タバコとコーヒーはきわめて重要な位置を占めています。この二つは、社会的活動やお金の支出、借金の増大、嗜好品の物々交換などの問題と関連して主要な焦点ともなっています。統合失調症の人のなかには、タバコやコーヒーを手に入れたいと思うあまり、それが日常生活を支配しているかにみえる人もいます。

いくつかの研究によると、統合失調症の人の喫煙率は八〇～九〇％ですが、統合失調症以外の精神科患者の喫煙率はおよそ五〇％です。一般の人々のそれは三〇％ですから、これと比較してきわめて高いといえます。さらに、統合失調症の人にはヘビースモーカーが多く、またタール含量の多いタバコを吸う傾向があることも報告されています。最近の研究では、クロザピンを服用している人は、第一世代薬を服用している人よりもニコチン欲求が少なく、喫煙率が低いことがわかりました。クロザピンは喫煙量を減らしたい患者に適した抗精神病薬といえます。

統合失調症の人にヘビースモーカーが多い理由については、いろいろな説明があります。病棟生活が退屈であることがその理由の一つかもしれませんが、外来患者の喫煙率も入院患者のそれとほぼ同じくらい高率です。ニコチンは人によっては不安を緩和し、眠気を抑え集中力を高めますが、この効果が統合失調症の人にとって、一種の自己治療になっているのかもしれません。この自己治療説を裏づける研究が報告されています。統合失調症の人を調べたところ、この病気のために障害を生じると考えられる特別な脳機能（音感識別）が喫煙によって一時的に改善されたというものです。急にタバコをやめると症状の悪化にもつながるという研究も、この自己治療を支持するものです。別の二つの研究では、抗精神病薬の副作用としてしばしば起こるパーキンソン病様の硬直とふるえが、喫煙に伴って軽減することが示されています。

ニコチンは脳の神経伝達物質の受容体に影響を及ぼし、ドパミンやセロトニン、アセチルコリン、ノルエピネフリンなどの放出を促進することが知られています。脳にはまたニコチン受容体もあり、これらが統合失調症と関係していると考えられます。ニコチンは腎臓の排出機能を亢進させる結果、抗精神病薬の血中濃度を下げることを示した研究がいくつかあります。タバコを吸う統合失調症の人には、吸わない人に比べて抗精神病薬が多量に必要になることが知られています。しかし、これが腎臓の排出機能亢進のためかどうかは定かではありません。

一方、ハロペリドールはトゥレット症候群で起きるチックを軽減しますが、ニコチンがその軽減作用を増強したという報告もあります。

クロザピンやオランザピンと喫煙は密接に関連しています。これら二種類の薬剤は肝臓内の酵素によって代謝されますが、この酵素は喫煙によっても活性化されます。したがって、クロザピンおよびオランザピンを服用し、喫煙をしている患者の血液を調べると、同じ薬剤を服用しているが喫煙はしていない患者に比べると血中濃度が低い――ある研究では約四〇%も低い――ことがわかりました（表8）。反対に、これらの薬剤を服用している患者が突然禁煙を始めると、薬剤の血中濃度が急激に上がって、さらに副作用が生じる可能性があります。またほかの第二世代薬は、異なる酵素によって代謝されるので、喫煙はなんの影響も与えません。

喫煙がもたらす結果についてはよく知られています。統合失調症の人は肺炎や心臓病の死亡率が高いですが、このうち喫煙によるものがどれぐらいなのか、またどれぐらいが比較的貧弱な医療のせいなのかはわかっていません。喫煙はとりわけ、精神的に混乱している場合には危険です。不注意な喫煙から起こるグループホームの大火事は稀ではありません。タバコを吸う統合失調症の人にアカシジアが多いとの報告があります。喫煙はまた遅発性ジスキネジアの危険性を増すという報告が二つありますが、この関連性は別の報告では支持されていません。外来患者に対する禁煙治療の効果はそれほどではありません（例：六ヵ月を過ぎた時点で禁煙できたのは一二%）。ニコチンパッチやニコチンガムを試すのもよいでしょう。

以上の事態をふまえると、統合失調症の人には肺がんが高率にみられるだろうと予想されますが、実際には統合失調症の人の肺がん発病率は一般の人よりもむしろ低く、決して高くはありません。これはこの病気の謎の一つで興味深いものがあります。これについては、抗精神病薬がなんらかの防御的な働きをしているのではないかと推測されていますが、この推測はあたっていないと思われます。というのは、抗精神病薬が導入される前に、少なくとも二つの研究が、統合失調症では肺がんの発症率が低いことを報告しているからです。

統合失調症の人はカフェイン摂取量もまた非常に多いのですが、喫煙ほど正確には計量化されていません。一日に三〇杯以上のコーヒーと何缶ものコーラ（これにもカフェインが含まれている）を飲む患者も報告されています。コーヒー一杯には約八〇mg、コーラ一杯には約三五mgのカフェインが含まれています。また稀に、インスタントコーヒーをスプーンでビンからすくって、そのまま食べてしまう人もいます。ニコチンと同様、統合失調症の人がなぜそのように極度にカフェインを常用するのかはわかっていません。ただし、カフェインが脳のアデノシン受容体に作用し、その過程でドパミンやセロトニン、ガンマアミノ酪酸、グルタミン酸、そしてノルエピネフィリンの代謝に影響を及ぼすことはわかっています。ある研究では、カフェインは筋肉のこわばりやふるえなどのパーキンソン症状を軽くする可能性を示唆しています。

多量にカフェインを摂取すると、カフェイン中毒症状、すなわち神経過敏や落ち着きのなさ、不眠、興奮、顔面紅潮、頻脈、筋肉のけいれんなどを呈することが知られていますが、統合失調症の人でも、多量のカフェインを摂取すると、症状が悪化する人がいます。また、以前はコーヒーと紅茶、とりわけ紅茶は、抗精神病薬の吸収を妨げると考えられていましたが、今のところ確かではありません。精神科入院病棟でカフェイン入りからカフェイン抜きのコーヒーと紅茶に切り替えて、患者の症状に影響するか否かをみた研究が三つあり、一つは患者の症状に改善がみられたと報告し、残りのより最近の二つの研究ではなんの効果もなかったとのことです。

クロザピンとオランザピンはカフェインと密接に関連しています。この二つの薬剤およびカフェインは、肝臓内にある同じ酵素によって代謝されます。したがって、カフェインはこれらの抗精神病薬の代謝を阻害

表8　クロザピンおよびオランザピンの血中濃度に対する喫煙とカフェインの影響

- 喫煙は薬剤の血中濃度を低下させ、ほとんどの抗精神病薬の効果を下げる。
- とくにクロザピンやオランザピンの血中濃度については著しく、約40%も低下させる。
- カフェインはクロザピンやオランザピンの血中濃度を、100%あるいはそれ以上あげ、副作用を増加させる。
- クロザピンやオランザピンに対する喫煙やカフェインの顕著な影響は、リスペリドン、クエチアピン、アリピプラゾールなどの薬剤ではみられない。別の酵素で代謝されるからである。

し、薬剤の血中濃度を上昇させます。カフェインを摂取中の患者と、五日間カフェインを中止した患者の薬剤血中濃度を比較した最近の研究では、カフェインを摂取中の患者では、摂取していない患者と比べると、クロザピン濃度が約二倍でした。この結果から、カフェイン摂取が薬剤の有効性および副作用に著しい影響を及ぼすことが判明しました。しかし、これらの影響はほかの第二世代薬にはみられません。異なる酵素によって代謝されているからです。

喫煙とカフェイン摂取が統合失調症の人の行動に及ぼす影響については、さらに研究が必要ですが、さしあたり私は次の点を指摘しておきたいと思います。

①多くの統合失調症の人には、タバコとコーヒーへの強い嗜癖傾向があることを認識すべきです。もちろんある一定の上限、たとえば一日一箱のタバコと四杯のコーヒー（あるいは四本のコーラ）などを設定する必要がありますが、上限を設けるのはこれらをまったく禁止することとは異なります。私の経験では、強度のニコチン・カフェイン常習者になっている患者のなかには、欲求を満たすために奪い合いの喧嘩を始めたり、衣類を売りさばいたり、あげくは売春行為に走ったりする人さえいます。

②統合失調症の人のなかには、タバコとコーヒーが人生最高の楽しみとなっている人もいることを知っておいてください。悲しいことですが、これは現実なのです。そのような楽しみを奪ってもなお得るものがあるとの確信がない限りは、楽しみを奪い取ってはなりません。医療施設評価合同委員会が決めた病院内での禁煙は、病院をわが家とする統合失調症の人に対する配慮が欠けていますし、突然禁煙すると統合失調症の症状を悪化させるという報告を考慮していません。

③ただしタバコを吸う統合失調症の人には、喫煙上の安全性（例：病床での禁煙）の確保、指定場所のみでの喫煙の遵守、間接喫煙による他人への有害な影響の防止義務など、このような規則に従わない場合の明確な罰則を設け、それを実行すべきです。

④タバコとコーヒーはたいていの統合失調症の人にとって大切なものですから、服薬遵守などの重要な行動を促進するための、いわば取引手段として利用できます。かつてこれは賄賂といわれましたが、今日ではごほうび作戦と呼ばれ、効果的です。

アルコールと麻薬

統合失調症の人のアルコールと麻薬の乱用は大きな問題であり、しかもこの問題は明らかに深刻になりつつあります。地域の調査で、統合失調症の人の三四％はアルコールを、二六％は麻薬を、そして全体では四七％が少なくともどちらかを乱用していたと報告されています。二〇〇二年の全国調査によると、精神障害者は障害をもっていない人と比べると、アルコール、麻薬乱用の率が二倍だということがわかりました。その程度は、一時的な乱用から継続的な乱用までさまざまです。

統合失調症の人がアルコールや麻薬を乱用するには多くの理由があります。最も大きな理由はおそらく、統合失調症ではない人がアルコールや麻薬を乱用する場合と同じで、つまりはいい気分になるからです。物質乱用は普通にみられるものであり、統合失調症の人だけは例外であるという理由はありません。したがって、アルコールや麻薬を乱用する統合失調症の人は、たとえ病気にならなかったとしても乱用していたと考えるべきです。

アルコールと麻薬の乱用が統合失調症に特殊である理由はほかにもあります。社会的に孤立し、退屈しきっている人は、しばしば物質乱用を通じて社会的なつながりをもつことができ、また、さしあたりすべきことが見つかります。統合失調症の人のなかには、不安やうつ気分をやわらげたり、気分の高揚感を得るために、アルコールや麻薬を自己治療として用いている人がいます。ある研究では、アルコールはうつ気分をやわらげ、睡眠を改善させる一方で、幻聴や妄想を増加させるとしています。また、統合失調症になりやすい素因とアルコール依存症の素因との間には遺伝的な関連があるという可能性もありますが、この点に関する確証はありません。

アルコールや麻薬を乱用した結果もたらされるのは、統合失調症の人でも一般の人でも同じで、家族をはじめ人間関係の崩壊、失職、家屋の没収、借財、身体の病気、そして逮捕と拘留です。さらに、物質乱用のある統合失調症の人には、多彩な症状、暴力行為、精神科緊急サービスの頻回利用などが多くみられ、抗精神病薬をきちんと服用しようとせず、また、再入院率も乱用のない患者よりも高いことがわかっています（第11章参照）。このような患者のうち、かなりの人が最後にはホームレスになっているのです。

重症の物質乱用がある統合失調症の人の治療サービスはうまくいっていません。多くの人は精神疾患治療システムと物質乱用治療システムとの間をピンポン玉のように行ったり来たりし、両方のサイドから拒否されます。つまり、いやがられる患者なのです。ただ、ある予備研究では、クロザピンはアルコールの摂取量を減らせるとのことなので、アルコール依存の人に試す価値はあります。

数は限られていますが、精神疾患をもつ物質乱用者用プログラムと呼ばれている治療プログラムがあります。このなかでとくに注目されるのは、サービスの統合と継続的ケアを目的としてニューハンプシャー州に創設された「継続的治療チーム」プログラムです。これによって、統合失調症で治療を受けている患者の半数以上がアルコール依存症から回復し、安定していると報告されています。

アルコール依存と薬物中毒については、さまざまな治療が試みられています。アルコール依存症の団体と薬物依存者の団体が用いる回復のための「一二ステップ自助法」は、わずかながら統合失調症の人にも効果が認められています。一方、簡便な六ステップ法がより有効な人もいます。このようなプログラムに共通する問題の一つは、それらが薬物をいっさい中止するようすすめていますが、それには抗精神病薬も含まれると解釈される恐れがあることです。もう一つの問題は、統合失調症の人にとっては、アルコール依存症の団体と薬物依存者の団体のプログラムですすめられているグループ討論会のような場は、概して苦手なことです。

ある状況では、統合失調症の人のアルコールと麻薬の乱用を抑えるために、強制的な監視手段を講じる必要があります。これはとくにアルコールや麻薬の乱用中に暴力的になったり、トラブルを起こしたりする患者には必要です。麻薬を使用しているかどうかの判定には尿検査が用いられ、またアルコールに反応して色が変化するパッチテストを現在開発中です。毛髪分析は、アンフェタミン、バルビツレート、コカイン、ヘロイン（マリファナは除く）の使用後三ヵ月まではこれらの成分を検知することができます。アルコール乱用はジスルフィラム［お酒が飲めなくなる薬、製品名：ノックビン］を用いることでコントロールすることができます。これを服用して二四時間以内に飲酒すると身体の具合が悪くなります。ジスルフィラムは統合失調症の人に用いることができますが、抗精神病薬の血中濃度を下げる傾向があるため、服用中は抗精神病薬を増量する必要があります。

家族は、統合失調症の人のアルコールや麻薬の乱用がしばしば問題となることを、またそれを見つけるにはどうしたらよいかを、知っておく必要があります。多額のお金を消費し、その理由の説明がつかないようなら要注意です。物質乱用者にその乱用による影響や結末をきちんと教えること、摂取の限界を明確に設定し、それを忠実に守らせること、そして（しばしば問責保留の人に対して裁判所から命じられる）強制的な治療を受けさせること、などが包括的治療計画の重要な点です。

そもそも統合失調症の人はお酒を飲んではいけないのでしょうか。多くの臨床医は飲むべきではないと言います。過去に暴力行為がみられ、あるいは飲酒で症状が悪化するような場合は私も同感です。しかしそういうことがなく、またアルコール乱用の傾向もないのであれば、統合失調症の人がたまのお付き合いでお酒を飲んではいけない理由はありません。それが患者の楽しみであり、社会的習慣の一部になっている場合はなおさらです。一日の終わりに友達と一緒に飲む一杯のビールや夕食時のワインは、生活にうるおいを与えます。はっきりした理由がない限り、統合失調症という不運に見舞われた人にさらにペナルティを科すべきではなく、またほかの人が自由に手にできるささやかな楽しみを奪ってはならないのです。同時に私は、患者や家族に、飲酒量の限度を決めて（例：一日ビール二缶、あるいはグラス二杯のワイン、あるいはアルコール約三〇ml）、アルコール乱用の徴候がないか絶えず注意を向けてください、と告げるようにしています。

統合失調症の人の麻薬使用については、これは一言で「だめ」と断言できます。たとえマリファナでも、多くの患者には予想外の精神病症状を誘発する恐れがあり、完全に回復するのに何日もかかることがあります。私が治療した若い男性は、薬を服用していれば実際に問題となる症状はほとんどみられなかったのですが、マリファナを吸うと数日間激しい精神病症状が出ました。もちろん、統合失調症の誰もがそのような劇的な反応を示すわけではありませんが、誰がそうなるかという予測もつきません。統合失調症の人の一部はマリファナを使用することにより病状が改善する、と主張する研究者たちもいます。しかし強力な薬物、とくにPCPやアンフェタミン（俗称：スピード）などは、統合失調症の人にとって毒薬のようなものです。家族はあらゆる手段を講じて麻薬の使用を思いとどまらせるべきであり、もし麻薬使用の疑いがある場合は家に入れてはなりません。とくにかつて攻撃的・暴力的行為があった場合には、この原則は絶対的です。統合失調症の人による殺人はたいてい麻薬使用後に起こっています。麻薬を使わせないために厳しい手段をとることはまったく理にかなったもので、家族と同居するためや、家族から支援を受けるため、あるいは入院しないための条件として、患者に麻薬の定期的尿検査や毛髪分析を義務づけることもあります。

性生活と妊娠、エイズ

性は男女を問わず誰にとっても重要な問題であり、統合失調症の人は別だと考える理由はまったくありません。精神障害者は性には無関心であると一般に考えられていますが、これは間違いです。統合失調症ではない人と同じように、統合失調症の人も性にまったく興味のない人から、そのことで頭がいっぱいの人までいます。

どの一年間をとってみても、統合失調症の人の三分の二は性的に活動的であるという研究報告があります。女性の外来患者を調べたある研究では、その七三％は性的に活動的であったと報告しています。また、男女の外来患者を対象とした別の研究では、六二％が性的に活動的であり、そのうちの四二％の男性と一九％の女性は過去一年間に複数のパートナーと性的関係をもっていたことが報告されています。精神科入院患者の調査でも、六六％は過去六ヵ月の間に性的な活動があったことが確認され、一方、州立精神科病院の長期入院患者の調査でも「性的活動が病院内で広く認められる」と述べています。反対に性的活動がない患者もいます。イングランドの研究では、統合失調症の人の三分の一が「性交渉が一度もない」と報告しています。

しかし、統合失調症の人の性的活動は、統合失調症ではない人と比べると難しい問題があります。仮に、相手が危害を加えようとしているという妄想をもっている場合や絶え間ない幻聴に悩まされている場合に、セックスがどんなに複雑なものになるか想像してみてください。統合失調症の人の性という微妙な問題を扱った論文で、ローゼンバウム博士はある患者について次のように記しています。その患者の性交中に「寝室にいる天使や悪魔が皆、次はこうしろとかそれはダメだとかいちいち指示してきた」。そして博士はこう結んでいます。「誰にとっても性的なことを〝うまくこなす〟のは容易なことではない、ましてや現実的にあれこれ制限されている患者にとってはなおさら困難に違いない」。

抗精神病薬の副作用のために、患者の性生活が妨げられる場合もあります。これは第二世代薬でも第一世代薬でも変わらないようです。ある研究では、抗精神病薬を服用中の患者の三〇〜六〇％に、性欲の低下やインポテンツ（男性）、オルガズム不全、そして月経不順など、性的機能に影響がみられると報告されています。患者は通常これを口にはしませんが、このような副作用が服薬中断の大きな理由の一つなのです。これらの副作用を検討するにあたり、統合失調症になる前、あるいは抗精神病薬を服用する前から性機能障害のある人もいることを考慮しなければなりません。一般人口からすると性機能障害のある人は少なくないからです。たとえば、最近のある研究では、性機能障害を訴えたのは、抗精神病薬を服用している統合失調症の人で四五％、対照群でも一七％でした。したがって薬剤による副作用は二八％となります。抗精神病薬のために性生活が改善したという報告も数件あります。たとえば、二人の異性愛者は「用法用量を守って抗精神病薬を服用していたら、日常的に二～六時間持続的に性的活動を行うことができました」と話しています。

もう一つの問題は、患者が性的関係で対等であるか、あるいは性的状況で弱い立場に立たされていないかをどのように判断したらよいかということです。これは一般に女性について言えることですが、同性愛者ではときには男性も弱い立場に立たされる場合があります。家族は次のような点を心にとどめるようにしてください。彼女は性的場面ではないところでも、男性に対して「いや」と言えるだろうか？　もろもろの日常的な場面で彼女はしっかりとした判断を下せているだろうか？　出逢いから性交渉にいたるまでの過程で慎重だろうか？　男性とは関わり合わないようにしているのか、それとも男性を求めているのだろうか？　タバコや食べ物など特別な報酬を主な目的として、セックスに同意しているのではないだろうか？

患者をよく知るグループホームの職員や精神科病棟の看護職、担当医は、その患者の性に関する意向をきちんと把握していることがあります。たとえば、ある女性患者の両親はハーフウェイハウスで彼女が性交渉をもっていて、自分はいいようにされていると聞かされひどく憤慨しました。ところが、ハーフウェイハウスの職員との話で、実は彼女のほうが性交渉相手を求めていたこと、またいいようにされているという彼女の言い分は両親からとがめられないための方便であることがわかりました。しかし本当に不利な立場に立たされ、利用されているのであれば、その女性の行動に注意し、規制することが必要です。単にタバコを手に入れたいために性交渉に同意してしまう女性には、適切にタバコを提供できるように家族と看護職がきちんとした計画を立てる必要があります。それによって売春行為を未然に防げるのです。

もう一つの問題は避妊です。これは、多くの統合失調症の人にとって先の見通しを立てることが難しいからです。ある権威筋によれば、「アメリカで脱施設化が始まって以来、精神障害の女性の出産率が三倍に増えていると概算」されています。妊娠したくないのに妊娠してしまうことが、統合失調症の女性には比較的多くみられます。ある研究では、そのような女性の三一％が人工妊娠中絶を経験していました。第7章に記載しましたが、第一世代薬から、クロザピン、オランザピン、クエチアピン、アリピプラゾールなどの第二世代薬に切り替えた場合、避妊薬や避妊具を用いない限り、妊娠の危険性が高まります。第一世代薬では血中プロラクチンが上昇し、排卵しにくくなります。しかし、リスペリドンを除くこれらの第二世代薬は、血中プロラクチンを上昇させず、排卵には影響しません。

妊娠ばかりでなく、エイズやほかの性感染症も予防するという点で、一番望ましい避妊法はコンドームです。しかし問題は、多くの男性がこれを使おうとしないことです。統合失調症の女性の避妊には、倫理的側面からも重大な問題があります。なかには宗教的理由から避妊を望まない女性もいますし、妊娠したいため避妊しない女性もいます。この問題が深刻なのは、一方で、可能なうちに赤ちゃんを産んでおきたいという、たとえば三六歳の統合失調症の独身女性の気持ちはよくわかりますが、また一方で、こういう状況で産まれた子どもは、その病気の母親に完全に依存せざるをえないということも明らかな点です。両親がともに統合失調症である子どもについての遺伝的事実は深刻で、こういった子どもの三六％が結局は統合失調症になると推定されています（第12章参照）。また統合失調症の人の多くが、幼い子どもの養育という負担がなくても、自分自身の身の周りの始末をすることさえ難しい状態であることも事実なのです。ある研究は「統合失調症では親としての役割を果たせない危険性が著しく高くなる」と述べています。精神科外来患者である女性八〇人を調べた研究によれば、彼女たちの子ども七五人のうち、実の母親によって育てられていたのは、わずか三分の一でした。統合失調症の母親は、子どもの面倒をみることができないために親権を失うことがよくあります。精神障害をもつ母親の調査によると、当然ながら自分の病気をよく理解している母親ほど、そうではない母親たちよりも子育てが上手ということでした。

妊娠したことがわかると、患者と配偶者およびその家族はしばしば苦境に立たされます。中絶をするか、養子に出すか、そのどちらも考慮されるべきです。責任ある決定を下すには、精神科医とかかりつけの医師、弁護士、牧師、ソーシャルワーカーなどに相談する必要があります。こういった相談によって最善の方策が見出されることが多く、また、その結論にいたる過程での多くの働きかけが、患者とその家族の負担を軽くしてくれます。昔はこういった場合、養子に出すのが普通でしたが、その場合受け入れ先の家庭は子どもの実母が統合失調症であることを知らされませんでした。

統合失調症の女性は、妊娠期のケアを受けようとせず、指示に従おうとしない傾向のあることが知られています。また、統合失調症の女性には妊娠期と出産時に合併症が多くみられるという研究がいくつかありますが、別の研究ではこれを否定しています。デンマークの研究では、統合失調症の女性は予想を上まわる確率で早産児と低体重児を出産していたことが報告されています。また、とくに気がかりなのは、オーストラリアからの報告によると、統合失調症の女性から産まれてきた子どもに知的障害があることが多く、かつ一歳の誕生日を迎える前に死亡するケースが多いといわれていることです。

統合失調症の女性が妊娠したときには、妊娠中も抗精神病薬の服用を続けるべきかどうかという難しい問題があります（表9）。妊娠した女性は薬をいっさい飲まないことが最も安全ですが、これは統合失調症の女性には不可能です。抗精神病薬は数多くの妊娠中の女性に使われており、ほかの薬に比べれば安全なほうです。しかし最近の研究で、ときに成長過程の胎児に奇形や先天性異常をもたらすことが明らかにされています。したがって、まったく安全なものと見なすべきではなく、絶対に必要とされる場合にだけ用いられるべきです。そのような危険性が生じるきわめて重要な時期は、妊娠初期の三ヵ月間です。母乳を与えているときは、抗精神病薬は投与すべきではありません。母乳に含まれる薬は少量であっても、乳児の肝臓と腎臓は未成熟であるために薬が体内に

表9　抗精神病薬と妊娠

現在わかっていることに基づいた、妊娠中の統合失調症の女性に対する合理的な投薬計画

①その女性が再発することなく過ごせるようであれば、妊娠の初期3ヵ月間は抗精神病薬を中止すること。
②症状が再び悪化するようなことがなければ、その3ヵ月間を超えて妊娠期間中はできるだけ長く無投薬とすること。
③もし投薬を再開する必要が生じたら、薬の種類に関係なく、以前よく効いた薬を使うこと。妊娠中、抗精神病薬のどれがより危険かについては、十分なデータがなくわかっていない。
④妊娠中には使用を避けたほうがよいというデータのある薬剤は、リチウム、カルバマゼピン、バルプロ酸で、統合失調症の治療では補助的薬剤として使用されている。
⑤どんなことがあっても投薬はしない、などと断定的な対応をしないこと。必要なときには投薬すべきである。妊娠中の急性精神症状はそれ自体が妊婦と胎児の両方に危険である。
⑥妊娠前あるいは妊娠のできるだけ早期に、薬の問題を詳細に話し合うこと。家族・関係者すべてがいくつかの選択肢を確実に理解すること。服薬の中止が決定したら、以後医者から忠告が出た場合には、患者に服薬を再開する意志があることを明記した契約書を作成しておくこと。たとえ精神症状のために気が変わっても、この契約書に拘束力をもたせるべきである。その結果、必要であれば強制的な治療も可能となる。

蓄積します。服薬の必要な女性は哺乳ビンを使い、あえて危険を冒す必要はないと思われます。

エイズは新たに統合失調症の人の健康を脅かすものになっています。州立精神科病院の入院患者のＨＩＶ陽性率の調査では、テキサスの一・六％からニューヨークの五・五％までバラツキがあります。しかしこれはすべての精神疾患を含む全患者を対象にしたものです。とくに統合失調症の入院患者のＨＩＶ陽性率を調査した唯一の報告によれば、ニューヨーク市の大学病院での陽性率は三・四％でした。すべての研究の結果からも予想されているように、他人と一緒に薬物乱用をするとＨＩＶ陽性になるリスクが著しく高くなります。最近の研究では、精神障害のあるホームレスで薬物およびアルコール依存の人のうち、六・二％はＨＩＶ陽性であるという報告があります。

統合失調症の人は、エイズとその危険因子についてほとんど理解していないと報告されています。統合失調症の女性を対象としたある研究では、握手しただけでエイズにかかると答えた人が三六％、便座から感染すると答えた人が五八％、コンドームがエイズ予防になることを

知らなかった人が五三％もいました。統合失調症の人の過去六ヵ月間のコンドーム使用を調査した一九九三年の研究で、性交渉の相手が一人の場合、ずっとコンドームを使用していたのは八人中二人で、複数の交渉相手がいた場合は、一五人中たった一人だけでした。別の研究では、精神障害者の三分の一が、ＨＩＶ感染の高い危険因子である性感染症の治療を受けていました。ここで述べたことは、統合失調症などの精神疾患を抱える人々のエイズという大きな問題の始まりの部分を概観しているにすぎません。

エイズに関連する問題で、患者と家族は何ができるのでしょうか。公の場での討論、教育、そしてコンドームの使用は、明らかに必要であり、最優先されるべきものです。エイズはわれわれ全員に関わる問題であり、統合失調症の人にとっても例外ではありません。

犯罪被害

統合失調症の人はよくなんらかの被害に遭いますが、その被害はめったに報告されません。思考障害や精神的混乱のために、自分の財産や持ち物を管理することが一般には難しいのです。また、状況を正確に把握できないため、自分の身を危険にさらすことがあります。とくに統合失調症と薬物乱用を併せ持つ人では、このことが顕著です。コネチカットの最近の研究は「社会的孤立と認知障害のために、誰を信用すべきか判断を誤ってしまうことが麻薬売人の被害に遭う理由であろう」と結論づけています。麻薬売人にとって統合失調症の患者は「いいカモ」なのです。一般的にグループホームは、犯罪者が集まる環境の悪い地区に建てられているので、この状況を悪化させています。これは、狐がたくさんいる森の真ん中に、鍵のかかっていないウサギ小屋を建てるようなものです。

窃盗と暴行は、統合失調症の人がよく被害に遭う犯罪です。ロザンゼルスのボードアンドケアホームの利用者を調査した研究では、利用者の二七八人中三分の二は統合失調症で、前年度を含むとその三分の一が窃盗や暴行の被害に遭ったと報告しています。またノースカロライナ州の精神科病院に入院していた一八五人の調査では、過去四ヵ月のうちに二〇%の人が非暴力犯罪、七%の人が暴力犯罪の被害に遭っています。公的保護施設に住んでいる統合失調症の人はとくに危険で、ニューヨーク州の公的保護施設では「出所後直接保護施設に入所した〝ムショがえり〟に精神障害者はカモにされやすい。社会保障障害者小切手の受取人はひったくりに狙われる」といわれています。また、統合失調症の女性にはレイプの危険が常にあります。ニューヨーク州での女性二〇人の調査は、一〇人がレイプされた経験があり、そのなかで半数もの人が二回以上レイプされたと報告しています。

ただ、暴行、強盗、レイプといった犯罪被害を警察に訴える統合失調症の人は半数にも満たないのです。これらの犯罪被害を精神障害者が警察に訴えても、警察はその訴え自体を疑い、失礼な態度をとり、ときには怒り、助けてくれません。犯罪被害について訴えるとき、統合失調症の人は思考障害のために事件について筋の通った話がなかなかできないということも、もう一つの問題です。したがって警察は、加害者を裁判に連れ出したとしても、被害者はきちんと証言をすることはできないだろうと考えてしまうのです。

統合失調症の人の安全を守るための方策がいくつかあります。一番重要な方策は、グループホームやその他の居住施設を犯罪多発地区に建てないことです。一人で暮らしている統合失調症の人は、一部助成金を受けられるような住居に住むとよいでしょう。多くの都市では、補足的所得保障や社会保障障害保険でまかなえる住居は犯罪多発地区に建っているからです。これは、統合失調症の人は大都市に住むよりも小さな町に住んだほうが生活の質が高くなる主な理由でもあります。

別の方策は、被害に遭わないために何をすればよいか、遭ってしまったら犯罪被害を警察にどう報告するかを教えてくれる、自己防御のための組織だった講習会を開くことです。地区の警察をグループホームやデイプログラム、クラブハウス、あるいはほかの集会所に講師として招けば、講習会で学んだことがよりたやすく実際の生活に反映できるだけではなく、警察と患者の交流にもつながるでしょう。

守秘義務

患者の医療情報から家族が締め出される守秘義務は、家族が頻繁に出くわす不愉快で不合理な問題です。二〇〇二年に患者情報のプライバシー保護を提唱した「医療保険の相互運用性と説明責任に関する法律」が通過して以来、この問題はさらに悪化しました。医者と患者間の守秘義務は州によって一部異なりますが、総じて州法で管理されています。この法律は医者と患者の関係を守るために策定され、ほかの精神科医療専門職についても適用されることになりました。しかし、これらの法は絶対的なものではなく、いつでも改定することができます。また、患者や公共の利益を優先するときには、これらの法は正当に破棄することができます。たとえば統合失調症（あるいはほかの精神障害）の人が誰かに危害を加えたいと思っている、あるいは実際に殺人の計画を立てていることを医者に打ち明けたとします。かつては、医者と患者間の守秘義務として、法律的にも開示することはできませんでした。しかし一九七九年カリフォルニア州の裁判所は、精神科医療の専門職は被害を被るかもしれない人に告知する義務がある、という判決を下しました。これはタラソフ判決と呼ばれ、ほかの州でも適用されるようになりました。

最近になってプライバシー保護法に縛られるあまり、家族だけではなく総じて精神科医療全体にもさまざまな問題が引き起こされています。多くの場合、精神科医療の専門職自身も、どのような情報であれば伝えてもよいのか明確にはわかっていないためです。最近の調査では、精神科医療の専門職の五四%は「どのような情報が守秘義務の範囲に入るのかわからない」とし、九五%は「守秘義務について慎重な考え方をしている」ことが明らかになりました。その結果、家族は患者を適切に世話するための情報を医療専門職から十分に得られなくなります。また、ある地区の精神的ケアシステム（例：郡留置場の精神科）がほかの地区のシステム（例：地域精神保健センター）からある人の精神科病歴の情報を得ることは難しいという問題もあります。

もちろん守秘義務を厳守すべき状況もあります。そのような状況とは、統合失調症の人がきちんとした病識をもち、精神科医療の専門職に対し、家族には言わないでほしいとはっきりと伝えた場合です。家族に対しての怒り、家族が自分をコントロールしているという思い、最近中絶したことを知られたくないなど、理由はさまざまです。

さらに多いケースですが、患者にほとんどあるいはまったく病識がなく、自分の情報を開示することが自分に有益かどうかを判断できない人についても、守秘義務があるのです。患者は次のようなことを言って、自己矛盾に陥ってしまいます。「私は病気ではないのだから、病気のことについてあなた（専門職）から家族に話すことなどできないはずだ」と。

このような状況では、精神科医療の専門職は家族からの問い合わせの電話に対しても「申し訳ありませんが、守秘義務のため、お話しするわけにはいかないのです」としか言えません。もし、そのような答えはおかしいと言おうものなら、精神科医療の専門職は自分たちの身を守ろうとするはずです。守秘義務で最も難しいのは、「申し訳ありませんが、守秘義務のため、お話しするわけにはいかないのです」という言葉をどう解釈するかです。同じ言葉でも、話す人によっていろいろな意味合いが込められます。適切に解釈できるのなら、問題は解決する方向に向かっていくでしょう。よくある解釈について、次のように例をあげました（次の会話はたまたま男性同士の会話ですが、もちろん女性の間でも同様です）。

フロイト博士：「私見ですが、患者さんの統合失調症の原因の一部はご家族にもあると思われます。患者さんを少し放っておかれればよくなるでしょう。私のところへ来られてもなんの解決にもなりませんよ」

ミルクトースト氏［意気地なしという意味］‥「上司の許可がなければお話しすることはできません。それに私も雇われの身ですから、あまりべらべらと話さないほうが身のためなのです」

インチャージ氏［管理者の立場にいるという意味］‥「あなたが必要としている情報をもっていますが、少なくとも今は教えるわけにはいきません。私がえらい人間だということで敬意を払っていただかなければ」

ローヤー氏［弁護士という意味］‥「私はあまり話さないほうが自分の身のためなのです。そうすれば、あなたが私や私の病院を訴えることもないでしょう。それに話しすぎれば、治療をやりそこなってしまったことを悟られてしまうでしょうから」

守秘義務についての、あまりのばかさ加減を、統合失調症の若い息子をもつ母親の話で紹介しましょう。母親は息子がボストンの精神科病院に収容されていた六ヵ月の間、なんとか彼の情報を得ようとしました。

息子がどのように過ごしていたかなんて、一度も聞かされなかったわ。病気の経過が良かったのか悪かったのか、全然わかりませんでした。担当のソーシャルワーカーに、毎日のように聞いたんですけど、いつも「ダニーが家族に話してもいいと言ってくれないんです。ですから、どんな調子かをご家族に教えるわけにはいきません」という答えでした。

こういう返事を、最初の一ヵ月かそこら聞かされ続けたあと、ある日、私が心配のあまり衰弱しているのを見て、哀れと思ったのでしょう、そのソーシャルワーカーは私の質問に答えてくれました。「ダニーは、自分がどんな具合かを、私があなたに教えることを許してくれないんです。でも、今日は、病棟の患者さんたちはみんな元気ですよ」。そんなソーシャルワーカーの暗号のようなメッセージでも、おかげで私はずいぶん気分が落ち着きました。でも残りの入院期間中ずっと、こんな暗号めいたメッセージ以外何も聞かせてもらえなかったのです。私は、この制度が私の息子と同じくらい病んでいて、もっと改善される必要があると確信しました。

守秘義務にまつわるさまざまな問題を解決するには、家族は多くの統合失調症の人にとって、ただ家族であるだけではなく、治療チームとしての重要な一員であると認識することです。統合失調症の人が長期入院することはなくなりました。その代わり、地域で、家庭で治療されるのです。家族は、統合失調症とその治療についてますます多くの情報を得て、学習しています。現在は、精神科医療の専門職と同じぐらいの知識を有する家族も珍しくありません。家族が法的にケアの担い手として受け入れられれば、守秘義務の問題は解決しやすくなるでしょう。

服薬中断

統合失調症の人の服薬中断は、家族を失望させる元凶であり、また再発と再入院の最大の原因です。数々の研究が、退院後二年以内に患者のおよそ七〇％は服薬を中断していることを示しているように、服薬中断は頻繁にみられ、また高くつきます。ある研究グループの推定によると、統合失調症の服薬中断による経済的損失は、年間およそ一億三六〇〇万ドルにのぼります。服薬中断は高血圧や心臓病、関節リウマチ、そして結核などのほかの病気でもみられますが、統合失調症では損失の規模はさらに大きくなっています。

統合失調症の服薬中断の主な理由は八つあります。最も重要な理由は疾病失認（病識欠如）、つまり自分が病気であることを認識できないためです。第1章で述べたように、病識欠如はもともと生物学的なもので、前頭葉、帯状回、そして右大脳半球の障害によるものです。病識欠如の結果どんなことになるかは容易に想像できます。自分は病気ではないと思う人が薬を飲むでしょうか？　たとえばある研究では、病識のある患者で服薬指示に従っていた人の数は、病識のない患者の二倍にもなっています。したがって、病識があることと再入院率が低いことの間には相関関係がみられたという多くの報告も頷けます。病識を欠くために服薬指示に従わなくなり、その結果、再発から再入院へ、となってしまうのです。

疾病失認は、否認とは別に考えるべきものです。二つめの理由である否認の場合、患者は自分が病気であることは知っていますが、病気であることを認めようとしないのです。服薬することで、自分が病気であることを毎日認識させられます。服薬しないことは、自分が病気であることを否認することです。否認はたいていの場合、症状が再発するまで続きます。病識欠如は生物学的要因によるものであり、否認は心理学的要因によって引き起こされるものです。精神障害のある女性が自分の病気を否認することについて、こう語っています。

> 自分が病気だと思いたくなかったので、服薬について自分勝手なこじつけをしました。「私は病気だから薬を飲んでいる」と考える代わりに「薬を飲んでいる。だから病気だ。もし薬をやめれば元気になる」と考えたのです。

統合失調症の人の服薬中断の三つめの理由は、薬の副作用です。統合失調症のエッソ・リートは、「残念ながら病気それ自体というよりも、抗精神病薬の副作用のために何もできなくなってしまうことがしばしばあります。副作用を抑えるために飲んだ薬で、さらに副作用が出たという経験さえあるのです」と語っています。副作用が比較的少ない第二世代薬が世に出たことで、服薬がしやすくなるかと思われました。しかし最近の研究は、残念ながら服薬遵守について第二世代薬と第一世代薬とではさほど変わらないとしています。

大部分の精神科医は薬の副作用を見分ける臨床的な能力が不十分であるということが、調査から明らかになっています。たとえばある調査は、「主な副作用が臨床的に見落とされている場合が非常に多いことがわかった」と報告し、別の調査では「精神科医は副作用の二四%と症状の二〇%を、単に患者の気にしすぎと誤った判断を下していた」とあります。抗精神病薬の副作用のなかで最も厄介なものは、アカシジアとアキネジア［緩慢な動き」、性的機能の障害です。統合失調症の人の服薬拒否を早くから調べた研究は、「薬の服用をためらうことと、錐体外路症状、とりわけ軽度のアカシジアの出現との間には、統計学的にもはっきりと相関関係があった」と述べ、アカシジアは時間の経過とともに変化するので「あるときは何も起きず、二週間後には同量でアカシジアあるいは錐体外路系の症状が出現することもありうる」と述べています。したがって、患者に抗パーキンソン薬を余分に処方し、必要に応じてそれを服用することがすすめられます。また、アキネジアはもともと主観的な体験であり、臨床医にとってとくにうつ状態との見分けが難しいものです。

統合失調症の人が薬をきちんと服用しない四つめの理由は、医者・患者関係がよくないためです。患者に対して最良の抗精神病薬を選び、その適量を決める作業は、医者と患者との共同作業です。この問題について、ロナルド・ダイヤモンド博士は「重要なことは、患者の言葉に耳を傾け、薬に関する患者の経験を真剣に受け止めることです」と明快に述べています。患者の立場からベティ・ブラスカも、同様の指摘をしています。「精神科医の過ちの多くは、結局のところ、患者自身が自分の病気に関しては最も習熟しているということを医者が認めようとしないことにあります。統合失調症の人自身が自分の病気については専門家なのです」。

ところが、アメリカ精神医学界での平均的な医者・患者関係は、「副作用なのに医者はいっこうに聞く耳をもたないし、ちっとも真剣に受け止めてくれません」という愚痴に表れています。医者と患者の関係がうまくいっていない理由の一つは、アメリカの公立病院の精神科医の多くが、医者は権威者で、患者は医者の忠告や判断に口を挟むべきではないという考えの、アメリカ以外の国で研修を受けている医者だからなのです。もう一つの理由は、たいていの地域精神保健プログラムでは、精神科医の診療は平均的に二、三ヵ月に一回、それも一五分ほどで、服薬を確かめる程度であり、そのような短時間では深刻な副作用は別にしても、それ以外の話題はほとんど不可能だからです（第7章「患者・家族の薬に関する知恵」参照）。

五つめに、妄想から服薬を拒否する患者もいます。妄想は、誇大的なもの（例：自分は全能であって薬を必要としないなど）や被害的なもの（例：他人が薬を使って自分を毒殺しようとしているなど）のどちらかです。六つめに、混乱、思考がまとまらない、またはほかの認知障害のために薬を服用しない患者もいます。七つめとして、薬に頼っていると依存してしまうのではないかと恐れて服用しない人も少数ながらいます。これが男性に多いのは、薬を服用するのは男らしくないと考えるからです。

また、これも統合失調症の人のごく一部ですが、八つめとして、薬を服用すると妄想がなくなり、自分が重要人物ではなくなる気がする、という理由で服用をやめてしまう人もいます。これは、妄想時に自分が政府などから追われていると信じている妄想型の統合失調症によくみられます。リチャード・マックリーンは『回復―治癒ではなく』の中で以下のように言っています。

薬を服用してから数ヵ月経って、たいていの症状がなくなりました。ナンバープレートを観察するために車を追いかけたり、何かメッセージを聴くためにラジオをつけたりしなくなりました。もとのようにラジオを聴いて楽しむことができました。けれども、人生に面白味がなくなりました。妄想があったときには、いやな感じはあっても、自分がいつも何かの中心にいるように思えました。ところが今は味気なく、退屈な現実のなかに囲い込まれているような気がします。病気を懐かしく思っているわけではありません。以前は波に乗っていたのに、今は砂浜の上にいるという感じでしょうか。

服薬中断に対してどう対応したらよいのでしょうか。家族や精神科医療専門職は、まず患者がこっそり薬をやめている割合が高いことなど、服薬中断がどれほど多いかを知っておくこと、また服薬中断の理由を知っておくことが重要です。というのは、病識欠如・否認・副作用・よくない医者―患者関係・妄想性思考など、それぞれの問題の解決法はまったく異なるからです（表10）。

ただどの場合でも、患者に対する教育が有効です。患者が薬についてどれだけ知識をもっているかを退院時点で調べたある研究によれば、患者の三七%がなぜ服薬する必要があるのか理解しておらず、四七%はいつ服薬したらよいかもわかっていませんでした。この結果が、部分的には病気による認知障害と関係していることは確かです。薬を一日ごとに区分けする容器を用意したり、一日一回投与にすれば服薬が容易になります。どの薬をいつ服用すべきかを教えてくれる自動システム（例：メディモニターシステム）が開発されました。これをパソコンや電話につなげると、ビーッという音やメッセージで知らせてくれ、主治医やクリニックにも結果を通知してくれます。また二〜四週に一回の投与で済むフルフェナジン、ハロペリドール、リスペリドンのデポ剤を利用するのも有効な方法です。

精神科医が患者に一方的に命令するのではなく、パートナーとして快く受け入れるようになれば、医者・患者関係は改善できます。もちろん薬の種類や用量の変更、あるいは副作用などには注意を払わなければなりません。患者に副作用に関する日記をつけてもらうことや、薬の必要量を増減する自主性をもたせることは、ともに有益なものとなります。投薬は、リスクとメリットとを天秤にかけながら取引をする、患者と医師の一種の共同作業として進められるべきです。服薬中断によるリスクは、再入院と暴力行為、拘留、ホームレス、そして自殺などであり、一方そのメリットは、副作用が生じないことです。薬をきちんと服用したときのリスクには薬による副作用がありますが、そのメリット

表10　服薬遵守をより確実にする方法

①薬を飲むことのメリット、服薬中断のリスクについて患者を教育する
②医者・患者関係を改善するか、医者を代える
③薬剤を変更する、薬の量を減らす、副作用を治療する
④服薬内容を簡便にする（例：1日1回の服用、小分け容器を使う、薬の服用を知らせる自動システムを利用する）
⑤長期作用型のデポ剤を使用する
⑥ごほうび作戦をとる（例：服薬したごほうびとしてのタバコ、コーヒー、お小遣い、旅行）
⑦医療担当者に補足的所得保障の小切手やほかの給付金の受取人になってもらい、服薬をする代わりにそれらの給付金をもらう
⑧治療を確実にするための援助方法を利用する（例：積極的ケースマネジメント、条件つき退院、外来治療、保護者〔後見人〕制度）

は、より安定した日々を送りつつ、その人の本来の人生の目標を、多少の修正を加える必要があるにせよ、達成することが可能となることです。

以上述べたことは、病識のない人にはどれも役に立たないかもしれません。その場合、コーヒーやタバコを用いてのごほうび作戦をとってみるのもよいでしょう。もっと高額なごほうび作戦としては、医師やケースマネージャーが患者に支給される補足的所得保障の小切手やほかの給付金の受取人になることもできます。これらは、次の節で治療を確実にするための援助の一つとして、詳しく述べることにします。

治療を確実にするための援助の方法

治療を確実にするための援助は、病識がなく服薬していないと自分のこともできず、また自傷他害の可能性もある多くの統合失調症の人にとって必要です。この援助は、たとえば結核病患者が服薬を拒み、そのために自分自身や他人に危険を及ぼす場合に用いられますが、統合失調症の場合、この方法は、市民的自由を掲げる擁護者やサイエントロジストのような反精神医学グループ、またさまざまな理由により精神科医療ケアシステムに不満をもつ人たちから非難されました（第15章参照）。

しかしこの援助は、脱施設化という時代にあっては、ますます重要となっています。かつて統合失調症の人のほとんどが入院していた時代には、服薬遵守はとるにたらない問題でした。昔だったら入院していたような患者が、現在では地域で暮らしています。第1章で述べた通り、患者の約半数は疾病失認があり、自分が病気であることがわかりません。したがって、「治療を確実にするための援助」あるいは、これを行うという忠告は必要なのです。実際に行うことと注意するだけの違いは大きく、注意だけでも大部分の統合失調症の人は服薬遵守していますす。その結果、外来患者義務条項のような援助プログラムを実施しなければならない場合はごく限られています。援助の方法には次のようなものがあります。

①事前指示：あらゆる医療現場で使われるようになってきました。病気になったときに、患者が何をしてもらいたいか、前もって指示をしておきます。一部の州では、精神障害者が寛解時に自分が再発したら何をしてもらいたいのか（この場合、治療を確実にするための援助の一環になりますが）、何をしてもらいたくないのか、事前指示をして署名をすることができます。事前指示は別名「ユリシーズ契約」とも呼ばれています。これはギリシャ神話の英雄がサイレンという死を招く妖精が住む島のそばを船で通ったとき、その島から離れるまでは自分がなんと言おうとマストにきつく縛りつけておいてほしいと言ったことに由来しています。

援助方法の一つとしての事前指示の有用性は、まだ研究されていません。一つの問題は、事前指示に署名をする際に、自分が病気であることを認識していない人が署名する場合があるということです。また、精神科医が事前指示を認定しなければならない州では、どのような状況でもこの援助方法に一貫して反対しているその精神科医によって認定されなければならないという、いわば矛盾があることです。このようなケースでは、事前指示は援助どころか必要な治療の妨げになります。

②積極的ケースマネジメント：ここではケースマネージャーが、治療の指示に従わない患者を見つけ出すため、家庭や地域に積極的に出向きますが、これは積極的地域治療プログラム（ＰＡＣＴ）と呼ばれています。複数の研究によれば、ＰＡＣＴは再入院日数を減らすことを実証しています。ＰＡＣＴチームによって治療を受けていた人は服薬遵守（一時的あるいは完全服薬遵守）の比率が高く、その比率は二九％から一年後に五五％にまで上昇しました。しかし「約三分の一はどの時点でも服薬を拒否」しました。したがって、積極的ケースマネジメントは援助方法の一つとして、一部の患者には有効であっても、ほかの患者には有効でないように思われます。

③代理受取人：金銭管理の援助をするため、患者の補足的所得保障・社会保障障害保険・障害者小切手につい

て、家族、ケースマネージャーあるいは精神科クリニックが、代理受取人になることができます。代理受取人制度によって、入院日数や薬物乱用のリスク、ホームレスになる日数が少なくなります。代理受取人制度により服薬遵守が改善するかどうかの研究は行われていません。しかしこれまで、この制度はかなり利用されています（例：月々の小切手を得るために、デポ剤を了承しなければならない）。またアメリカ合衆国の連邦第三巡回控訴院の規則では、てんかんと境界性知的障害のある人は、抗てんかん剤を服用していることを示さなければ、社会保障障害保険の小切手を受け取ることができない、となっています。

④条件つき退院：強制入院の場合、患者は服薬遵守をするという条件のもとに退院できます。この条件を守らないと再入院させられます。この権限は、ほとんどの州では裁判所ではなく病院長にあります。四〇の州には、条件つき退院を許可する法律があります。この方法は、かつて医療保護入院の場合や司法（犯罪）の場でも広く用いられていましたが、最近では司法の場で頻繁に用いられています。

ニューハンプシャー州は、医療保護入院の患者のために、条件つき退院制度を率先して取り入れています。一九九八年に州立病院から退院した人の二七％は条件つき退院でした。服薬遵守について条件つき退院の有効性を調査した唯一の研究は、同州立病院の二六人の患者についての、入院前の一年・退院一年後・二年後の調査ですが、条件つき退院をした患者の服薬遵守率は著しく改善し、暴力行為の件数も減少していました。

条件つき退院は、司法の分野ではよく行われます。最もよく知られているのはオレゴン州の精神科安全審査委員会で、予想される犯罪を減らすのに有効性が高いことが多くの研究で認められています。また、精神病を理由に免責された犯罪者に対する条件つき退院の効果についてのさらなる研究も、各地で行われています。

⑤外来患者義務条項：外来患者義務条項は、患者が地域で生活する条件として外来治療（通常は服薬も含む）の遵守を法的に義務づけるものです。これを破ると、再入院となります。アメリカの四二州で外来患者義務条項がなんらかのかたちで存在しますが、実際に適用された例はほとんどありません。ノースカロライナ州のある研

究では「初回の裁判所命令で外来患者義務条項を一定期間適用した外来患者では、約五七％も再入院が減り、入院日数も対照群に比べて二〇日少なかった」としています。外来患者義務条項の効果がみられなかった唯一の研究はテネシー州で行われたものですが、その研究では「外来クリニックは、患者が治療や服薬を中断しても、外来患者義務条項に従った対処をしていなかった」ことがわかっていますので、服薬中断とはなんの因果関係もありません。

外来患者義務条項はまた、援助方法の一つとして、治療継続の効果を高めるためにも効果的であることがわかっています。ノースカロライナ州では、外来患者義務条項の適用を受けていた患者のうち、服薬を拒否したのは三〇％であったのに対し、適用されていなかった患者では六六％にものぼりました。このほかの多くの州でも、外来患者義務条項の効果は実証されています。

最も重要なことは、外来患者義務条項が統合失調症やほかの精神障害者の暴力行為を減少させることです。裁判所命令で六ヵ月以上外来患者義務条項を適用されている二六二人の無作為調査を行った最近の研究では、「長期の外来患者義務条項および日常的な外来サービス提供により、どの暴力行為についても予測確率は四八％から二四％と半減した」という驚くべき結果が出ています。

⑥**後見人制度**：後見人制度は、判断能力がないとされる人のために、裁判所が、治療の判断をする他者を任命する制度です。知的障害者やアルツハイマー病などの人によく使われますが、精神障害で使われることはごく稀です。

⑦**代替判断制度**：これは外来患者義務条項と後見人制度に密接に関連しています。外来患者義務条項が存在しないマサチューセッツ州では、患者は服薬を拒否する権利があります。精神保健専門職は、服薬拒否の患者を裁判所に連れていき、裁判所が患者には判断能力がないと認めれば代替判断制度が適用され、後見人を任命し、服薬を命ずることができます。この制度を適用された人を六ヵ月間にわたって調査したところ、入院率が一・六か

ら〇・六まで減少し、入院日数も一一三日から四四日まで減りました。

⑧心理的強制：これは服薬拒否・中断の患者に対して、「このままなら法的手続きに従って入院させるよ」と警告するゲラー博士の言葉です。博士は患者に「リチウム濃度が一定以下になったら、いやおうなしに州立病院に入院すること」と伝えているそうです。「心理的強制」は援助方法の一つであり有効である、とゲラー博士は述べています。広く用いられているにもかかわらず、一般にはそれほど議論されていません。

⑨刑務所行きという警告：ニューヨーク北部のある精神科医療センターでは、外来患者義務条項を認めるケンドラ法が成立する以前に、スタッフが地域の裁判官と連携して非公式にとっていた方法です。服薬せず、自傷他害の恐れのある精神病患者が警察に微罪で捕まった場合、罪状認否のときに、裁判所は患者を精神科医療センターに送り、治療を受けるかどうかの答えを待ってから、判決を言いわたします。治療に同意しなければ、刑務所に送られることになります。このような処理について書かれたものはありませんが、稀ではなく、とくに一人の裁判官が村全体を取り仕切る農村地帯では多く用いられています。

このように統合失調症の人のために用いられる治療を確実にするための援助には、いろいろな選択肢があります。基本的には、一度に一つの援助の実施を示唆していますが、実際には多くの場合、いくつかの援助が同時に用いられています。この援助方法はどれもが統合失調症の人に有効であるように思われますが、治療継続について明らかな効果が認められているのは外来患者義務条項の適用を受けている患者のみです。大事なことであるにもかかわらず、いろいろな援助方法についての研究がさほど行われていないことは残念です。

統合失調症の人がこの援助を受けている際によく生じる問題は、実際に服薬をしているかどうかをどのように確認するかです。長期作用型のフルフェナジン、ハロペリドール、リスペリドンのいずれかによく反応する場合には、このデポ剤を用いることで解決できます。また液状の抗精神病薬もあり、ジュースなどと混ぜることが可能で、飲むのを見とどけることができます。リチウムの錠剤の場合は、採血し、その血中濃度を検査することができます。ほかの錠剤やカプセルを服用している患者には、リボフラビン（ビタミンB_2）やイソニアジド（抗菌剤）などの薬剤を服用薬に混入させておき、採尿し服用したかどうか調べることができます。この方法は、結核などほかの病気での服薬状況をみるために用いられていますが、現在のところ、統合失調症の人の服薬遵守を日常的に確認するためには用いられていません。

病識のない統合失調症の人が薬の服用を強制されると、どのような影響があるでしょうか？　治療を確実にするための援助に反対する人々は、この援助は最悪で、援助を受けた人の人格を永久に否定することになると断言しています。しかし、実際はこれらの援助方法についての研究によると、そのいずれの援助方法もまったく害のないことが明らかになっています。ある研究では「この一年間において服薬遵守のプレッシャーや強制を受けたように感じた」外来患者二七人に、治療を強いられたことについての意見を求めました。二七人のうち九人は肯定的、三人は否定的、九人は複雑な気持ち、六人はなんとも思わないと答えています。ほかの研究では、入院中に強制的に服薬をさせられていた三〇人の患者に、退院後、感想を聞きました。過去を振り返って、一八人が強制的に服薬させられてよかったと思うと述べ、九人が否定的にとらえ、三人はわからないと答えました。

しかし、精神科医療専門職や多くの人々は、統合失調症の人に対する強制的治療を忌避しています。これは市民の自由、プライバシーの権利、言論思想の自由に関する普遍的信念と相容れないものだからです。米国自由人権協会と精神保健法バゼロンセンターは強制的治療を認める法律に頑強に異を唱えており、いくつかの州ではこの強制的治療を実質的に不可能にする判決を得ています。

たとえ善意であっても、見当違いのこうした権利擁護者が見落としているのは、統合失調症患者のおよそ半数は病識を欠いているという実態です。このような患者が服薬を拒否するのは、非論理的な、合理性を欠いた思考のためなのです。プライバシーの問題として服薬を拒否する権利もありますが、一方脳の病気による症状から解放される権利もあるのです。もちろん強制的治療の乱用を防ぐため、安全対策を治療システムに組み込む必要があります。これは、国選弁護人や統合失調症の人自身がその治療システムを監視することで可能です。ある人が言うように「病気になり、無力になり、孤立する自由は真の自由ではない」のです。とくに服薬しないと暴力行為をする人に服薬拒否の権利があるとしたら、その家族と社会全体にも服薬を要請する権利があるのです。

攻撃的・暴力的行為

一部の統合失調症の人の攻撃的・暴力的行為は、近年大きな問題となってきています。多くの研究から明らかなことは、統合失調症の人のほとんどは攻撃的でも暴力的でもなく、一部の人がそうであるにすぎないことです。攻撃的・暴力的な人に共通しているのは、アルコールや薬物の乱用と服薬中断です。

ナミ（全米精神障害者連合会）に所属する家族を対象とした次の二つの調査研究では、攻撃的・暴力的行動がきわめて高率であることが示されています。一九八六年の調査では、家族の三八％が「患者が家庭内で攻撃的、破壊的な行動に出ることがしばしばあった」と報告しています。一四〇一家族を対象とした一九九〇年の調査では、過去一年間に患者の一〇・六％が他人に身体的な危害を加え、一二・二％が危害を加えそうになったと報告しています。

これらの報告は、精神障害者の攻撃的・暴力的行為を調べたほかの研究結果と一致しています。ラブキンは一九六〇年代と一九七〇年代に行われた研究を再検討し、公立の精神科病院から退院した患者について、「暴力犯罪による逮捕と有罪判決の割合が、どの調査研究でも一般人の割合より多い」と報告しています。別の研究では、ニューヨーク市の地下鉄で他人を電車の前に突き落とそうとして逮捕された二〇人のうち一五人が統合失調症と診断されていました。精神科病院を退院した患者を追跡調査したステッドマンらはまた、「退院後平均して四ヵ月以内に、男女を問わず患者の二七％に少なくとも一回暴力行為がみられた」と報告しています。

地域で生活する精神障害者を調査したほかの研究も、同じような結果を報告しています。ニューヨーク市のリンクらの研究は方法論的にすぐれたものです。元精神科患者は、同じ地域社会の住人に比べて二～三倍も、攻撃手段として凶器を使っていたこと、あるいは他人をひどく傷つけていたこと、またそのような暴力行為の大半は、精神状態が最悪で、おそらく服薬中断によって引き起こされていたことが示されています。同様に、米国国立精神保健研究所が実施した五つの地域での精神疾患疫学調査からも、精神障害のない人に比べて統合失調症の人では、喧嘩の際になんらかの凶器を用いたケースが二〇倍も多いことが確認されています。また、この研究から、統合失調症の暴力行為と現在アルコールか麻薬を乱用していることとの間に高い相関関係のあることがわかりました。

一九九二年にジョン・モナハン博士はこれらの研究を再調査し、「最近のデータを客観的にみると、導きたくない一つの結論に達した。精神病の人のなかに暴行が蔓延しているのか、暴行する人のなかに精神病が蔓延しているのか、あるいは、データが入院患者あるいは施設にいる患者のものか、それとも地域社会からランダムに選ばれた人かどうかにかかわらず、社会的・人口学的な要因が統計学的に考慮されたとしても、精神病と暴力行為の間には関連がある」と報告しています。一九九六年の論説では、これらの研究結果を振り返って、ピーター・マルズク博士は「過去一〇年間で精神病と暴力行為や犯罪との関連を示す事実が増加してきた。放っておけないし、無視してはいけない」と述べ、また二〇〇〇年四月の『ニューヨーク・タイムズ』紙の「凶悪殺人」というシリーズでは、「一〇〇人中四八人はなんらかの精神疾患の診断を受けていて、多くは統合失調症である、また一九九〇年代にはこれらの凶悪殺人が増加した」と述べています。

ただ、アメリカは暴力の横行する社会であり、こうした広い観点からとらえれば、暴力事件全体に統合失調症の人が占める割合は非常に少ないということを強調しておきたいと思います。また、繰り返しになりますが、統合失調症の人のほとんどは攻撃的でもなく暴力的でもないのです。しかし、少数ながらなかには攻撃的かつ暴力的になる人がいることは事実で、この問題は単に時代遅れの呪文を唱えるだけでは解決しません。

患者の暴力的行為を予測する手がかりは、現在アルコールや麻薬を乱用しているか、服薬を中断しているか、そして以前に攻撃的あるいは暴力的になったことがあるか、この三つです。このような問題を抱えた家族は、何が暴力行為を予測する手がかりになるかを知っておかなければなりません。そして、それに注意しておくことです。もし統合失調症の人が攻撃的・暴力的になったら、最善の対処方法は冷静さを保ち（耳を傾けるよう心がけ、落ち着いて共感を示しながら対応すること）、その人からある一定の距離を置き、自分だけで頑張らずに助けを求め、必要に応じて警察の力を借りることとです。

したがって、ほとんどの攻撃的・暴力的な行為は、事前に予防することができます。過去に一回以上のトラブルがあった場合には、家族は次のことを試みましょう。家庭での安全を図る（例：鋭利なナイフは施錠して保管する）、患者の治療薬の再考を依頼する、きちんと服薬してもらうために別の方法を検討してみる（例：外来患者義務条項）、患者の所持金を管理してアルコールや麻薬の乱用をさせないようにするなどです。また、もう一度暴力をふるったらどうなるか（例：家での生活はそれで終わり）をはっきりと伝え、実際に暴力をふるったら、あらかじめ伝えておいた決め事は必ず実行しなければなりません。

攻撃的・暴力的な患者を抱えた家族は、生き地獄にいるようで本当に胸が痛みます。家族はしばしば患者を怖がる一方で、暴力は脳の病気のためなのだと患者を不憫に思うのです。家族が抱くこの避けられない板挟みの思いは、想像を絶するものがあります。恐れと愛情、逃避と執着、これらが表裏一体となり、不安定に揺れ動きます。そして、その後患者がどんなによくなろうと、どんなに時間が流れようと、過去の暴力行為は記憶から完全に消え失せるものではありません。

逮捕と拘留

統合失調症の人が、逮捕され留置場に入れられることは普通のことですが、ほとんど話題にのぼりません。これは治療がうまく行われていない結果の悲しむべき一面です。一九九〇年の無作為に選ばれたナミのメンバー一四〇一人の家族調査では、最近五年間に逮捕されたことのある精神障害者は二〇%、これまで一回は逮捕されたことのある人は四〇%であることが報告されています。一九八五年のロサンゼルスでのホームレス調査では、精神科に入院歴のある人の七六%に逮捕歴がありました。統合失調症の人にとって留置場に入るのは入院するのと同様に生活の一部なのです。

現在の状況は、何十万の精神障害者が、回復のための服薬やアフターケアも保証されないまま医療施設から追い出された、当然の結果です。早くも一九七二年にはカリフォルニア州で精神科医マルク・アブラムソンは、脱施設化が始まってから留置場にいる精神障害者が増えているとし、これを「精神障害による行動の犯罪化」と呼んで、今後はもっとひどくなるだろうと予測しています。

一九八〇年代までには、精神障害者の退院から留置場までを直接追跡できるようになりました。例をあげると、ベルチャーの研究では、オハイオにあるコロンブス州立病院を退院した一三二人のうち、六ヵ月以内にその三二%にあたる、統合失調症、躁うつ病、重度のうつ病患者が逮捕されています。逮捕された理由は、たいていの場合服薬中断によって病気が再発したための行動（例：公衆の面前を裸で歩く）に起因します。

統合失調症の人の大多数は、治療を受けていないことから起きる軽犯罪で捕まっています。ナミの調べでは、前述の逮捕された二〇%の人のうち、「暴力行為などの重罪」のために逮捕されたのはわずか二・六%でした。ほとんどは、不法侵入、不穏な行動、器物損壊、盗み、飲んだくれなどによるものでした。

統合失調症の人のほとんどにとって、留置場での経験は「面白くない」程度から「生き地獄」とさまざまです。守衛やほかの収容者にからかわれるなどは、とるにたらない問題です。一部の留置場では、精神障害者は異なる色の制服を着せられているためにすぐにわかります。最も重大な問題は、患者に対する暴力行為、性的暴行、自殺、さらには殺人などで、すべて頻繁に報告されている問題です。留置場では、留置場の規則を守らなければなりません。しかしそれは大脳が論理的に考えることができる状態という前提のもとでのことです。服薬していない統合失調症患者が論理的に考えることには無理があり、周囲の人にとっても迷惑になるような奇行に出ます。カリフォルニア州の新聞によると、ある留置場で精神病の収容者が「自分の体に便を塗り、水洗トイレの水で体を洗い流した」ということでした。

家族にとって、精神病の家人が逮捕され留置場に入れられるのを何もできずに見ているしかないのは、心痛の極みです。もちろん偏見もありますが、もっとつらいのは、拘留されると虐待や暴行を受けるかもしれないことを知っているからです。

しかし少数ですが、反対の場合もあります。病識がなく自分からは治療を受けようとしない人を治療するのは難しいため、また一方では法律的に起訴されている人は強制的に治療ができるため、役人や家族は患者に治療を受けさせるという目的のためだけに逮捕することが最近になって増えてきました。マサチューセッツ州のある母親によると「患者の精神症状がひどくなって悲劇が起きるまで待つよりはましということで、脅迫や器物損壊などの理由で、多くの家族が患者を訴えている」とのことです。家族が自分の家族を訴えなければ統合失調症を治療できないという現実は、わが国の精神病治療システムの悲劇的な一面です。

自殺

統合失調症の人の死亡原因で最も大きな割合を占めるのは自殺です。これに関連した研究を概観した報告によると、「統合失調症者の人が早死にする原因の第一位は自殺で、その割合は一〇〜一三％」となっていますが、より最近の調査では五％です。一般市民の自殺率はおよそ一％です。

統合失調症ではない人の場合と同様、統合失調症の人の自殺の第一原因はうつ状態です。患者の大多数が、病気の経過のある時期にうつ状態を経験します。精神科医はこれを念頭において、うつ状態に注意を払い、抗うつ薬を使ってもっと積極的に治療にあたる必要があります。うつ状態は、統合失調症の病気そのものから（すなわち統合失調症によって脳の化学物質が作用を受けた結果として）、あるいは患者が自分の病気の重さを認識することから（すなわち病気への反応として）、またときには、統合失調症治療に使われる薬の副作用として生じます。なお、統合失調症によるうつ状態は、統合失調症の症状である緩慢な動きや緩慢な思考と区別しなければなりません。

統合失調症の人の自殺は、多くの場合、発症後一〇年以内です。予想できるように、およそ四分の三は男性です。自殺の危険性が最も高いのは、再発を繰り返し、病識があり（すなわち自分が病気であることを理解し）、薬の効きめが悪く、社会的に孤立し、将来への希望がなく、病前の能力レベルと現在のレベルとの間に大きな開きがみられる人です。これらの特徴をもち、うつ状態を伴っている患者は、自殺の危険性が高いと考えるべきです。自殺が最も起きやすいのは、再発したあとに回復した直後です。

最近のデータによると、統合失調症の人を適切に治療しないことが自殺の危険性を高めることを示しています。フィンランドで、自殺した統合失調症の人九二人を調査したところ、「大多数の患者（七八％）が症状増悪期にあり、そのうち半数以上（五七％）が抗精神病薬を投与されていないか、十分量でなかった」ことがわかりました。同様に、ベルギーで行われた、自殺した統合失調症の人六三人の調査では、服薬中断の患者は対照群の七倍でした。

統合失調症の人はときに急性期に突然自殺する（例：空を飛べるとの思い込みから、あるいは幻聴の命じるままにビルから飛び降りる）場合もあります。しかし、自殺のほとんどは意図的であり、念入りに計画されています。多くの統合失調症患者と付き合ってきたすべての臨床医がそうであるように、私にも結果的に患者が自殺してしまった経験がありますが、そのような死は悲痛な思いにさせられます。

しかし、悲しいだけでなく、腹立たしい自殺も数多くあります。それは予防できたはずの自殺です。不適切な投薬しか受けていないのに、もうこれ以上何もできないと医者から告げられたケース、きちんと服薬を続けていたのに別の医者がその薬を減量し、精神分析的精神療法を開始してしまったケースなどです。このような自殺が稀な例であればいいのですが、そうではなく、統合失調症の自殺率が高い背景には、このような患者が頼るべきケアシステムが不適切である、もっと正確に言えば、ケアシステムがないという事態があるのです。

自殺の危険を最少にするために、患者の家族や友人は何をすればいいのでしょう。当然ながら、絶えず注意を払うこと、とくにうつ状態の人や再発から回復したばかりの人には注意することが最も大切です。過去に自殺の素振りや企てがあったなら、これは将来の自殺を予測する重要な因子です。罪悪感や無力感を口にしたり、将来への悲観、これから先の計画を立てる意欲がない、所持品の整理（例：大事にしていた物を分け与えたり、遺書を書く）など、こういったことが自殺の意図を暗示する危険信号となります。

家族や友人は、自殺を企てているかどうか聞いてみることが必要です。たとえば、「最近元気がないので心配している。まさか死のうなんて考えたりはしていないでしょうね」と。問いかけをすれば、かえって患者に暗示をかけることになるかもしれないと恐れて聞くのをためらう人がいますが、これは間違いです。人は自殺の考えや企てを他人に話すことで心がやわらぐものなのです。自殺を企てる人のほとんどは複雑な気持ちをもっています。その人とずばり自殺行為について話し合うのではなく、自殺を避ける理由づけについて話すべきです。現時点で最も効果的な理由づけは、副作用が少なく、もっと効果のある薬がここ数年のうちに手に入るようになる、という見通しを伝えることです。

また、自殺の手段となるもの（例：銃や睡眠薬）や同類の危険物を身近に置かないようにすることです。自殺の意思をもっていることを担当の精神科医に知らせ、うつ状態を積極的に治療するよう働きかけます。具体的に、リチウムを試すことを考えているのかどうか尋ねるのもよいでしょう。この薬は自殺念慮を減らすのに有効だという強い根拠があります。担当医が腰をあげないようなら、あなたの忠告と要請文を書留郵便でその医師に送り、場合によっては、この件について弁護士と相談している旨を書き加えておきます。担当医は確実にそのメッセージを受け取ることになります。ときには、患者の安全のために抗うつ薬の効果が得られるまで強制入院処置が必要となる場合もあります。

しかし、家族と友人が最善の努力をしても自殺を避けられないこともあります。事前にすべて手を尽くしたのなら、自責の念に駆られる必要はありません。自殺は、統合失調症という病気の最終的な、また決定的な悲劇なのです。

第11章

患者と家族が、統合失調症に向き合って生きていくには

患者を抱えケアを担い続ける家族の苦悩や苦労は、その過酷さを知っている人でなければ想像できないと私は思っています。不幸にして病気になった家族をなんとか回復させようとするなかで、それまでの家庭の平穏は崩れ、あれこれケアが増えることで時間を費やし、経済的にも疲弊します。その苦悩や苦労は、病気であることが友人たちや地域の住民に伝わることで、間接的にさらに深まります。

――サムエル・ウッドワード（一八二一年）

統合失調症はこまごまとした現実的な問題を引き起こします。ポリオや肝臓障害、がんなどの慢性疾患は、精神的にも肉体的にも、そしてときには経済的にも、患者とその家族を消耗させます。しかし、脳の慢性疾患である統合失調症となると、その対処にはそれ以上のたいへんな労苦が伴うものです。何をしても、そしてどんなに懸命に立ち向かっても、言いようのない不達成感がどこかに残ってしまいます。

統合失調症がそれほどに問題をはらむ病気だとされる主な理由は、おおかたの人がこの病気をきちんと理解していないからなのです。二人の息子をもつある母親がこの点をわかりやすく話しています。「上の息子は筋ジストロフィーなのですが、いたるところで人々の支援を得られます。その障害は誰の目にも明らかで、家族も友人も地域住民も皆、彼を受け入れ、少しでも彼の手助けをしようとします。それとは反対に統合失調症の下の息子は、皆から理解されません。この子の障害もとても重いのに、それは見てわかりません。傍目には丈夫そうな普

通の青年なのです。近所の人はこの子を見ても知らないふりをし、わかろうとしないのです。皆がみな、この子がいなくなってくれたら、と思っているのです」。

この病気に正しく対応するには

統合失調症をとりまくさまざまな困難を乗り越えてゆくにあたって、本人や家族が、正しい対応の仕方を知ることはきわめて重要なことです。統合失調症に潜むふたごの怪物、「非難」と「恥」とが解決されたときに、正しい対応は自然に生まれてきます。このふたごの怪物は、多くの家族のなかに潜み、前進を阻害し、家族関係を悪化させ、お互いに責任をなすりつけ、非難し、その応酬をするといった危機的な状態をもたらします。非難と恥は、統合失調症から生まれる状況を、にっちもさっちもいかないものにしてしまいます。

第5章と第6章で示したことからも明らかなように、非難したくなる感情をもったり、恥ずかしさを覚えたりすることはまったく理に合わないことなのです。子どもの頃のしつけ方や成人になってからの付き合い方と統合失調症には、なんの因果関係もありません。統合失調症は、脳に起因する病気で、少年期や青年期の対人関係とはなんの関係もないのです。しかし、多くの人がまったく逆のとらえ方をしています。そして多くの場合、精神保健専門職が言ったこと、あるいはほのめかしたことが、家族に疑惑をもたせてしまうのです。ルイス・ウィルソンがその著書『トニーよ、ふたりして歩こう』で、このあたりをたいへんわかりやすく表現しています。

母「では、トニーを今のような姿にしてしまったのは私たちなのですか」

精神科医「こう表現することにしましょう。子どもはみんな白紙の状態で生まれてきます。だからそこに書かれているものは……」と言ってずんぐりした指で私を指しながら、「あなたが書き込んだのです」。

そのあとはご想像の通りです。この母は夜中目を覚まし、自分のしてきたあれこれを振り返り、統合失調症の発症につながったのかもしれないと気に病むのです。

母親であれ、父親であれ、または兄弟姉妹の誰であっても、家族間の過去の人間関係を後悔しない人などこの世の中にいるはずはありません。私たちは結局、完全な人間ではないのですから。誰もが、ときに嫉妬や怒り、自己中心的な気持ちや疲労感などから、あまり深く考えずに話したり行動したりしてしまうものです。しかし、幸いにも私たちの精神には弾力性があり、たまにやってくるそういった衝撃にあっても、完全に崩壊してしまうことはありません。人間関係それ自体が統合失調症の病因になることはありません。皆お互いそのように非難し合っているだけなのです。

統合失調症を引き起こしたとして非難し合うのは、何も家族に限った話ではありません。統合失調症の人自身もおそらく同じことをしています。『暗闇の中で』に記されたジェームス・ウェシュラーの息子は、ある日こう言いました。「父さん、僕はこんなふうには生まれてこなかったよね」。そして、ルイス・ウィルソンは先ほどの著書で、次のような息子との会話を記しています。

トニーが、「この前、ドラッグストアに置いてあった本を全部立ち読みしたんだ」と言いました。
私たちは、その表情にただならぬものを感じて、何も言わず次の言葉を待ちました。
「その本には、よい親はどうあるべきかが書いてあって、親としての資格がない人が親になると、子どもは僕のようになるんだって」

病気のことでお互いに非難し合うことは、統合失調症をとりまく危機的状態をさらに深刻にします。病気そのものは脳の慢性疾患であり、本人や家族の危機も手がつけられないほどのものではありません。しかし、すでに抱えている重荷に加え、家族が互いに非難し合うと、この病気は家族全体に深く、際限のない苦痛をもたらします。この苦痛は想像にあまりあります。

統合失調症の病因は両親や家族であるという考え方が、家族にどれだけの苦悩をもたらすかについて関心を示した精神保健専門職はほとんどいません。とくに精神科医は、自分たちがそのような苦悩をもたらしているなどとは考えもしません。しかし実際は二〇世紀において精神科医が統合失調症の人にしてきたことは、よいことよりも有害なことのほうが多かったと言えるかもしれません。もちろんその有害なことは、悪意をもってなされたわけではありません。実際のところ、私の周りにはこころない精神科医はいないと言ってもいいほどです。むしろそういった有害なことは、精神力動論や家族相互作用説（第6章参照）が広まった結果としてもたらされたのです。しかし、それが有害なことに変わりはありません。ウィリアムズ・A・アプレトンは、この問題を取り上げた数少ない一人ですが、専門家が「家族が病気の原因だ」と非難することで、どんな不幸な結果がもたらされるかを次のように書いています。

> 専門家にひどい扱われ方をした家族は、患者に反発することが多く、それが患者にとって有害となる。患者が起こす問題に対する寛容度が低くなり、患者に対する態度を変えようとしなくなる。そして、面接のときにもあまり情報を提供しなくなり、病院への訪問回数も減ってしまう。

病気のことで他人を非難したり、罪悪感を覚えたりすることから、なかなか脱け出せない家族もいます。こうした例は、まだ小さい子どものいる家庭などに見受けられることがあります。上の子どもが統合失調症で、その原因が自分たちの養育態度にあるとするならば、理論上は、行動や態度さえ変えれば、下の子どもの発症を防ぐことができるはずです。しかしすべての証拠が示すように、もしこの病気が脳器質的な原因で誰彼となく降りかかるものだとすれば、家族自身ではそれを未然に防ぐことができないはずです。ところが、このような家族は罪悪感から、自分たちでなんとかできるという錯覚を抱いてしまいます。このほかに見かけられる罪悪感を捨てきれない例としては、罪悪感そのものが、その生き方になってしまっている家族があげられます。このような家族は、通常、そのうちの一人か二人が精神分析を受けていて、罪悪感のうえに成長し、そのなかにどっぷり浸って、お互いを非難し合うことが日常茶飯事になってしまっています。ある母親が私に話してくれたのですが、このような家族のなかでは、罪悪感はそれ自体が次の罪悪感を生み出す温床なのだそうです。私は、そのような家族をもつ統合失調症の人に、家族からできるだけ遠ざかるようにすすめています。障害とともに生きてゆくのに有害だからです。

恥じる気持ちは非難する心の裏返しです。理由はどうであれ、もし自分たちのせいで統合失調症になってしまったと信じているなら、家族は当然病人をひたすら隠そうとし、周囲の人には病気の存在を否定し、さもなければいろいろな手段を使って自分たちから病人を引き離そうとします。統合失調症の人はこれを察知し、以前にもまして孤立感を深めることになります。そうなると患者が、家族に対して怒り、仕返しをするようになっても、別に不思議ではありません。たとえば、奇抜な行動を抑えようとしなくなり、たとえば人前で服を脱ぐようなこともあるでしょう。そんな行動は、家族の恥じる気持ちをさらに煽り、患者をいっそう孤立させ、怒りへと駆り立ててしまいます。こうして恥じる気持ちと怒りの感情の悪循環はますます激化してゆくのです。

この非難と恥の問題は、教育によって解決できるかもしれません。家族みんなが自分たちのせいで病気になったのではないことを理解するようになると、非難する気持ちや恥じる気持ちはしだいに失せていき、統合失調症の人の生活環境は改善されます。病気に対する責任は誰にあるのかという問題は、家族全員で話し合う必要があり、できれば統合失調症の人自身もその話し合いに入ることが望ましいのです。そのような話し合いのなかで、それまで家族それぞれが抱いていた深い思いや漠然とした不安感などが驚くほど鮮明に浮かび上がってきます。

そして、いったん非難や恥の問題が解決され、別の視点で問題が話し合われるようになれば、統合失調症という病気はもっと楽に付き合っていける病気になります。ある親がこんなふうに説明してくれました。

家族が、本来は善意あふれる専門家によってもたらされた罪悪感からいったん解放されれば、次のステップはとても簡単です。もし何も後ろめたいことはなく、できる限りのことをしてきたのであれば、なんら恥じることはありません。大手を振って表を歩くことができるようになります。このようにして得られた解放感は、次のステップに進む強い原動力になり、社会に戻るための大きな足がかりになります。

非難する気持ちや恥じる気持ちがなくなると、病気に対する対応は自然にできてきます。正しい対応には四つの柱があり、その頭文字をとってセーフ（SAFE）対応と呼んでいます。すなわち「バランス感覚（S）」「病気の受容（A）」「家族のバランス（F）」、そして「現実的な期待（E）」です。

バランス感覚：一見、バランス感覚は、統合失調症にはそぐわないようにみえます。大きな苦悩を伴う病気から、一体どうしたらバランス感覚が生まれるのでしょうか。しかし、統合失調症は苦悩を伴う病気であるからこそ、バランス感覚がどうしても必要になってくるのです。バランス感覚を失うと、家族のやる気は燃え尽きてしまい、病気から生じる変動の激しい状況に対応するだけの柔軟性を失ってしまいます。私が出会った人のなかで、統合失調症に一番うまく付き合える人というのは、バランス感覚を失わずにこの不条理を受け入れる人でした。

バランス感覚とはどんなものでしょう。統合失調症の人を笑いものにすることなど、もちろんバランス感覚などではありません。ここでいうバランス感覚とは、そういった人たちと一緒になって笑えることを指します。たとえば、毎年秋になると再発し入院する息子がいるある家庭では、「息子はハロウィンのカボチャ細工は、いつも病院ですることにしているのよ」といった定番の冗談を言っていました。統合失調症の人の間でよくみられる、常識や社会的規範には縛られない、私たちが皆たまに使いたいと思いつつも使えないような類の冗談もあります。そんなときに統合失調症の人とともに笑えるということは、すべての人にとってよい治療となります。腹を立ててはいけないのです。

統合失調症にとってバランス感覚のよさが非常に大切であることを示したすぐれた例は、カナダのある小村落の統合失調症の人について調査していたH・B・M・マーフィーが語ったものです。

情報を提供してくれた人は、「恥」と「きまりの悪さ」をあまり感じていないある家族を紹介してくれました。私の妻がそのお宅にお邪魔すると、応接間のソファの上にまるで何かを覆い隠しているように毛布が置かれていました。しばらく皆でお茶を飲んでいると、それが動いたのです。家族は、私の妻がちょっと驚いた様子を見てとって言いました。「ああ、あれはヘクターよ。あの子いつもあんなふうに隠れているの」と。そして、彼らはこともなげにお茶を飲み続けました。

病気の受容：患者とその家族にとって、正しい対応の仕方を身につけるうえで、これが二番目に重要な要素です。受容することとは、諦めることではありません。受容とは、病気がどこかに消えてなくなることはない、患者の能力は多少の制約を受ける、病気は現実のものなのだ、ということを認識することです。「こうあってほしい」と思い描いた姿ではなく、ありのままを受け入れることなのです。

エッソ・リートは、自分の考えをはっきり述べる統合失調症の女性ですが、自分の病気を受け入れるまでに直面した問題を次のように記しています。「自分が経験できていたかもしれない漠然とした人生のイメージにとりつかれていました。どんな人になっただろうとか、どんなことを成し遂げていただろうとか」。けれども、もう一人の女性ジュディス・バウムが言っているように、一度受容できれば、非常に大きな重荷から解放されるのです。「朝がやってきました。太陽の光が眩しく、寒い朝、私は自分が精神病だという事実を受け入れたのです。それは、嵐のような、怒りと不安に満ちたものでした。でも、受容とともに、そんな気分はすっかり消え失せてしまいました」。

子どもが統合失調症になったことで、その苦悩をずっとひきずったまま、なかなか病気を受容できない家族もいます。元大統領夫人ロザリン・カーターは、その著書『精神障害者の力に』で、ある母親からの次のような手紙を引用しています。

「私はほとんど毎晩、泣きながら眠りにつきます。ホームレスの人たちを目にしては泣き、たとえ病気が完治する奇跡の薬が登場したとしても、ステファニーは彼女の人生の一部を失ったことに変わりはないのだ、と思っては泣いています。そして、娘が一度もボーイフレンドとパーティに行ったこともない、結婚することも、母親になることも、皆と同じような普通の人生を送ることもないことを思っては泣くのです」

「上の娘が法律事務所を代表して世界旅行に出かけたときも、ステファニーがベッドに座って体を揺すっている姿に泣き、真ん中の娘が地方紙に記事を載せたときも、ステファニーがタバコを手に幻聴に聞き入る姿に泣きました」

多くの統合失調症の人や家族は、どうしても病気を受容することができず、来る年も来る年も常にそれを否定し、まるでそんな病気が存在しないかのように振る舞い続けます。しかし受容できてしまえば、みんなにとってこんなに心が楽になることはありません。ある母親は、娘が自分に下された診断を知り、それが一〇〇人に一人の確率でしかないことを知ったときに言った娘の言葉を次のように記しています。「もしそれが確率の問題なら、私がその確率にあたっても別に不思議じゃないわ。私には私の手をしっかりと握っていてくれるあたたかい家族がいるし、私が病気に見舞われたことで、ほかの誰かがそれから逃れられたんだもの」。このような素晴らしい態度は、理想的な、また努力なくしてはなかなか得がたいものです。というのは、そのような洞察と優しさは非常に稀なものだからです。

残念ながら、患者と家族の双方が病気に対する怒りの気持ちをもっていることのほうが普通です。そのような怒りは、統合失調症をつくりだした神に、病気に見舞われた不運に、患者に、あるいは「病気を生じさせた」としてお互いの家族に向けられます。その怒りの程度は、ほんのわずか表面に泡のように現れる不快感から、金属を腐食させる酸のように日々の生活のなかに染みついている激しいものまでさまざまです。このような怒りの感情は、しばしば表面化せず、内攻することがあり、その場合はうつ状態を呈します。

そのような家族と出会うたびに、一ヵ月間仏教の修行をさせることができたら、と思います。そこでなら家族はこの病気のもたらす困難を克服するのに必要な態度、すなわちありのままの人生を受け入れるという東洋的受容の精神を修得するでしょうから。ある母親が私に次のように語ってくれました。「頭の上を飛びまわる、悲しい歌をさえずる小鳥を追い払うことはできないわ。でも、その小鳥が頭上に糞を落とさないようにすることはできるのよ」。

家族のバランス：統合失調症に伴う困難を克服するための、適切な対応の一つは、本人のニーズとほかの家族のニーズのバランスをうまくとることです。自分たちのせいで病気になったのかもしれないという言いようのない罪悪感から、家族は自分を顧みずに病人のためにすべてを捧げてしまいがちです。精神障害者を家庭で介護するには一日二四時間、つまり四六時中そこに集中する必要があります。さらには、そのような仕事は無報酬であり、また感謝されることもまずありません。介護の役割を担うのはたいてい母親ですが、この介護している人を誰が気にとめるでしょうか。ほかの子どもたちのニーズは、両親のニーズは、そして両親がその責任からたまには解放されたいと思うニーズは、いったいどのように考えたらよいのでしょうか。このような錯綜するさまざまなニーズは、患者本人のニーズだけが常に最優先されることのないよう確認しつつ、冷静に合理的に評価することが大切です。たとえば、患者本人のニーズからではなく、家族のニーズから入院させることもたまには必要かもしれません。すぐれた精神科医療専門職は患者本人と家族の間にあるジレンマを察知し、望ましい方向で家族が決断を下せるよう援助してくれます。

現実的な期待：心のなかに描いてきた自分の将来像を変えることは、なかなかできることではありませんが、そう試みることは非常に大切なことです。病気の受容ができるとすぐにそれが必要となってくるからです。このことは、とくに発症前に将来への期待が大きかった場合にはいっそう難しいものです。そのような人の家族は、いくら月日が経っても、いつかは回復しこれまで積み重ねてきた経歴をさらに積み重ねるようになるだろうという希望を持ち続けます。ひどく非現実的な計画が練られ、大学進学や盛大な結婚式のための資金が蓄えられ、「もし全快したときには……」という共通の仮定の話で、家族がお互いにごまかし合います。

そのような仮定の話の問題点は、それが仮定でしかないことを患者本人が知っている点です。そして、そのことが本人をどんどん悪い状況に追い込んでしまうのです。本人には、自分が全快する以外に家族を喜ばせる道がなくなってしまいます。これは本人にはどうすることもできないことです。多くの人がこの問題に気づき、患者に抱く期待を少なくするようにと家族に示唆してきました。もしこれができれば、家族はもっと幸せになれるはずです。クリールとウィングが、そのような家族との面接内容を記しています。

大部分の家族では、希望を捨てることが実は不幸から脱する転機になっている。ある母親は次のように言っている。「希望を捨てることで、元気が出てきました。彼が完全にもとに戻ることはないことがわかり、かえって肩の荷がおりました」。家族は、患者に対する期待や希望を低くすることが、問題に対応するための最初の一歩だと気がついたのである。

また、別の親は言っています。「問題の非情さと現実とを受け入れられるようになるには、まずどん底まで一度落ちて、完全に滅入った状態になる必要があります。そうなってしまえば、非現実的な希望を持とうとすることもなくなり、また、それが実現しなくても落胆しなくなります」。

だからといって、家族は患者に対して何も期待してはいけないということではありません。患者のリハビリテーションに懸命に取り組んできた数少ない精神科医リチャード・ラムは、「その人の能力の限界を認めることは、何も期待しないということではない」と言っています。しかし、期待する内容は現実的で、またその人の能力にそったものでなくてはなりません。精神科医ジョン・ウィングは記しています。

> 到達可能な目標を設定し、ほどほどに期待することが望ましい。専門家が受け入れられないようなものは、家族にとってはその何倍も受け入れがたいものである。しかし一方、家族の多くが、専門家からなんら手助けも受けずに、試行錯誤を繰り返しつつ、それを受け入れるようになるということを、われわれは謙虚に認識しなければならない。

期待のレベルを下げることで、家族と本人との間に、喜びや共通の話題が、実に久しぶりに復活します。したがって、もし発症前にフルートの達人であったなら、簡単な曲からまた演奏し始めてみましょう。そうしたときに本人も家族も達成感を味わい、喜ぶことができます。ただ、だからといって、口に出すにせよ暗黙にせよ「よくなったらまたコンサートで演奏できる」といった期待につながることはありません。同様に、初めてバスに一人で乗れるようになったり、買い物ができたり、あるいは自転車に乗ったりできると、そのこと自体が本人や家族にとって喜びとなります。なぜなら、そういうことができること自体、脳が十分に機能していない人たちにとっては、とても素晴らしいことなのですから。ポリオの患者が再び歩く練習をすること自体に喜びを見出すように、統合失調症の人や家族は、そういった出来事に喜びを見出せるようにならなければなりません。オリバー・サックスは、その著書『妻を帽子とまちがえた男』の、脳の障害で深刻な影響を受けながらも人生に美しさを見出すことができたレベッカの話で、このような態度をうまく説明しています。

表面的には、彼女は障害と無能力の塊だった……でも、内面の奥深くでは、障害や無能力といったものはなく、落ち着いて円満な、精いっぱい生きている、魂の深く気高い、そしてほかの人がもつ感情と同じ感情をもった存在であった……レベッカが初めてそれを教えてくれるまで、私たちは、患者の障害にばかり気をとられ、患者のなかに残されているもの、保持されているものをまったく見落としてきたのである。

教育の重要性

統合失調症について学んでいくにしたがって、正しい対応の仕方を身につけることができるようになります。エド・フランセルという患者は、「患者や家族は、いろいろなことを手にすることが大切です。手にする情報が多いほど、病気を正しくとらえることができるようになります」と簡潔に述べています。

患者や家族のための地域支援グループでは、統合失調症についての学習が広く行われています。なかでも最も貢献度が高いのは、アメリカのナミ（全米精神障害者連合会）が主催し全米のいたるところで毎月ないし隔月開催されている地域学習会と、カナダ統合失調症協会が主催する同様な学習会です。主催者は、統合失調症の人や家族が病気について学び、どのように病気と向き合ったらいいのかを、参加者みずから意見交換し合う場を提供しています。

さらに形式の整ったものとして、「家族から家族へ」という一二週間にわたる教育プログラム〔家族による家族教育を実施するため、講師となる家族の養成を目的とするもの〕があります。このプログラムはジョイス・バーランド女史〔家族・心理学者〕とナミのバーモント支部によって開発されたもので、すでに大きな成果をあげています。「家族から家族へ」は、ナミ主催のもと、すでに四一州で実施され、一〇万人以上の家族が受講し、そのうちから三五〇〇人あまりの家族が講師の資格を得ています。これは、全国規模の家族教育の草分けであり、そのプログラムには、統合失調症・躁うつ病・うつ病の原因と治療、問題解決技法、権利擁護など多様な単元が含まれています。このプログラムについては、「家族のもつ力を高めると同時に、その心労や不安を減らすことで病気の重荷を軽くする効果があった」と評価されています。もう一つの、ナミが主催し、力を入れているプログラムは、「仲間から仲間へ」という教育コースです。これは、統合失調症の本人を対象とする、一週二時間、九週間のコースで、二〇〇五年には二二州で実施されました。

患者が統合失調症に向き合って生きていくには

統合失調症の人にとって、病気に向き合って生きていくことは、きわめて重要な課題です。最近、本人自身や精神科医療専門職によって、数多くのアイデアが示されてきました。そのようなアイデアは、統合失調症とともに生きてゆくための重荷をいくらか軽くしてくれます。

多くの人は、毎日決まった、あらかじめわかっているスケジュールに従うことによって生活を向上できるようです。スケジュールに従うことで、ストレスに対する心構えができ、不意討ちを食らう回数を最小限にできます。患者のエッツソ・リートは言います。「変化が前もって予測できる環境は、とても重要です。私の脳はいつでも変化に対応できるとは限らないからです。生活の予定表をつくることで、考えを整理します」。

自分で病気をコントロールしている人の多くは、そのための具体的な計画を立てています。ストレスの原因を特定し、それに対処することは、コントロールの一部です。たとえば、リートは、自分でストレス対処法四ヵ条をつくりましたが、それは「ストレスを感じていることを認識する。ストレスの原因を見つけ出す。過去同じような状況に陥ったときに役立った行動を思い出す。そして、それを実行する」でした。財布の中に、ストレスを感じたときにとるべき行動をメモして入れておくことも、よい方法ではないでしょうか。

統合失調症に向き合って生きていく一般的な方策は、運動、栄養のある食事、余暇活動などです。「統合失調症の人が身体を動かすこと」について、ある研究は、運動が睡眠と自己評価を改善し、さらに幻聴を減らしたと報告しています。幻聴への対処については、認知行動療法を含めて、第8章に記しました。

どんな方策がよいかは人によってまちまちであり、想像力次第です。リートは「腰かけるときにはドアを正面にして、他人に背中を向けないよう後ろに壁がくるように椅子を選ぶ」ようにし、「そばにいる人たちに、誰に電話しているのかとか、どこに行くのかなど、とにかく何でもいいから質問すること」で、自分の妄想傾向を最小限に抑えています。

妄想型統合失調症で自身が何回も入院を繰り返した心理学者のフレデリック・フリース博士は、病気のときのことを、言葉や文化そして憶測の仕方までまったく異なった国にいる異邦人のような状態だと表現しています。博士は統合失調症の行動特徴を知るためには、彼が「慢性の健常者」と呼んでいる健常者のさらなる観察が必要だと言っています。博士によれば、健常者は通常相手を見つめて話しますが、「私たち病人は、別のことに簡単に気をとられてしまいます。そして、相手を見つめて話していると、表情の変化に注意が向いて、話の内容にますます集中できなくなってしまいます」。それでフリース博士は、「健常者があなたの傍にいるとき、幻聴に受け答えしてはいけません。健常者を非常に不快にさせますから」といったような実際的なアドバイスをしています。

フリース博士は、病気を抱えていても常にユーモアのセンスを忘れず、次のようなカードを持ち歩いて、不愉快な態度をとる相手に対しては、それを差し出すことでも知られています。

すみません、あえて申し上げますが、私は統合失調症なので、非難されたり、けなされたり、侮辱されたり、あるいは威圧的な態度をとられると、どうしても感情的にコントロールできなくなります。恐縮ですが、私がそうならないように言い方を変えてもう一度話してくださいませんか。

統合失調症に向き合って生きてゆくために重要なことは、自助グループに入ることです。自助グループはさまざまな名前で呼ばれています。これらのグループは、援助と教育、そして患者が「自分らしくなれるところ」と呼ぶ場を提供しています。多くの統合失調症の人はまた、ナミにも参加しています。先に紹介したフリース博士はナミの副会長をしており、一九九〇年には、やはり患者のトマス・ポゼイ氏がナミの会長を務めていました。

精神保健サービスの分野で最近の画期的な進歩は、統合失調症の人自身が大幅にその役割を担ってきていることです。たとえば、多くの地域で自分たち自身でデイケアセンターを運営しています。またサンフランシスコでは、患者が研修を受けたあと、閉鎖病棟の「ピアカウンセラー［患者がカウンセリングの担い手となる］」として雇用されています。カリフォルニア州のサンマテオ郡では、精神科病院からアパートに移り住んだ患者たちのエイズ教育や支援をするために、ピアカウンセラーが雇用されています。デンバーでは、患者は六ヵ月の研修プログラムを通じてケースマネジメントのアシスタントとしての訓練を受け、州立地域精神保健センターで次々と重要な役割を担うようになってきています。デンバーの研修プログラムは、テキサス、ワシントン、マサチューセッツでも行われ、これが将来の精神保健サービスの流れを代表するものになることは間違いありません。

ただ残念なことに、自助グループピアカウンセラーや患者が提供するプログラムは思ったほど活動できていないのです。その主な原因は「精神病克服者の会」（第15章参照）です。小規模ですが力をもっている「精神病克服者の会」は、統合失調症の人たちに薬を服用しないようすすめ、病気が脳の障害に起因するものであることすら否定しています。この小さな「精神病克服者の会」が、家族や精神保健福祉機関からみて立派に活動している、より大きな患者団体の評判を落としてきたのです。

さらに悪いことに、小規模にもかかわらず「精神病克服者の会」運動は、極端に政治的中立性を保とうとする連邦精神保健サービスセンターからかなりの財政援助を受けてきたため、実際以上に重要な運動のように思われてしまいました。連邦機関の一つである米国国立精神保健研究所が、統合失調症のすぐれた治療を開発するためにお金を使う一方で、同じ連邦機関である精神保健サービスセンターが、治療を拒否する「精神病克服者の会」にお金をつぎ込むのは、書かれざるワシントン政治物語の七不思議の一つです。この論理一貫性のなさには救いがたいものがあります。

家族が統合失調症に向き合って生きていくには

近年、統合失調症の人を在宅で抱える家族の負担についての研究が数多く行われました。二八にのぼるそのような研究のうちの一七の研究が一九九〇年に発表されましたが、それによると、家族自身の時間・付き合いが減り、健康をそこね、誰かが家にいなければならないということで仕事をやめるため家計も苦しくなったことが報告されています。多くの場合、家族は患者のケースマネージャー、精神科医、看護師、家主、調理人、用務員、財産管理人、教育係、そしてよき友人と、何役もこなさなければなりません。一九六〇年代以前には、ほとんどの統合失調症患者は、少なくとも断続的に病院に収容されていましたから、家族に課せられたこの処理不能とも言える膨大な仕事量は、比較的最近になって表面化してきたものなのです。現在の在宅主流の状況から生じる避けがたい家族のストレスについて、ある母親は次のように記しています。

私はときに、まるでツアーコンダクターのようだと思ってしまいます。娘の興味をひきそうなことや、そのためにはどこに行ったらいいのかを考えることが私の仕事なのです。外出先を予定し、交通手段や気兼ねなしに付き合える仲間を手配します。娘カリーをケアする役目をいやがっているわけではないのですが、それが私のストレスになっていることは確かです。私には私自身の人生があり、それを取り戻したいと思っています。だから、カリーにはもっと自立してほしいと願っているのです。

このような家族には、そのケアの役割に対して精神科医療専門職からの支援が必要なのですが、実際には得られていない状況です。専門職の家族支援を充実させようとする試みのなかで、オーストラリアでは専門家訓練プログラムが開発されました。合衆国でもカリフォルニア州リバーサイド郡精神保健課では、家族支援と専門家養成のための「家族援護職」が設けられ、この方策は州内のほかの郡にも広がってきています。

統合失調症の人が在宅であろうとなかろうと、家族は多くの問題に直面しなければなりません。本人に対して家族はどう対応すべきかとよく質問されます。一般的には、本人と一番自然に接する人が、その対応が一番うまいといえましょう。この考え方は、精神科病院の看護スタッフを観察すればわかることです。専門家からも患者からも信頼されているスタッフは、患者を人間として扱い、尊厳ある看護を提供しますが、逆に信頼されていないスタッフは、患者を見下したような態度で扱い、事あるごとに患者に劣等感を植えつけます。こういう場合、たいていスタッフが統合失調症を理解していないか、統合失調症を恐れているのです。そこで、「どのように対応したらいいか」に対する簡潔な解答は、「親切に」ということになります。

ただ、これに加えて、統合失調症がもついくつかの特徴から、対応には多少の調整が必要になります。この調整は、病気が脳の障害であり、第1章で述べた症状の特性をもつことから直接導き出せる調整です。統合失調症の人は、五感を通じて入力された情報、とくに同時に二つ以上の刺激を受けた場合に、その情報の処理が非常に困難となります。このことを念頭に置けば、その人に対してどのような態度をとるべきかは、よりわかりやすくなります。

たとえば、会話は短く、簡潔、明快なものとすべきです。ある家族が「その人を見つめ、短く、簡潔に、大人の言葉で、はっきりと具体的に、迷わせないよう一度に一つだけのことを」と説明してくれました。統合失調症の人には、一度に一つだけ質問をすることです。「楽しい時間が過ごせた？　誰と一緒に行ったの？」といった質問は、健常者にとっては明快な二つの質問ですが、統合失調症の人にとっては、これでも混乱をもたらす質問となりうるのです。

統合失調症の人の混乱した思考を追求することは非生産的です。たとえ試みても、ジョン・ウィングが以下に記すように、多くの場合、誤解と嫌悪を招くだけです。

患者は、突発的に不合理な恐怖心を抱くことがある。たとえば家の中のある特定の部屋を恐れ、家族に「その部屋には毒ガスが流れ込んでいる」「あの部屋のベッドの下には蛇がいる」と言う。最初のうち家族は困惑し、わからせようとするが、いくら話してもその考えをかたくなに捨てようとしないことにすっかり挫折感を覚え、平静さを失ってしまった。結局、患者の考えを変えさせようとすると患者を怒らせてしまい、しかもその考えそのものは以前にも増して強い確信となってしまう、そのことに家族は気がついたそうだ。

患者と議論をするよりも、同意できないことをはっきりと言うべきです。これなら患者に挑戦することにならず、また怒らせることもありません。すなわち、「あの部屋のベッドの下には蛇がいる」に対する上手な答え方は、「蛇なんていないよ」と有無を言わせぬ言い方ではなく、「あなたがそこに蛇がいると信じているのはわかったわ。でも私には何も見えないし、いるとは思えない」というものです。患者は、それ相応の理由でそこに蛇がいることを信じているのです。多分、その物音を聞いたか、ひょっとすると見てしまったのかもしれません。患者の感覚的な経験については、その経験だけは尊重するが、患者の理解の仕方は受け入れないという処し方が、家族にとって役に立ちます。たとえば「そこに蛇がいると思うのには理由があることはわかるけれど、それは病気のせいで、あなたの脳があなたを騙しているんだと思うわ」という具合です。

患者が妄想的な話をすると、家族や友人は、えてして皮肉っぽくまたはユーモラスに対応したくなるものです。たとえば、先ほどの蛇に関する話に、「そうね。私も見たわ。ところで、あなたは台所のガラガラ蛇も見た？」と答えてしまいがちです。このような対応は、無益なばかりか、しばしば患者を混乱させます。そのうえ妄想的確信を強め、現実と自分のなかでつくられている世界との区別をつけにくくしてしまいます。自分の喉の中にネズミがいると信じて医者に見てくれと頼んだ患者がいました。その医者は、冗談半分に、ネズミはあんまり深いところにいるので見えないよ、と伝えました。その患者は、回復したあと、そのときのことをこう振り返っています。「もし医者が、私の喉にはネズミなどいるとは思えないとはっきり言ってくれていたら、私はどんなにありがたく思ったでしょう」。これはとても示唆に富む言葉です。

統合失調症特有の妄想に対応するもう一つの有益な方法は、家族や友人にだけそういった妄想を打ち明けるよう、統合失調症の人に働きかけることです。蛇の話をすることは、家族や友人の間だけなら害はありません。しかし、もしそれを混雑したエレベーターの中で言ったり、お店で店員に話したりすると、関係するすべての人が困惑してしまいます。統合失調症の人とそういったことを気負わず率直に話し合ってみてください。きっと感謝されるはずです。クリールとウィングは「より現実的な目標は、公衆の面前での妄想による行動を最小限に抑えることである。多くの患者はこのことをよく理解し、独り事を言ったり、妄想を話したりするのはプライベートなときだけにしている」と言っています。

統合失調症の人が会話をするときの障害は、多くの場合通常のとりとめのない会話に参加できないことにあります。「ある患者は、デイセンターから戻ると毎晩、叔母が用意した食事を黙々と食べ、それが終わると自分の部屋に直行した。老齢で孤独な叔母は、夕食時の会話を楽しみにしていたが、その患者に会話能力がほとんどないために戸惑っていた」。そういった患者は、たいてい自分の周囲の会話はわかりますが、それに参加することはできません。「ある若い男性は、両親が話し合っている間、いつも黙って座っているか一人で何かぶつぶつ言っていた。しかし、病院でときおり看護師にその家庭での会話について話していたこと、そして、まるで関心をもっていない様子だったのに、その会話の内容をよく理解していたことを、後日その両親は知った」。そういう患者は、自分の周りに誰かがいてほしいと思うのですが、その人たちと直接関わり合うことはしたくないのです。ある女性は、統合失調症の甥が自分の家を訪ねるのを楽しみにしているということを友人から聞いて驚いたそうです。「そんなこと考えもしなかった。だって甥は家に来てもただ椅子に黙って座っているだけだったから」。

家族が患者と関係をもとうとするときに生じる似たような問題は、患者は概してその感情を表現できないということです。患者はしばしば、非常に親しい家族にさえ一見冷たく距離を置きます。この感情の凍結状態はよくみられます。難しいかもしれませんが、この冷淡さを、家族に対する個人的な感情の表れとは受け取らないでください。患者には、家で飼っているペットのほうが自分の感情を表したり、優しい言葉をかけたりしやすいのかもしれません。したがって、この目的で患者が犬や猫を飼うことは、ときによい結果をもたらします。

統合失調症の人が内にひきこもってしまったときに、家族がどのように対応すべきかは、どの家族も一様に抱えている問題です。この病気にかかった多くの人にとって、内にひきこもることはときに必要なのです。ある母親が私に次のような手紙をよこしました。「娘とお皿を洗いながら話をしていたとき、彼女が私のほうを向いてこう言いました。〝ちょっと私を放っておいてくれない、お母さん。自分だけの世界を楽しみたいの〟」。内にひきこもりたいという感情は、ときに口頭ではっきりと表現されます。私は、一度部屋にひきこもると、夜中に何かを食べに出てくる以外は一週間ずっと部屋から出てこなかった患者を診たことがあります。

このように社会的な接触を断ってしまうケースに直面すると、どうしたものかと途方に暮れるかもしれません。患者に部屋から出て社会と関係をもつように働きかけるべきなのか、それともそのまま放っておくべきなのか。その答えは、原則としてそのまま放っておくほうがよい、というものです。こう言われると、家族はちょっと困惑するかもしれません。もちろん、もしそのひきこもりがひどすぎたり、あまりにも長すぎると感じられるときは、さらに重い病気が出ている可能性もあるので、かかりつけの精神科医に診てもらう必要があります。しかしほとんどの場合、ひきこもりは患者が脳の中の混乱状態に対応するための手段であって、患者にとっては適切な対応なのです。家族はそういった症状を自己否定的な行動としてとらえることなく、しかし必要があれば対処できるように心がけておかなければなりません。ある母親の次のような表現が参考になります。「息子の症状がひどいときは、無理に自分の世界から私たちの世界に引き出そうとはしませんでした。ただ必要となったときにはいつでも手を貸し、会話の相手をしてあげられるように準備だけはしながら、できるだけ邪魔をしないように心がけました」。

社会的状況のなかでは、統合失調症の人にあまり多くを期待しないことも重要です。彼らが感覚的な情報を整理し、実際に言われたことを十分に理解することができない、ということを忘れないでください。統合失調症の人にかかる負担や重圧を軽減するために、パーティなどはできるだけ避けてください。患者は一度に一人なら相手ができるかもしれませんが、相手が集団の場合はたいてい刺激過剰になってしまいます。同様に、外での集まりやパーティなどに連れていくことも、混乱をまねく体験となることが多いようです。

また、楽しいと感じられる余暇活動を見つけるために、いろいろなことに挑戦してみてください。いろいろな活動のなかでは、刺激が単純なほうがたいていうまくいきます。統合失調症の人は、一般にテレビのアニメや旅の番組は楽しめますが、ストーリー性をもった番組は理解しにくいでしょう。野球よりはボクシングの試合を好みます。サーカスやアイス・ショーのような視覚に訴えるものはおおいに楽しむことができます。ただ演劇はたいていの場合、なんの楽しみにもならないようです。もちろん個人差はあるので、いろいろな可能性を探ってみる必要はあります。必ずしも発症前に楽しんでいたものを発症後にも好むとは限りません。

家族が陥りがちな罠は、統合失調症の人の望ましくない行動すべてを病気のせいにすることです。「病気の罠」とでも言いましょうか、統合失調症の人が汚れた靴下を手に取る、歯磨きのチューブのふたをもとに戻さないなど、きわめて些細な欠点も、統合失調症のせいにしてしまいがちです。人間は誰もが些細な欠点をいろいろもっていること、そして世の中には完璧な人などいないのだということを改めて思い起こす必要があります。すべてを病気のせいにしたくなる気持ちを抑えてください。そして、あなた自身が先週何度失敗したかを自分に問いかけてみてください。私たちの神経化学物質と神経生理の仕組みは、いつも完璧に活動するわけではないのですから。私たちだけでなく、統合失調症の人もたまに失敗することがあるのは当然のことですし、その失敗を認めることは、当たり前の優しさでもあります。

そして何よりもじたばたしない態度を身につけることです。たとえ患者の考えついたことがどんなにおかしなものでも対応できるのだ、という自信をもってください。もしある朝、幻聴がひどいことに気がついたら、関節炎が悪くなった人に対するときと同じような感じで、それを事実として認識し、次のように簡単にコメントしてあげるのです。「かわいそうに、今日はとくにその声があなたをわずらわせているようね」。ある親が次のように言っています。「家庭のなかで患者と付き合ううえで私が学んだことのうち一番ためになったのは、できる限り冷静でいる、ということです。混乱と妄想は私のせいではないのだし、私が冷静でいる限り、息子も冷静でいられます。私は心のなかでは激しく動揺することもありますが、でも表面では落ち着きを保っていられます」。これの典型例として、一九世紀に活躍したアメリカの高名な精神科医アール・プリニーは、看護職員が患者の一人に付き添って精神科病院のタワーにのぼったときのことを記しています。

目の前に広がる美しい眺めに興奮し楽しんでいた患者が突然職員の腕をつかむと、タワーの端のほうに彼を引っ張っていきながら、「飛び降りようよ、そうして自分たちの名前をずっと残そうよ！」と叫んだ。その職員はきわめて冷静に、患者の注意をそらしながらこう言った。「飛び降りるだって？　そんなのはどんなにばかな人だってできることだよ。だから一度降りていって、そこから飛び上がろうよ！」その提案は患者の空想を払いのけ、こうして二人は差し迫った危険から解放されたのである。

統合失調症の人と一緒に家庭で生活する場合に、重要なことが二つあります。それは、一人でいられる空間の確保とスケジュールに基づいた生活内容です。統合失調症の人には自分だけの部屋が必要です。それは一人で自由に振る舞える静かな空間です。生活内容を計画的なものとすることも、たいていの場合とても有意義です。毎日一定の時間に食事をし、雑用を片づけること、そして、毎日、毎週、前もって次にすることがわかるような一定のリズムをつくっておくことで、生活上の能力も向上します。ある母親は次のように言っています。

生活に一定のリズムをつくることが、とくに症状のひどいときにはたいへん重要だと気づきました。物事は毎日決められた時間に同じように繰り返され、各曜日ごとに共通性はできるだけ保ちながらもそれぞれに特色をもたせます。こうすることによって、秩序の感覚、人生が予測可能なものであるという感覚、そして時間の感覚が養われます。

生活にリズムが生まれると、次に家族が気づくのは、統合失調症の人がとくに理由もなくそのリズムから逸脱することです。それがとくに著しいのは睡眠と食事で、ある父親は次のようにその不満を打ち明けています。

「妻が食事をつくったのに、そのときは食べようとしないのです。でも二時間経ってから突然食べ始めるのですよ」。この問題に対するすぐれた解決法を、母親が次のように記しています。

患者が突然何か食べたがることがありますが、息子の場合、簡単な健康によい食品がいつでも食べられるようにしておくことが重要なポイントです。ヨーグルトやチーズ、お肉などを冷蔵庫に、果物を机の上に、缶詰を戸棚に、常に確保しておくようにしました。三度の食事はもちろん大切なものですが、こういった食べ物はそれ以上に大切なもののようです。食べる時間が一定しているかいないかは、あまり問題ではありません。息子が午後四時に缶入りシチューを食べたなら、夕食は、簡単なものを食べたくなったときに、ただ温めればいいようにしておきました。

もう一つ、長期にせよ短期にせよ、統合失調症の人と一緒に暮らしている家族が知っておくべきことは、統合失調症の人の許されない行動とは何か、ということです。何週間もお風呂に入らないようなら、それはみんなに迷惑なことでしょう。第10章で示したように、攻撃的な行動、またはベッドでタバコを吸うような危険な行為は、決して許してはなりません。そういった行為をした場合にどうするかは、事前に明確に決めておく必要があります。そして、家族は必要があれば、決めた通りに実行する心づもりをもたなくてはなりません。

多くの家族を困らせるもう一つの問題は、統合失調症の人にどこまで自立と自主性を認めるか、ということです。この問題は青年期の子をもつ親のそれと似ています。原則として、統合失調症の人には、自分で責任がもてる限り、できるだけ広い範囲の自主性と自立を認めるべきです。これは徐々に段階をふんで行います。たとえばコンサートに出かけ夜遅くなっても一人で帰宅できると思っている統合失調症の人には、何かの機会にその準備ができていることを証明してもらいましょう。たとえばお店に定期的に行って何も問題なく帰ってきたとか、日中ハーフウェイハウスに一人で行って帰宅できたとか、街で麻薬には手を出さなかったとか、風変わりな行動で外出中にトラブルを起こさなかったなどを通じて、その自信のほどを証明してもらうのです。ある家族は、統合失調症の人が発症後初めて街に出ていった際、それを確かめるため、こっそりあとをつけたそうです。患者がさらに自主性を求めてきたなら、家族は、そのための条件を設定するといいでしょう。たとえば、ハーフウェイハウスから一人で帰りたいという患者には、バス路線を調べること、出かける前に二週間家のドアの鍵締めを忘れないことをその条件とするという具合に。

日常の簡単な仕事も、自立の枠を広げられるかどうかをみるうえで有効です。掃除や食器洗い、ゴミ出し、犬の餌やり、草取りなどが適切です。家族は、ストレスを高め、再発を招くのではないかという心配から、ときに仕事を与えることをためらいがちです。患者が怠け者であると、家族のほうは余計に再発を懸念して、仕事があっても病気を口実に自立の可能性を遠ざけてしまいます。ある母親はこのような状況に陥ったときにどうしても感じる怒りにも似た感情を、次のように表現しています。「家の中にやらなければならないことが山ほどあるときは、そりゃ腹が立ちますよ。だって、そこにはとても元気そうな若い男がいるのに、その男ときたら、ただ座って本当に何もしないのですから」。家事をすることで患者の病状が悪化することはありません。またこのような簡単な仕事は、ハーフウェイハウスやクラブハウスのようなところでも、プログラムのなかに幅広く取り入れられています。患者には、仕事をすることでさらに自主性が身につき、同時に自信もついてきます。ある患者は症状は非常に重いにもかかわらず、家事をきちんとこなし、そのあとは気分も爽快になると言っています。

患者の金銭を管理することは、一番難しい問題かもしれません。多くの患者は自分が受給している補足的所得保障の一部が、個人的な支出として割りあてられ、自分にはそれを好きなように使う権利があることを知っています。しかし、そのお金は、タバコやジュース類もさることながら、患者の基本的な生活必需品の購入にあてられるべきことをわきまえなくてはなりません。

統合失調症の人のなかには、自分のお金に全責任を負い、金銭管理もほとんど問題なくできる人もいます。たとえば私の知る重い妄想型統合失調症の女性は、ほとんどいつも妄想状態にあるのに、自分で毎月銀行に行って金銭管理をしています。当然のことですが、彼女はいくら蓄えがあるかなど、医師にも看護師にも言いません。しかし一般に統合失調症の人は、自分で金銭管理をすることができません。たとえば、誰であろうと最初にお金を無心してきた人に所持金を渡してしまう人もいます。そのような人については、ほかの行動面での自立の程度との関連で、金銭に関する決定権を考慮するといいでしょう。またたとえば、本人が身だしなみを整えられない場合は、毎週言われなくてもシャワーを浴びるようになったときに、お小遣いの増額に同意するとよいでしょう。日常の雑用がこなせるようになったということも、その人がより高額な金銭の責任を負えるようになったことを示す目安となります。

自立と金銭管理については、患者が回復しつつあることを家族は理解できないために、家族にとっても問題となります。自分で服も着られなくなった患者と生活をともにした経験があると、その数週間後に患者が一人でバスに乗って出かけ、お金を自分で管理できるようになるなどとは、そう簡単には信じられないものです。家族は不安に駆られていると同時に傷を負っているために、適切に対処し、受け入れることができなくなっているのです。

すでに述べたように、家族が統合失調症に向き合って生きていくうえで、家族教育はとても大切であり、また州や地域のナミによる支援も有用です。さらに患者と生活をともにしている家族にとって、定期的に休みをとることはたいへん重要なことです。短期ケアサービスの利用は、その一つの方法といえます。たとえば、カリフォルニア州にあるパロ・アルト退役軍人医療センターは、家族に休息の機会を提供するために、家族とともに生活している統合失調症の人が、二ヵ月に一度、一回につき二〜七日間再入院できるようなプログラムを運営しています。サウスカロライナ州では、アミ〔地域の精神障害者連合会の略称〕が州精神保健課と共同で、精神障害者の介護から家族を解放することを目的に、精神障害者を対象にした一週間の夏期キャンプ家族休息プログラムを運営しています。

統合失調症が、兄弟姉妹、子ども、配偶者に与える影響

統合失調症についての書物や記事の多くは、この病気が親に与える影響を中心に書いていますが、この病気は親以外の人にとっても同様の問題を投げかけているのです。兄弟、姉妹、息子、娘、夫、妻、叔父、叔母、祖父、祖母、すべての人が統合失調症の人のケアに深く関わっています。そのような人々は皆、本章ならびにこれまで記されてきたこととまったく同じ問題を抱えているのです。さらに、これらの家族のそれぞれが頻繁に直面する特定の問題があることも事実です。

恥と困惑：家族は、精神障害者の病気による奇妙な行動のために、非常に恥ずかしい思いをしたことがあるはずです。母親が統合失調症のロクサーヌ・ランクェットは、「孤児のほうがまだましだったと思い、母をできるだけ隠すようにし、母がこの世に存在していないかのように振る舞い、母の存在を否定していました」と振り返っています。キャサリン・ゴードンの母親は、子どもを外に連れ出して「人通りの激しい道の脇に私たちを座らせて、何時間も通り過ぎるトラックの数を数え、その過ぎ去ったトラックの名前をすべて書きとめていました」。私の知人は、大学に戻る途中、ホームレスとなっていた母親に空港で遭遇し、文字通り卒倒しそうになったことがあるそうです。このような恥と困惑を生じる状況に直面したときによくとられる行動は、家庭からできるだけ遠ざかるということです。

怒り、嫉妬、恨み：家族はエネルギーと時間のほとんどを患者のために費やしてしまい、その結果、ほかの家族のためのエネルギーや時間はほとんど残らなくなります。ウェンディ・ケリーは、妹が統合失調症にかかった

とき、「兄と私はすぐに自分たちの時間がなくなると感じました。全員が彼女に振りまわされてしまったのです」と振り返ってくれました。統合失調症の父をもつジョディ・モーザムも「父親といつも話をしている友人を見ては羨ましく思ったわ……。私には父はいたけれど、でもいなかったのよ」と語っています。怒りと恨みは、多額のお金、たとえば大学進学のための蓄えなどが、患者の治療のために使われるとき、さらに大きくなります。

うつ的症状と罪悪感：病気になると、その人と家族との人間関係が失われることがあります。アミ・ブロドフは、この状況を赤裸々に語ってくれました。

その日、いやそのずっと前から、そしてそれからもずっと、私は絶え間ない心の痛みと、本来愛する者の死に際して向けられるべき愛惜の情とを覚えながら、兄がもはやいなくなってしまったとの想いから寂しくてなりませんでした。死んでしまった人に想いを馳せることは痛みを伴いますが、最終的にはある意味で心の安らぎが得られ、現実を受容することもできましょう。でもまだ生きている人、目の前にいるのに生き生きとした交流ができない人のことを想うと、それは孤独で非現実的なものであり、心がひどく痛みます。

妻が統合失調症を発症したある男性は、夫婦間の絆の喪失を次のように書いています。

私は二五歳の妻を本当に憐れに思います。でも、かつて私が知っていた彼女は一九八五年に死んでしまいました。それが悲しいはずなのに、再発を繰り返す彼女をみていると、その思いも混乱してしまいます。それは彼女であって彼女ではないのですから。

また、発症した夫を抱える妻は、こう書いています。

夫の統合失調症はその病気自体が、私たち夫婦間に割って入ってきた第三の男のようなものです。それはいつも私たちの傍にいて、服薬を続けても、依然としてその妄想や孤独感に対処しなければならず、日常生活において朝から晩まで私の介護を必要としました。

統合失調症にならなかった家族は、その代わりに航空機事故や偶然の惨事などでよくみられる生存者自責感をもつようになります。ポール・アロノウィッツはこの感情を次のように説明しています。自分が間もなく結婚することを統合失調症の兄に告げたとき、兄は次のように答えました。「そりゃおかしいよ。おまえが間もなく結婚するなんて。僕はまだガールフレンドさえもったことがないのに！」

役割継承の重荷：統合失調症の人の兄弟姉妹、またはその子どもたちは、多くの場合、病人のぶんまで自分が頑張らなくては、と努めます。統合失調症の親をもつ子どもの研究で、カウフマンらは、そういう能力を発揮した子どもたちを「スーパーキッズ」と呼んでいます。

病気になることへの恐れ：統合失調症の人の兄弟姉妹やその子どもの多くは、自分も病気になるのではないか、という恐れを抱いています。ロクサーヌ・ランクェットは、次のように振り返っています。「統合失調症の母のもとで成長することは、重苦しくて恐怖感がつきまとい、自我の形成にも悪影響を及ぼしました。自分も母親に似ているのではないか、だから私自身もおかしくなるんじゃないかと脅えていました」。

望まない役割：統合失調症は家族関係をときに大きく変えます。マーガレット・モーマンは、その著『姉のお守役』の中で、妹なのに、ある意味で姉の母親役を務めなければならないことが、どんなに難しいことだったかを記しています。配偶者が病気になると、多くの場合、病人の配偶者ではなく親の役目をしなければなりません。ジョディ・モーザムは、父親の病気が母親に与えた影響を次のように記しています。「母はある日、この素晴らしい男性が役立たずになってしまったことを知ったのです。もはや妻としての役割を果たす必要はなくなりました。母は父の保護者になってしまったのです」。両親が二人とも統合失調症であったキャサリン・ゴードンは、たった四歳のときにすでに「両親が自分に何をしろと言ってきても、その言葉や行動が信用できないことに気がついていました」。そして九歳までに「事実上、一家の大黒柱」になっていたのです。

統合失調症の人を身内に抱えるための負担を少しでも軽くするために、家族としてできることがいろいろあります。病気に関する教育を受けることは最も重要で、これは家族で一番小さい子も含めてのことです。小さい子でもその理解力は、想像以上にすぐれているものです。

最後に、統合失調症の人の兄弟・姉妹、夫、妻、子どもの多くは、よりよいサービスと研究の促進のために、ナミや治療に関する権利擁護センターなどの団体と協働しつつ、統合失調症と付き合っていく方法を学んでいることをお知らせしておきます。実際権利擁護は、病気ではない家族にとって、病気と付き合うための最も有効かつ治療的な方法で、第15章にはその他多くの示唆が記されています。その結果、私を含めた多くの統合失調症研究者が、まず第一に家族のなかに統合失調症の人がいるという理由からこの領域での研究を始めました。私は、また同じ理由、つまり家族に統合失調症の人がいるということからこの分野で仕事をしている臨床精神科医、心理学者、精神科ソーシャルワーカー、そして精神科看護師を大勢知っていますが、みな専門家としてすぐれています。同様に、身内に統合失調症の人を抱える州法制官の多くも、治療に関する法律の改正を目指して、主導的役割を果たしています。

再発を最小限に抑えるには

統合失調症に向き合って生きていくための大切な鍵は、再発を最小限に抑えることです。すべての患者と家族は、いつも再発に脅えています。その人がいつもとはちょっとでも違うことをするたびに、再発ではないかと疑ってかかります。この疑いは直接的にではなく、たいていは間接的な言葉で問いかけられます。たとえば「また病気が始まったのだろうか」とか、「薬を増やす必要があるのだろうか」「何か言ってあげるべきなのだろうか」といった具合です。

第10章で述べたように、「薬をきちんと服用すること」が、統合失調症の再発を最小限に抑えるための、唯一かつ最も大切なことです。薬をきちんと服用している場合は、断続的に服薬したり中断したりする場合に比べて、再発の危険性ははるかに少なくなります。薬物やアルコール乱用は、再発をうながすもう一つの強力な要因です。ある研究では、全員がデポ剤で治療中の統合失調症の人三七人のうち、同時にアルコールや薬物を乱用している人の再発率は、そうでない人の四倍にものぼることが報告されています。

一四五人の患者を対象にした、再発についての最大規模の研究によると、再発初期に経験する症状は、緊張感や神経過敏、食欲不振や過食、睡眠の不調、集中力や興味の減退、落ち着きがなくなることなどです。この研究の報告者の一人マービン・ハーツは「再発の症状とその徴候について、本人と家族を教育することが最も重要なこと」で、「家族の参加なくしては統合失調症の治療はできない」と結論しています。

イギリスでは、マックス・バーチウッドらが、どんな徴候が差し迫った再発を予測させる最も有効なサインなのかを検証する研究で「再発警告サインスケール」を考案しました（表11）。このスケールは、患者・家族の必携メモです。それは八項目の質問からできていて、答えが「はい」であれば、再発が差し迫っていることになります。

患者本人かその家族、またはその両者が経験を重ねることで、たいていの場合、どのサインや症状が再発の前触れなのかを学びます。統合失調症に関しては山ほどの再発経験をもつある女性が、どんな点に注意しているかを語ってくれました。「私に特徴的な前兆は、急にイライラ感が出て怒りっぽくなることと、外出の際、誰かは思い出せないけれど、誰もが知り合いのように思えてくることです」。また、別のある女性は、再発したときの経験を四つの段階に分けて説明しています。

表11　再発警告サインスケール

この質問は、この **2 週間**にあなたが体験した、新たな、もしくは、より悪化した問題や不満に関するものです。

	はい	いいえ
不眠、またはよく眠れない	□	□
緊張感、不安感、不安定感がある	□	□
集中力が出ない	□	□
イライラし、キレやすい	□	□
毎日の作業や人間関係でうまくやれない、または、難しいと感じる	□	□
疲れた、元気が出ないと感じる	□	□
気分が沈み、落ち込んだと感じる	□	□
頭が混乱し、どうしていいかわからない	□	□

最初は、まるで自分が自分から少し離れてしまったような気分になります。私の目には世界がいつもよりもっと輝いて映り、ものの輪郭がはっきりします。そして、私の声が少しこだましているようにも思えます。人のなかにいることが苦痛に感じられ、気分が変化していくさまを人に話すことに不快感を覚え始めます。

次の段階では、すべてのものが少しもやもやとしています。このもやもや感は、困惑と恐怖、とくに今自分に起こっている事態を他人に知られる、という恐怖感とともにますます増大します。理にかなった言い訳を考え、自分の人生の細部を自分の思いのままにしようとします。またすべてを整理しようと異常に努力します。たとえば、掃除、新聞雑誌の整理など、そこに没頭してしまいます。ラジオから流れる歌が重要な意味を持ち始め、みんなが自分を変な目で見つめ、笑っているように思われてきます。そして、他人が自分には理解できない微妙なメッセージを送っているように思われ、他人の態度を誤解し、さらに自制できなくなるのではないかという恐怖感が募ってきます。

第三の段階では、なぜこんなひどいことが自分に起こっているのかが、だんだんとわかり、そのうち確信します。つまり、誰かが自分に対してそういうことをしているんだと信じてしまうのです。この妄想が始まると、物事がはっきり見えてくるようになり、すべての音量は増し、他人の目をよりいっそう気にするようになります。これが本当に起こっていることなのかどうか、自問自答を続けます。「ＦＢＩか悪魔のしわざだろうか……いや、そんな考えはばかげている。どうして、みんなで寄ってたかって、私を狂わそうとするのだろう」と。

最終段階では、私は錯乱状態に陥り、すべてを自分の見たまま、聞いたまま、信じるようになります。まったく疑おうとせず、自分が信じるままに行動するようになります。

再発のサインは人によって違いますが、ある人が再発を繰り返す場合、そのサインの内容は毎回ほぼ同じという傾向があります。私は統合失調症の人の睡眠形態の違いが再発のサインをよく示していることに気がつき、その点を確かめています。

どうしたら再発を少なくすることができるでしょうか。まず、自分の再発のサインを書き出して、それを家族や友人に見せ、知ってもらいましょう。次に、どんなことが再発後の症状を悪化させるのか、たとえば、社会的なストレスなどを明確にし、それらを極力避けるようにしてください。すべてがうまくいっていれば友人の結婚式に参加することもできましょう。しかし、もし再発しかかっていると思うときは、電話して欠席するほうが賢明です。一人で過ごす時間を長くとり、仕事量を減らし、運動量を増やすことは、再発につながるストレスを減らすためにいろいろな人が試みていることで、参考になるかもしれません。

薬をきちんと飲んでいないことが、ほとんどの人に共通する再発原因です。このことをしっかりと覚えておいてください。統合失調症の人が服薬をやめてしまうか、医師が薬の量を減らすか、または、ただ単にその時点の病状がより多くの薬を必要としていたか、このいずれかが原因です。再発の初期段階で薬の量を増やすことにより、再発の進行を食い止め、もとの状態に戻せることがあります。このため、私は自分の受け持つ患者の多くに、予備の薬を処方しています。そして、もし患者が必要だと感じたときは、自分で判断して飲む量を増やすことを認めています。内科医は、糖尿病の患者に対して同じようなことをしています。インシュリンの必要量は日によって変わるからです。私は統合失調症にも同じ法則があてはまることを知りました。

もちろん、前出の四段階の経過は、統合失調症の人が病識をもっていることを前提としているので、再発警告サインを自分でチェックするうえで、理想的なシナリオといえます。しかし、第1章と第10章で述べたように、大半の統合失調症の人は病識をもっていません。そのような場合の実際的な対策の一つとして、症状が悪化したときにビデオを撮っておき、落ち着いたときにそれを見せる方法があります。予備研究では、統合失調症の人が病識をもつうえで、この方法はある程度の効果があったことが報告されています。しかし、そのような効果が再発を減らす結果に結びつくかどうかは、まだよくわかっていません。

最後に、統合失調症は、多発性硬化症やパーキンソン病のように、明確な理由もなく、症状に波があることを覚えておいてください。どんなに再発を避けようとしても、たいていの人には再発があるものだということも覚えておいてください。再発は病気の一過程なのだと理解する必要があります。多くの人にとって再発の回数を減らすことは可能ですが、再発そのものをなくしてしまうことは不可能なのです。

第12章　よくある質問

理性や知力がそこなわれるほど不幸なことはない、精神病はそのような病気なのである。

――リチャード・ミード「医療における指針」（一七五一年）

統合失調症は永遠に続く映画のようです。もっとつらいのは、自分がその映画に実際に登場しているということです。もう観終わったと思うとまた新たな映画が始まり、新しい問題が突きつけられます。これから取り上げる問題は、患者や家族からしばしば尋ねられることです。ほとんどの問いは、簡単に答えられるものではありません。というのは、統合失調症の人は一人ひとり違いますし、家族もそれぞれ異なるからです。

統合失調症はその人の基本的な性格まで変えてしまうものでしょうか

統合失調症はその人の基本的な性格まで変えてしまうのでしょうか。病気の妹を観察し、何人もの患者を診てきた経験から、私は長い間、そのようなことはないだろうと思ってきました。しかし、これを実証する証拠を見出せませんでした。これに関して、抗精神病薬を服用し症状が安定した、ある若い男性のことが思い出されます。ある日家族が、症状は落ち着いているが、朝起きてこないから別の薬を処方してほしい、と頼んできました。私は数ヵ月にもわたっていろいろな薬を試してみましたが、うまくいきませんでした。そこでその家族に、病気になる前は朝きちんと起きてきましたか、と尋ねたところ、「そういえば今とまったく同じで、なかなか起きなかったですね」との答えでした。これを契機に私は薬を変えることをやめました。そしてこの経験が、私にとってはたいへんよい勉強となりました。

少し前に、統合失調症がその人の基本的な性格まで変えるのかどうかを、一方が統合失調症でもう一方は健常という一卵性双生児を対象にして調べる機会がありました。一卵性双生児の場合、その性格的特徴は驚くほど似ているので、二人の性格を比べれば、統合失調症が性格にどれほどの影響を及ぼすかが理論的にはわかることになります。全部で二七組の一卵性双生児について調べました。

結果はたいへん明快でした。幸福感や神経質、社会的関係における満足感などの性格特性指標では、統合失調症のほうはかなり低い値を示しました。これは病気にかかっているという事実から考えれば、当然の結果であろうと思います。しかし、ほかの性格特性指標においては、その違いはわずかであり、文化的価値の尊重や冒険的な行動への興味など、多くの指標については違いがほとんどみられませんでした。健常者のほうが物静かな女性であれば、その一方がたとえ重い統合失調症にかかっていても物静かな女性でした。一方が活発で物おじしない性格であれば、統合失調症にかかっているほうも同じ性格でした。したがって統合失調症によって、基本的な中心となる性格はほとんど影響を受けないといえます。

これまでにも、統合失調症が基本的性格に及ぼす影響はきわめてわずかであるということは知られていました。今まで私が診てきたなかでも重症のうちに入るある女性患者の母親は、「もし病気にさえならなければこんなふうに育ったであろうと思われる娘が、病気の娘の中にもちゃんと生きています」と話しています。病気と患者を同一視してはいけません。病気と患者は、別々のものであり、また別々にとらえるべきなのです。統合失調症は誰もがかかりうる病気であり、非常に自己中心的な性格の人から慈愛に満ちた性格の人にまで、わけへだてなく襲いかかります。そして、統合失調症にかかっても、このような基本的な性格は、妄想や幻覚、思考障害、感情変化の陰に存在し続けています。

もちろん、望ましくない性格特性については、それをすべて病気のせいにしたくなってしまうものです。家族は、実際にはそうでなかったにもかかわらず、発症前のその人の行動を理想化して回顧しがちですし、本人のほうもまた、病気になる前からもっていた欠点をすべて病気のせいにしがちです。

統合失調症が、母親、父親、兄弟姉妹の基本的性格を変えないことは言うまでもありません。家族の一人ひとりは、それぞれの性格特性をもち、家族のなかに統合失調症にかかった人がいることで、それらの性格が根本的に変えられてしまうことはありません。両親や兄弟姉妹の性格特性は、押しつけがましい、支援的、拒絶的、愛情深いなどいろいろでしょう。しかしそれぞれの特性は、本人が発症する前からすでに家族それぞれに備わっていたものなのです。統合失調症の人の両親のなかには好ましくない性格特性をもつ人がいるという考えが、第6章でふれた家族相互作用説を生み出しました。この理論を唱える研究者たちは、統合失調症患者の家族にみられた望ましくない性格特性は、健常者の家族にもまったく同じようにみられるものだという事実を見落としています。統合失調症は特定の個人に起こる病気ではなく、また特定の家族に起こる病気でもないのです。

統合失調症の人は自分の行動に責任をもてるのでしょうか

本人、家族、精神科医療専門職、判事、陪審員にとって最も難しい問題は、統合失調症の人が自分の症状や行動をどれくらいコントロールしているか、ということです。ほとんどの人は、ある程度コントロールする力をもっており、少なくとも部分的な責任は負うことができます。しかしその程度は個人差が大きいばかりでなく、同じ人でも日によって変化します。たとえば多くの患者は、たいへんな努力をして一時的に幻聴や異常行動を抑えることはできますが、長くは続けられません。責任に関するこのジレンマについて、イギリスのすぐれた研究者ジョン・ウィング博士が次のようにわかりやすく記しています。

「全盲」は重度の障害ではあるが、自分の将来について主体的に決断する個人の能力にはなんら支障のない状態である。一方「重度の知的障害」の場合、明らかに本人はそのような決断をすることはできない。統合失調症への対処が特異で困難なのは、統合失調症がこれら二つの状態の中間に位置しているからにほかならない。統合失調症においては、洞察力や症状の程度が頻繁に変化するからである。

たとえば、あなたの病気の息子さんが、訪ねてきたアガサ叔母さんの前で、突然服を脱ぐと言い出したらどうすればよいでしょうか。もしかしたら「服を脱がなければ君のせいで世界が没落する」という幻聴のためにそうしたのかもしれません。それともアガサ叔母さんに似た誰かから実際に受けた、あるいは受けたと思い込んでいる侮辱に対する、混乱した思考と怒りによるものかもしれません。またひょっとすると、その行動は、アガサ叔母さんかあなたの家族に対する意識的な敵対行動なのかもしれません。統合失調症の人のなかには、健常者にもそのような人がいるように、自分の欲しいものを手に入れるために、病気の症状を利用して自分の周囲の者を巧みに操作する人がいます。たとえば、自分が現在置かれた場所にいたくないと思っているある患者は、どのような行動をとればもとの病院や以前住んでいたことのある場所に確実に戻れるかを知っています。回復した患者のなかにも、「先生、少しよくなりましたが、まだ仕事に戻れるほどではありません」とはっきり言う人がたくさんいます。

統合失調症の人は自分の行動に対して、どのくらい責任がもてるのでしょうか。彼らと長い間付き合ってきた家族、友人、精神科医療専門職は、彼らの基本的な性格特性を知っているので、最もよくそれを言える立場の人たちです。先に示した家族の場合なら、アガサ叔母さんが帰ったあと、当人を囲んで、みんなで話し合ってみる必要があります。なぜあのようなことが起こったのか、どうしたら同じようなことが二度と起きないようにできるか、あのような行動が家族にどんな影響を与えるか、人前で服を脱いだら法律的にはどのように扱われるのかなど——こういう話し合いに、患者の主治医（精神科医）、カウンセラー、ソーシャルワーカー、ケースマネージャーに同席してもらうと、たいていの場合役に立ちます。

統合失調症の人が罪を犯してしまった場合、その行動の責任についてはさらに複雑で、裁判にかけることができないとして精神科病院に強制入院させられるか、裁判にかけられるか、どちらかになります。裁判にかけられても、統合失調症の人はほとんどが心神喪失状態であったとされます。

患者が心神喪失状態であるかどうかは、歴史的に眺めると、一九世紀のイギリスでは「善悪テスト」と呼ばれるテストで判断されていました（善悪の判断ができない限り、その人に責任能力はないとする）。これに代わって、最近アメリカでは多くの州で「精神症状テスト」が導入されています（患者の行動が精神病によるものである限り、その人に責任能力はないとする）。さらに、州によっては「善悪テスト」や「精神症状テスト」に修正を加えたものや両者を折衷したものを取り入れています。このような考え方に共通するのは、患者の意思能力に関し、彼らは「抑えきれない衝動」からその行動に走ったとする見解をとっていることです。

司法が心神喪失状態を理由に患者を保護することを認める理由は、患者があたかも自分の行動に完全に責任をもてる人物として犯罪を行ったと解釈され罰せられる、という理不尽な事態から、実際に患者を守らなければならないからです。すなわち、エンジンキーがつけられたまま放置されている車を見て、それが自分の車だと信じて、あるいは幻聴にそそのかされてその車を盗んだ統合失調症の人と、転売をもくろんで車を盗んだ人とは、同じように扱われてはならないのです。

心神喪失状態を理由とする司法的保護に反対する議論には興味深いものがあり、かなりの人がその廃止を唱えてきました。個人の行動が精神病によるものであるか否かの判断は、たいへん難しく主観的なものです。ある研究者が述べたように「ほとんどすべての犯罪は、その定義上、心神喪失と呼べるような社会規範からの逸脱」であり、また「抑えきれない衝動と、結果として抑えられなかった衝動との間には、夕暮れとたそがれに線が引けないように差がない」のかもしれません。加えて、過去にさかのぼらなければならないことが、これらの判断をより難しくしています。裁判の数ヵ月も前の、犯行当時の患者の精神状態がどうであったかなど、いったい誰が正確に知ることができるでしょうか。

心神喪失状態による司法的保護の代替案のなかに、二段階訴追があります。これは犯罪の認定と、心神喪失など減免事由を分けて考えようというものです。第一の段階では、被告人が罪を犯したか否かだけが問題とされます。そして被告人が有罪と認められたなら、精神科医とほかの証人によってその精神状態とその他の減免事由が勘案され、それに基づいて被告人はどこに送られ（刑務所か精神科病院）、どれくらいそこにとどまるべきかが決定されます。

もし、第二の段階で、初めて責任能力が問題とされるのであれば、これは心神喪失状態による司法的保護がいわば膠着状態になっている現在の法的状況を確実に打開するものとなるでしょう。現在、心神喪失状態による司法的保護の可否は、被告人に責任能力があるか否かの推定に基づいて判断されています。心神喪失状態にあった人は、その行動に対して責任能力はなかったとされ、そうでなければ責任能力があったとされます。つまりあるかないかの二者択一的決定しかありません。このような単純思考は、統合失調症の人と生活をともにしたことのある人の経験とは食い違っています。統合失調症の人は、あるときは自分の行動に完全に責任がもてるし、あるときにはまったく責任がもてないのです。しかし多くの場合は、程度の差はあれ、その中間だといえましょう。

統合失調症は知能指数に影響を与えるのでしょうか

神経心理学的異常は、第5章でも述べたように、統合失調症で頻繁に認められます。しかし、神経心理学的機能のうち、知能はとりわけ統合失調症の人や家族にとって重大関心事です。なぜなら、結局のところ実社会は知能指数を重視するからです。

知能指数と統合失調症について述べる前に、知能指数がいったい何を測っているのかを知らなければなりません。ほとんどの知能テストは、読解力、理解力、計算力を組み合わせたもので、特定の脳機能を測定しています。知能テストは経験や常識や知恵を測ることはできません。またもちろん、日常生活においてその人がどれくらいの知能を使っているのかもわかりません。私には知能指数が一六〇もある親戚がいましたが、その半分しか知能を使っていないようにみえるごく普通の人で、社会生活上は常識や知恵が欠けていました。

近年、知能指数と統合失調症の研究で明らかになったことは次のことです。

①一般的に、大部分の統合失調症の人は知能指数が少し（例：約八〜一〇ポイント）低く、これは人生の早期、発症の何年も前から認められます。これは数多くの子どもの知能指数を測り、そのうちでのちに統合失調症になった人を調べたヨーロッパの研究で明らかになりました。この知能指数の低下は、統合失調症の原因となる脳障害に関連したものでしょう。

②例外も多数あります。フィンランドの研究では、学業成績が優秀だった生徒のほうが、のちに統合失調症になっています。また、二〇代前半で数学の分野で偉業を収め、のちにノーベル賞をとったジョン・ナッシュ博士は二〇代後半で統合失調症になっています。

③小児期に統合失調症を発症した人の知能は少し低く、これは統合失調症によって学習や新しい情報を得る能力が障害されるためです。

④成人期に統合失調症を発症したのち、さらに知能が低下するか否かについては、結論が出ていません。おそらく病気の程度次第と思われます。しかし、平均すれば成人期における知能低下はほとんどありません。

統合失調症の人は車を運転してもかまわないのでしょうか

統合失調症の人が車を運転していいかどうかについては、本人や家族、そして保険会社にとって大切な問題であるにもかかわらず、これまでほとんど論じられませんでした。ある調査では、精神以外の病気の人の九九％が運転をしているのに対して、統合失調症の通院患者では六八％であり、しかも運転量は前者に比べて非常に少ないという結果でした。一番大事な点は、統合失調症の運転者の走行距離あたりの事故率は、精神以外の病気の人の事故率の二倍であったということです。もっとも、この研究の前に行われた二つの研究では、統合失調症の運転者の事故率がより高い、ということはありませんでした。

それでは、統合失調症の人は車を運転してもかまわないのでしょうか？　車を運転するには、①道路の混雑や暗さを考えて、経路を計画し判断する能力、②たとえばほかの車をいつ追い越すかといった、注意し判断する即応的な決定をする能力、③とっさにブレーキを踏むなどの運転操作の能力、の三つの技能が必要です。統合失調症の人は、抗精神病薬の副作用のために動作が鈍くなることはありますが、運転操作上の問題があることは稀です。しかし、統合失調症の人のなかに、明らかに計画の能力あるいは即応的な決定の能力、またはその両方が劣っている人たちがいるのは、彼らが生活の別の面で表わす計画力や判断力、注意力からみても自明のことです。

以上の諸点をまとめると、次のように言えましょう。大半の患者は運転することができ、また実際に運転しています。しかし、計画力あるいは判断力、またはその両方に障害がある場合は、運転をするべきではありません。統合失調症の人が車を運転してもよいかどうかという判断は、高齢者が車を運転してもよいかどうかという判断に似ています。患者の運転能力は、抗精神病薬を服用しているか否かがポイントで、てんかんの人と同様に、運転免許証は服薬を条件にすることが合理的です。

宗教は、統合失調症の人にどのような影響を与えるのでしょうか

ほかの人と同じように、統合失調症の人も自分自身をより大きな枠組みのなかでとらえられる神や哲学的世界観を身につけたいという気持ちをもっています。しかし統合失調症の人の場合、多くの理由から問題があります。まず、統合失調症の発症の時期は、しばしば宗教的信念や哲学的理念が大きく形成される時期と重なっています。そのために、病気の症状との区別が非常に難しくなってしまいます。問題を複雑にしているもう一つの原因は、発症初期には多くの患者が、過覚醒状態、または「恍惚感」（第1章参照）を体験し、自分たちは神にとくに選ばれた存在だ、と思い込んでしまうことです。幻聴があれば、それがさらにその思いを確固たるものにしてしまいます。また、さらに宗教的関心と症状との区別の障壁となっているのは、統合失調症の人が比喩やシンボルを理解できないことです。ほとんどの様式化された宗教は、比喩やシンボルを理解することを必要とするからです。したがって、宗教の問題が、病気の各段階において、多くの患者にとって重要な意味をもつことになるのです。実際、最近のある研究は、統合失調症の三〇%の患者が「発症後、信仰心が増した」と報告しています。

宗教に端を発する妄想状態は、統合失調症の人のおよそ二人に一人と非常に多いものです。また、聖職者はしばしば、統合失調症の人に相談をもちかけられることも知られています。ある研究は、「聖職者は、精神保健専門職と同じくらい、地域に住む精神障害者から相談を受けている」と報告しています。多くの聖職者は知識に富み、そういった場合にも適切な援助をしていますが、残念ながら精神疾患についての知識が古く、患者やその家族に対して、罪悪のせいで病気になったのだ、という誤った考えを述べる聖職者も多くいます。このような考えは、言うまでもなく非常に有害であって、状況を悪化させる以外の何ものでもありません。そこで、聖職者を対象にした精神疾患に関する教育がいろいろなかたちですすめられています。ナミが組織した宗教奉仕活動ネット

ワーク「約束への道」もそういった活動をしているグループです。

統合失調症の人は、特定のカルト教団に所属して宗教的関心を満たす場合があります。さまざまなカルト教団、統一教会（ムーニーズ）、ハレ・クリシュナ、神の光の使節、キリストの人々、サイエントロジー、さらにもっと小さなカルト教団が数多くあります。ある研究は、統一教会の会員の六％、神の光の使節ではその九％が、過去に精神科的問題での入院歴があると報告しています。しかしそういったグループを研究した精神科医は、それらの人の多くは精神疾患でなく重症の神経症であったと考えています。このようなカルト教団の側では、集団に要求される緊密な協調生活や活動を混乱させるとして、精神障害者を排除する傾向があります。

統合失調症の人がこのようなカルト教団に受け入れられれば、ある意味で好都合です。というのは、非常にしっかりした教義体系をもっており、生活形態も継承されていて、このために所属意識や連帯感が育まれ、メンバーの自信が高められます。カルト教団のなかには、特異な宗教体験を重んじる宗派もあり、そのような環境では統合失調症の人も「恍惚感」や幻聴がもっと居心地のよいものとなるかもしれません。

この一方で、カルト教団が危険をはらんでいることも事実で、たいていのカルト教団は、どんな薬でも服用を拒否するのが望ましい、と強調しています。薬による維持療法で症状が安定している患者が、その服用をやめるようすすめられて再発してしまうこともあります。また教団は、病気であるという現実を否定するようすすめ、混乱した思考や幻聴などの問題を、脳の病気によるものであると認めず、信仰上の欠陥として片づけてしまいます。ある教団はまた、すでに妄想的な考え方に陥っている人に、教団は世界から迫害されているという「われわれ対彼ら」的感情に支配されて、さらに妄想的なことを焚きつけます。また一般のメンバーにもしばしば行うように、統合失調症の人のお金や財産を搾取するカルト教団も一部にあることをつけ加えておきます。

自分が統合失調症であることを隠すべきでしょうか

自分が統合失調症であることを人に隠すべきかどうかは、答えにくい問題です。とくに相手がこれから恋人になる人や雇い主である場合にはなおさらです。しかし徐々に、より多くの場面で、その答えは「伝えるべきだ」ということになってきています。この問題に関しては、次の点を考慮すべきです。その人はどうせいつかは知ってしまうのではないか？　その人がどのくらい精神疾患について知っているのか？　隠していたらその人の信用を失うのではないか？　本当のことを話していない人と付き合うのが自分にとっては難しくないだろうか？

一九八〇年代初め頃から、統合失調症を隠さずに語る患者と家族が急速に増えてきています。米国障害者法は、雇用者側からの差別に対して、理論上は保護的施策を提供していますが、これがどれだけ実効性をもつかは、今しばらく見守る必要があります。一方で、統合失調症であることを公にしないほうがよい場合もあります。自身も統合失調症である心理学者のフレデリック・フリース博士は、そのような場面ではこう提案しています。「あなたの時間の過ごし方に応じて、作家、芸術家、精神保健のコンサルタント、またはフリーの仕事をしている、と説明するのがよいでしょう。これらの肩書きのいずれもあながち嘘ではなく、受け取る側にも広い解釈の余地が残され、特定の雇用者や仕事場をもっている必要もないのですから」。

遺伝カウンセリング——統合失調症になる可能性

統合失調症の人の親族、つまり兄弟、姉妹、子ども、甥、姪のほとんどは、自分たちや子どもたちが統合失調症になるのではないかと心配した経験が、一度や二度はあるはずです。そのうえ現在子どもをもつ統合失調症の人が増えているので、遺伝カウンセリングが重要になってきました。

統合失調症患者の近親者が統合失調症になるリスクに関するデータは正確であり、またさまざまなデータがあって専門家にも認められている、このように誰もが思っていることでしょう。しかし、これは間違いかもしれないのです。第6章で論じた通り、統合失調症の病因としての遺伝的要因の相対的重要性については、多様な意見があり、そのために遺伝カウンセリングの内容も違ってきます。遺伝的要因が統合失調症の最も重要な原因だと考えている研究者は、近親者が子どもをもつことについては、比較的消極的なアドバイスを与え、一方、遺伝的要因をさほど重視していない研究者は、前向なアドバイスをする傾向があります。

統合失調症になる可能性について考える際、下記のことを念頭に置くとよいでしょう。

①遺伝子にはなんらかの役割がありますが、どのくらいの規模で影響を及ぼしているのかは、多くの遺伝学者が言うほどはっきりとはしていません。

②統合失調症の大部分の人、六三%には、両親・兄弟姉妹・祖父母・叔母・叔父、換言すると三親等内には、統合失調症の人はいません。

③近親者に統合失調症の人が多いほど、発症のリスクは高くなります。具体的には、あなたの兄弟に統合失調症患者が一人しかいなければ、あなたが発症するリスクはたいへん低いですが、あなたの叔父と兄弟の両方が統合失調症であれば、あなた自身が発症するリスクがより高くなります。もし、不幸にしてあなたの家族のほとんど（例：母、叔母、祖父、二人の兄弟）が統合失調症であるという稀な家庭に生を受けたなら、あなたが統合失調症になるリスクはとても高く、子どもをもつかどうかを真剣に考えなければなりません。

④精神医学の教科書に載っているリスクの数値は、最悪のシナリオを想定しているので、過去に行われた問題の多い方法での研究に依拠しています。たとえば、両親が統合失調症である場合、自分が病気になる可能性は四六%であるといわれています。しかし、最近の二つの研究では、二八〜二九%となっており、おそらくは三六%

ということでしょう。同じように、今まで一卵性双生児の発症の一致率は四八％といわれてきましたが、この数値は、偏りのある双生児サンプルに対して「発端者法」と呼ばれる二重計算を用いて出されたものです。無作為に抽出された双生児サンプルに「組み法」を用いれば、もう一方が発症する可能性はわずか二八％でした。

⑤統合失調症になるリスクは、コップに水が半分しかないとみるか、まだ半分あるとみるか、という問題です。兄弟姉妹の一人が病気である場合の発症の可能性は九％ですが、発症しない可能性は九一％です。両親の一方が病気である場合、子どもの発症する可能性は一三％ですが、発症しない可能性は八七％です。一卵性双生児でさえ、もう一方が発症しない可能性は七二％なのです。

⑥統合失調症は、なんらかの遺伝的因子が存在する多くの病気の一つにすぎません。人生を歩むことは常に遺伝的なかけのようなものです。かけで勝つ確率（オッズ）を知っていれば、決定はできませんが、より賢明な選択をすることができるでしょう。

なぜ養子は統合失調症になりやすいのでしょうか

統合失調症の家族の集まりの際、発症した人は養子である場合が非常に多いことに気づかされます。養子の場合、どうして予想以上に多いのでしょうか？

もちろんその理由は、たいていの養子の実の母親、またときには父親が統合失調症や躁うつ病であるからです。両親は子どもを育てることができず、養子に出さざるをえないのです。かつて悪い両親に育てられたことが統合失調症の原因だと考えられていた頃、養子先に病気のことを伝えるのはさほど重要なことではないと思われたため、養子縁組仲介者は実親の病気を養親に伝えていませんでした。

子どもが養子になろうとなるまいと、遺伝的リスクは同じです。たとえば、両親ともに統合失調症であった子どもは、養子になってもならなくても約三〇%の発症リスクを負っています。そのため最近、養子縁組仲介者は養子縁組を希望している夫婦に、より詳細な本当のことを伝えるようになりました。

あるしっかりした夫婦は子どもを養子にしましたが、その子が統合失調症を発症してしまいました。そこで、実親が統合失調症であることを知らせなかったと養子縁組仲介者を訴えました。これは頻繁に起きる事柄にもかかわらず、これまでほとんど議論されなかった問題です。

親亡きあとはどうなるのでしょうか

統合失調症の人を抱える家族にとって、面倒をみている家族が亡くなったあとにどうするかということは、かなり厄介な問題です。この問題は、主に親が統合失調症の子どもの面倒をみている場合が典型的です。もちろん、面倒をみている兄弟姉妹自身が高齢や病気の場合にも、同様の問題があります。このような場合、かつて患者は大所帯の親戚か州立病院に引き取られていました。しかし、現在ではそのような大所帯はなくなり、州立病院も統合失調症の人を地域社会で生活させるために簡単に退院させるので、公的保護施設に行くかホームレスになるしかなく、多くの家族を悩ませています。

後見人制度は、面倒をみていた人が死亡したときに、統合失調症の人に対するケアを確保し、その財産を守るために家族が利用している制度です。後見人は、親族か患者の友人、または適切な人がいないときは判事が選任したその他の人です。後見人は、患者が大金もしくは財産を所有し、または相続しそうな場合に選任されます。後見人制度は、ある人が患者の代わりに決定権を行使することを法律的に認めるもので、強制入院を認めるイギリスの法律の保護者としての国（親代行）と同じ考え方に基づいています。後見人が患者の財産のみを管理する場合は財産後見人制度と呼ばれ、財産に加えて一身上の決定にまで及ぶ場合は後見人制度と呼ばれます。

後見人制度（および財産後見人制度）に関する多くの州法は、かなり時代遅れとなっています。たいていの場合、個人的な決定と財産上の決定の区別がなく、後見人には自動的にその両方の決定権が与えられています。後見人制度で影響を受ける個人的な決定権には、住む場所を決める権利、自由に移動する権利、医療ならびに精神科治療の受診に同意する権利があります。同様に財産上の決定権には、小切手にサインする権利、銀行口座から預金を引き出す権利があります。後見人制度関係の法律の大部分は全か無かの発想で、自分の生活の一部については責任がもてるという患者の能力については考慮されていません。またこの法律は、多くの場合、内容が非常に曖昧で、たとえばカリフォルニア州の場合、最近修正されるまでは、「心神喪失であろうとなかろうと、手練手管によって、つけこまれ、だまされやすく、能力に欠ける人であれば誰に対しても」後見人が任命できるとしていました。しかし、これでは私たちのほとんどがあてはまってしまいます！　後見人の選任は、実際には、法律上の適正な手続をふまずに、患者不在のまま行われ、後見人がまだ必要であるかどうかを定期的に検討することもありません。

将来に備えて家族が利用できるもう一つの制度は、家族が結成した非営利団体の活用です。これらの団体は、家族の死後、患者に対する責任を負うことになっています。知的障害者の家族が、これまで長期にわたり同様の団体を利用しています。最近は、ナミのもとに将来の備えを目的とした地域レベルの団体が設立されてきています。たとえばバージニア州やメリーランド州などでは、家族が理事を務める生活設計援助ネットワークが設立されました。参加者は入会金と年会費を支払い、家族亡きあとの患者のケア計画をつくります。家族が死亡すると、生活設計援助ネットワークの専門スタッフとボランティアは、その家族が事前に担っていた責務を引き継ぎます。その責務には、定期的な患者宅への訪問、主治医もしくはケースマネージャーとの連絡、患者の諸出費の支払い、補足的所得保障の代理受領などがあり、さらに必要に応じてそれ以外の財政的、監督的責務も担います。

統合失調症の人の将来計画は、家族にとって、幸せのためにも安心のためにも必要です。しかし、弁護士でもない素人の家族にとって、給付金、財産、遺言、信託、相続税、そしてそれらに付随する万端を理解することはたいへんな仕事なのです。

第13章 一般社会における統合失調症

病気特有の直感の鋭さや際立った才能は、水路からあふれ出る豊かな水のようなもので、大勢の人々が力を合わせても止めるに止められません。

——スコット・フィツジェラルド『夜はやさし』

初めの頃、統合失調症は、押入れから姿を現すように、いやいやながら、ゆっくりと遠慮がちに出てきました、しだいに一般社会に姿を現すようになりました。一九六〇年には多くの統合失調症の人が「おそらくは神経に病んでいるかもしれないが、ほかはどこも病んでいない」と主張しました。一九八〇年には統合失調症統合失調症信頼する相手に対しては「実は私は統合失調症です」と告げるようになりました。二〇〇〇年までこの人たちは恒常的に、ときには誇りさえもって、公の集会や全国放送のテレビなどで、自分がを公表するようになりました。これは過去半世紀にはみられなかった画期的な変化です。

創造性、統合失調症、そして有名人

暖炉の前や飲み屋での雑談では、創造性と統合失調症には関連性があるかということがしばしば話題になります。すでに三〇〇年も前にジョン・ドライデンは、「偉大な才能は必ず精神病と隣り合わせ」と記していますが、これは多くの人の考えでもあります。それ以来、私たちはこの問題に対するたしかな解答に少しずつ迫りつつあります。

創造性のある人と統合失調症の人が、多くの認知的特性を共有していることは知られています。両者ともに話し方や言語の使い方は一風変わっていて、これは偉大な詩人や小説家の特徴でもあります。また、現実のとらえ方も偉大な芸術家と同じように平凡ではなく、思考の過程もしばしば普通とは異なります。また両者ともに、誰かと一緒にいるよりも孤独を好みます。もし創造的人物が心理テストを受けたとすると、非創造的人物に比べてより多くの精神的問題を示すでしょう。また創造的人物は、たいてい友人から変わり者とみられています。逆に、もし非妄想型の統合失調症の人が創造性のテストを受けたなら、高得点をとるでしょう。ただし妄想型の場合はそうではありません。

創造性の非常に高い人がとくに統合失調症になりやすいわけではない、という研究結果がいくつかあります。しかしある研究では、創造性がある人の近親者は統合失調症になりやすいことが示唆されています。この例として、叔母や息子、そしておそらくは娘も皆、統合失調症になったロバート・フロスト（アメリカの詩人）、息子が発症したアルバート・アインシュタイン（アメリカの物理学者）、娘が発症したビクトル・ユーゴー（フランスの作家）、バートランド・ラッセル（イギリスの数学者・哲学者）、ジェームズ・ジョイス（アイルランドの詩人・小説家）が思い起こされます。

ジェームズ・ジョイスは、精神病理学的にみてとりわけ興味深い人物です。伝記では「ざわめきを聞き分ける喜び」にふれており、さらにうつ病の時期や一時的にアルコールにおぼれたこと、少なくとも一度は躁状態になって、「彼は一週間近く眠ることができず……まるで浮き足だっている感じで、魚が水から飛び出すかのように急に飛び出していってしまうこともあり、幻聴に苦しんでいた」ことが記されています。ジョイスの一人娘ルシアは、二二歳のときに典型的な統合失調症と診断され、高名な精神科医ユングから治療を受け、その後の生涯を精神科病院で過ごしました。「ジョイスは、ほかの人ならまったくついていけない彼女の飛躍する思考を理解するのに特殊な能力を有していた」ということが知られています。

もちろん創造的な人と統合失調症の人は根本的に違います。前者は尋常ではない思考過程をコントロールし、何かの創造に利用することができますが、後者は思考にまとまりとつながりがなく、混乱しています。つまり、創造的人物には選択が可能ですが、統合失調症では選択が不可能です。

創造的人物で統合失調症や失調感情障害が疑われている人はあまりいません。思考障害によって作業能力が落ちることを考えれば、これは当然ともいえます。統合失調症であることがほとんど確実なのは、フランスの劇作家アントナン・アルトー、アメリカの画家ラルフ・ブレイクロック、イギリスの作曲家で詩人でもあるアイヴァー・ガーニー、アメリカの数学者ジョン・ナッシュ、ロシアの舞踊家ヴァーツラフ・ニジンスキーです。

劇作家で俳優でもあるアントナン・アルトーは一九二四〜一九二七年のフランス超現実主義運動の中心人物でしたが、その間にときおり統合失調症の徴候を示していました。一九三七年、四一歳のとき入院し、その余生のほとんどを、パリ、ルーアン、ロデの病院で過ごしました。ロデから友人に宛てた何通かの書簡によって病状がうかがえますが、一九四三年には次のように書き送っています。

この病気は恐ろしい陰謀事件と関係し、私はその陰謀の犠牲となった。君もその陰謀を本当は知っているよね、だって君はすでに深刻な被害を被っているのだから。君は昼となく夜となく私を悩ませ続ける悪魔の大集団を目撃したよね。君も私と同じくらいはっきりと見たはずだ。君は、彼らがなんとも醜悪で下劣な手段を弄して私を操り続けているることをわかっているよね。

ラルフ・ブレイクロックはアメリカの卓越した風景画家で、第一次世界大戦の前には、その作品は史上空前の高値で売買されました。しかし、そのときすでに彼は早発性痴呆［統合失調症はかつてこのように呼ばれていた］と診断され、一〇年以上もニューヨーク・ミドルタウンの州立精神科病院に入院していたのです。

早くから家族や友人は、ブレイクロックはとても変わっていると気づいていましたが、明らかに症状が現れたのは四〇代の初めで、被害妄想と誇大妄想（例：自分はヨーク公爵だと主張）、気分の激変、躁症状を呈しました。現在の診断マニュアルでは、おそらく「失調感情障害」と診断されるでしょう。自分の病気についてブレイクロックは、句読点のない文で次のように書いています。「もし私が正気でないとしてもそんなことは気にしない私は被害妄想ではないし老齢でも耄碌《もうろく》しているわけでもないこの通り口笛を吹いたり踊ったりできるのだから」。ブレイクロックはウイッスラー、ホーマー、サージェントにもまさる、アメリカで最も名高い芸術家であり、一九一九年に彼が亡くなったとき、ウィルソン元大統領も弔辞をよせたほどでした。

アイヴァー・ガーニーはイギリスで将来を嘱望された作曲家で詩人でしたが、一九一七年、二七歳のとき、精神病の最初の徴候が現れたのです。そのとき、彼はベートーヴェンの訪問を受けたと信じていました。「私は、賢く親しみのこもった魂の存在を感じた。それはまさしく年老いたベートーヴェンだった。バッハもそこにいたけれど、私には目もくれない」。その後、彼の病状は悪化し、「電気で操作されている」と信じ込むようになりました。「彼はラジオから送られる電波から身を守るため、よく頭をクッションで覆っていました。そして死んだほうがましだと思うようになっていました」。三二歳でついにケント州の精神科病院に入院し、その後一五年間、そこで生活しながら詩を書き続けました。そして、入院生活のまま、四七歳で結核のためこの世を去りました。

ジョン・ナッシュは一九九四年のノーベル経済学賞の受賞者で、それは二一歳のときに成し遂げた数理的ゲーム理論の業績に対するものでした。『フォーチュン』誌はその当時彼を「アメリカの新星」と称えました。しかし、二〇代後半で彼は被害妄想と誇大妄想を特徴とする統合失調症を発症し、「自分の人生は異星人によってめちゃくちゃにされている」「自分は、新しい世界政府の一翼として南極の皇帝になるはずである」と信じていました。妻の手厚いケアのもと、二〇年あまり入退院を繰り返しましたが、五〇代になって病状が軽快しました。ノーベル賞を受賞したとき、非公式ながらホワイトハウスに招待されています。シルヴィア・ナサーの著『ビューティフル・マインド』には、ナッシュの半生と病気について描かれています。

ニジンスキーは第一次世界大戦の直前頃の最も有名なダンサーであり、史上最も偉大なダンサーという人もいます。そのジャンプ力は驚異的で、空中で一〇回もその脚を前後に交差させることができる唯一のダンサーといわれています。二九歳のときに統合失調症を発症し、それ以後何度か入退院を繰り返しました。症状には、著しい妄想、緊張病、ときとして言葉のサラダ［まったく無関係な言葉の羅列］（第1章参照）を含む思考障害がみられました。彼は現在では使われていないインシュリン昏睡療法［インシュリンを投与して低血糖ショックを起こす治療、薬物療法がない時代に行われた］を受けた最初の人です。彼の日記にはこう書かれています。

人生を愛し、生き、叫びたい。しかしそれができない。このことが私の魂を痛める。私はこの痛みに脅かされる。私の魂は病んでいる。心ではなく魂が。医者は私の病を理解しない。

もう一人、統合失調症であると疑われていたのが、画家のヴィンセント・ヴァン・ゴッホです。彼は医学史の研究では、躁うつ病、脳梅毒、ポルフィリン症、絵の具による重金属中毒などとされています。被害妄想、幻聴と幻視、無言、うつ、エネルギーに満ちあふれた周期などの症状がありました。世間には、ゴッホの精神病をロマンチックなものとし、それが偉大な芸術の源の一部となっていると見なす傾向がありますが、ゴッホ自身の手紙から、この病気がいかに痛ましくつらいものだったかがわかります。わずか一〇年間の画家生活のあと、ゴッホは結局自殺しました。サンレミから、彼は弟テオに手紙を書いています。「ああ、もし私がこの呪わしい病に患わされることなく仕事ができていたら、どんなに素晴らしい作品を完成させることができただろうか」。

統合失調症は必ずしも創造性と結びつくとは限りませんが、統合失調症とは対照的に、躁うつ病は病気自体に創造性と結びつく要因をはらんでいます。この病気では普通、エネルギッシュになり頭の回転が速くなるからです。創造的な人物で躁うつ病が疑われる人として、作曲家では、ヘンデル、ベルリオーズ、シューマン、ベートーヴェン、ドニゼッティ、グルック、詩人、作家、劇作家などでは、バイロン、シェリー、コールリッジ、ポー、バルザック、ヘミングウェイ、フィツジェラルド、ユージン・オニール、そしてヴァージニア・ウルフがいます。

偏見の問題

統合失調症の人や家族は、非常に根強い偏見のなかでの生活を強いられています。統合失調症はかつてのハンセン病に匹敵し、一般人の統合失調症についての理解はきわめて乏しいといえます。一九八七年に大学の新入生を対象としたある調査では、統合失調症の一般的な症状が幻聴であることを知っていたのはその半数にも満たず、またほぼ三分の二の新入生が「多重人格」が統合失調症の一般的な症状であると誤解していました。一九八六年のある世論調査では、市民の五五％が精神疾患の存在すら知らず、精神疾患が重要な健康問題であると認識していたのはわずか一％にすぎませんでした。別の調査では、統合失調症やその他の精神疾患は、罪業や性格的な弱さが原因だと多くの人が信じ続けているという報告がされています。

偏見の問題に関しては、嬉しいニュースと嬉しくないニュースがあります。嬉しいニュースは、統合失調症の人が一般市民の前に現れるようになったことが、偏見をなくすうえで広汎にわたる著しい影響を与えたことです。一九五〇年代の一般市民四〇〇人を対象とした「精神病についてどう思うか」という調査では、精神障害者は危険で何をするかわからない薄気味悪い人、という結果が出ました。その程度は、長い間いたるところで最も強い偏見を受け続けてきたハンセン病患者よりもひどいものでした。それとは対照的に、一九九六年の一三〇一人の精神科の患者本人を対象とした偏見についての調査では、大多数が仕事や家を探す場合に、まったくあるいはほとんど差別されたことはなかった、と回答しています。何年か前と比べると現在は、統合失調症は患者自身にはなんの責任もない脳に起因する障害であり、「すぐに元気回復」というわけにはいかないものである、という理解が広くゆきわたっています。

嬉しくないニュースは、社会通念上、統合失調症が暴力行為と結びつけられていることです。たとえば、カリフォルニアでの一九八四年の調査では、統合失調症の人は暴力犯罪者よりもさらに暴力的だという一般市民の思い込みが報告されています。一九九六年の全国民を対象としたサンプル調査では、統合失調症の人は、「暴力的傾向がきわめて強い」一三%、「その傾向がややある」四八%、「その傾向はあまりない」三一%、「まったくない」八%でした。この結果が示すように、六一%の人々が統合失調症と暴力行為を関連づけています。同じ調査で、「うつ病と暴力行為を関連づけている人」は三三%、「うつ病患者が他人に迷惑をかけると考えている人」は一七%にすぎませんでした。暴力行為との関連性が統合失調症よりもさらに強いと思われたのは、アルコール中毒（七一%）と薬物依存症（八七%）だけでした。

さらにもっと嬉しくないことは、統合失調症と暴力行為の関連づけがしだいに強まってきているようにみえることです。一九九九年の「合衆国公衆衛生局の精神保健報告」には、「統合失調症と暴力行為を関連づけている人は、一九九六年には一九五〇年代の二倍に達している」と明記されているのです。報告は次のように結論づけています。

精神疾患に対する理解が一般に進んできているにもかかわらず、なぜ偏見は根強いのだろうか。理由は「暴力に対する恐れ」だと思われる。精神障害者は、以前よりもさらに暴力的な存在として受け取られている。言い換えると、精神障害者が危険な人というイメージが以前よりも現在は強まっている、ということである。

もう一つの最近の研究は、ある重篤な精神障害者によって引き起こされた暴力行為が、すべての精神障害者に対する偏見を増幅していることを検証しています。たとえば大学生を対象とした研究では、精神病患者が引き起こした暴力犯罪の記事を読ませたあとでは、精神障害者に対するマイナスの評価が増える結果となりました。またドイツでは、政府高官が精神障害者に襲われた事件が全国的に報道されたあと、今後そんな不祥事があれば、ただちに精神障害者を社会から隔離すべきだ、という意見が著しく増えたことが示されました。社会的隔離の声や膨れあがった偏見は、日を追うにつれしだいに影を潜めてはいきましたが、事件から二年経っても、もとには戻りませんでした。さらに同様な問題に関する一九九六年の全米調査では、「精神障害者には暴力的な傾向がある」と「社会的に隔離すべきだ」との間には、高い相関関係がみられました。

統合失調症の人もその家族も、誰かが不祥事を起こすと、精神障害者すべてに対する偏見が強くなることをよく知っていて心を痛めています。たとえば一九九九年、ソルトレーク市の教会の図書室で統合失調症の男が二人を殺害したとき、「バレー精神保健相談所には間もなく、脅えた障害者本人や家族からの電話が相次ぎました。彼らはただすすり泣くばかり、この事件のせいで自分たちが仕返しをされるのではないかと怖れていました」と相談所の代表者は話していました。このような不祥事は、社会の偏見をなくそうとする長年の蓄積を一挙に後退させてしまいます。第15章では偏見を減らすにはどうすればよいかについて述べることにします。

第14章　不幸な状況

精神科における統合失調症は、その診断と告知において内科におけるがんに相当する。
――ホールら、オーストラリア『ニュージーランド精神医学誌』（一九八五年）

アメリカの統合失調症の治療とケアは、これまであまりにも不十分でした。これはまさに現代のアメリカ医学と社会サービスの最大の汚点といえましょう。後世の歴史家は、現在の統合失調症政策を国家的不名誉として記すでしょう。不幸な状況として次のことが指摘できます。

①**病院や関連施設に収容されている統合失調症の人と少なくとも同数のホームレスの統合失調症の人がいる。**アメリカでのホームレスの数は、調査によって二五〜五五万人とバラツキがありますが、その中間の四〇万人というのがおおかたの見方です。ホームレスのおよそ三分の一に精神疾患があり、そのほとんどが統合失調症と報告されています。したがって、毎日約一〇万人の統合失調症の人が公的保護施設や路上で生活していることになります。ある時点での数になりますが、病院や関連施設にいる統合失調症の人の総数は約一〇万人にすぎません。

②**病院や関連施設に収容されている人数より多くの統合失調症の人が、留置場や刑務所に収容されている。**司法省の調査によると、各地の留置場および州刑務所に収容されている人の一六％、すなわち二七万五九〇〇人が精神障害者でした。以前の調査に基づくと、その約半分の一三万五〇〇〇人が統合失調症であるといえます。したがって、病院や関連施設より留置場や刑務所にいる統合失調症の人のほうがより多いことになります。また驚くべき

ことに、二九％の留置場は、統合失調症の人を精神科病院の空きベッド待ちの目的で犯罪とは無関係に拘留していました。犯罪によって拘留された場合も、その多くは不法侵入などの軽犯罪でした。実際、ロサンゼルス郡留置場はアメリカで最大の精神科施設となっています。

③治療を受けていない統合失調症の人による暴力行為がますます増えつつある。治療を受けている統合失調症の人が一般の人と比べて暴力的であるなどとはいえません。しかし第10章でも述べた通り、最近の研究では服薬をしていない一部の患者は暴力的であることが示されています。ある研究は、地域で生活している統合失調症の人の九％は過去一年間に喧嘩で凶器を用いたことがあるとし、別の研究は「男女を問わず患者の二七％は、退院後平均四ヵ月以内に少なくとも一度は暴力をふるっている」と報告しています。家族への暴行も増えています。一九九一年のナミの調査では、直近の一年以内に一一％の精神障害者が家族に暴行を働いたと報告しています。司法省は、「精神疾患にかかったことのある」犯人による殺人事件は、一年に約一〇〇〇件あると報告、マスコミはその多くが統合失調症であるとほのめかしています。薬物やアルコールの乱用、そして服薬の中断がともに、暴力行為を増加させる重要な要因となっています。

④統合失調症の人に対する犯罪が増えている。統合失調症の人に対する犯罪はたいていの場合通報されませんし、通報しても警察官がとりあってくれません。財布のひったくりや障害者小切手の盗難はしばしばであり、性的暴行や殺人でさえ稀ではありません。入居者の大部分が統合失調症であるボードアンドケアホームを対象にしたロサンゼルスの研究によると、この一年に入居者の三人に一人が盗難や暴行に遭い、また二〇人の統合失調症の女性を対象にしたニューヨークの研究では、半数が少なくとも一度は性的暴行に遭い、五人は二度以上被害を受けていました。デモインでは、統合失調症のヴァン・ミルというホームレスの男性が、三人の男に暴行を受けて死亡し、子ども用の浅いプールに投げ込まれました。

⑤統合失調症の人の多くは、救いようのないほどひどい住宅に住んでいる。患者を州立病院から退院させようとす

る精神保健課の圧力のために、精神障害者が誰もがいやがるような住宅に押し込められていることがたびたびあります。たとえば、ニューヨーク市営のボードアンドケアホームで生活する二一人の「元患者」を、警察が立ち退かせたことがあります。そこでは「水道管が破損し、腐った食べ物の周りはゴキブリだらけ……警察は、六人が共同生活していた部屋に元患者の腐乱死体が横たわっているのを発見」しました。一九九〇年の『ニューヨーク・タイムズ』誌には「あばら屋同然の住居施設と諮問委員会も言及」との見出しの記事が掲載され、ミシシッピー州では、逃げ出せないように「二匹のどう猛な番犬」に見張られつつ、「トイレや手洗い」もない粗末な物置にいた九人の「元患者」が見つかりました。

⑥**統合失調症の人の多くが病院や留置場や保護施設を転々と渡り歩いている。**退院患者に服薬管理が行われないことや退院後のアフターケアが保証されないために、多くの統合失調症の人が、病院や留置場、公的保護施設の出たり入ったりを繰り返します。イリノイ州では州立精神科病院の退院者の三〇%が三〇日以内に再入院し、ニューヨーク州では退院者の六〇%が一年以内に再入院しています。州立精神科病院の再入院の調査では、一二一回も入退院を繰り返していた患者がいました。留置場での調査でも、八〇回にわたって拘留が繰り返された統合失調症の人がいました。これらの入院・入所を繰り返すたびに、警察や社会福祉事業関係者の時間と資源が大量に費やされることになります。一九九〇年代のオハイオ州とカリフォルニア州では、警察は、強盗の電話通報よりも、精神科的な緊急事態の通報の対応に追われました。一九七六年のニューヨーク州では「精神的に問題のある人」について対応した件数は約一〇〇〇件でしたが、一九九八年には二万四七八七件になっていました。

⑦**統合失調症は精神保健専門職から軽視されている。**精神科医や心理士、精神科ソーシャルワーカーの総数は一九四〇年には約九〇〇〇人でしたが、一九九三年には二〇万人と増加しています。しかし統合失調症はこういった専門職から軽視されています。たとえば一九九四年の報告では、精神科開業医が診察した全患者のうち、統合失調症の診断はわずか三%でした。その理由は、統合失調症についての専門家に対する研修が驚くほど不十分だ

からです。州立精神科病院ではしばしば訓練を受けていないスタッフや力量不足の専門職でその穴を埋めています。実際、一九八〇年代のワイオミング州立病院では、一年近く精神科医は一人もいないことがありました。もともとは精神科病院から退院した精神障害者をケアするために発案・設立された地域精神保健センターの多くが、悩める健常者の性格を治すためのただのカウンセリングセンターに変わってしまいました。

⑧どの時点をとっても最低四〇%の患者はまったく治療を受けていない。米国国立精神保健研究所疫学調査によれば、統合失調症の人のうちこの一年間になんらかの精神的または身体的治療を受けていた人はわずか六〇%にすぎません。つまり、常に少なくとも四〇%の人がまったく治療を受けていないことになります。またボルチモアの地域調査では、統合失調症の人の半分が治療を受けていませんでした。受療率が非常に低い大きな理由は、脳の機能障害のために治療の必要性を自覚しない人にとって有効であるはずの強制入院や治療が、法律の改正によってより難しくなったためです。

統合失調症の人のケアや治療の惨憺たる状況はアメリカに限ったことではありませんが、ほかの先進国と比べてもアメリカの状況は悪いと言えるでしょう。カナダの大部分の州がアメリカに倣って脱施設化を進めていますが、オンタリオ州はとくにひどい状況です。イギリスでは、退院後治療を受けていなかった患者による連続殺人事件が起きており、またオーストラリアとフランスでは、ホームレスの精神障害者の数が目立って増えています。一九七八年に、イタリアでは精神科病院への新たな入院を禁ずる新法をつくりましたが、「イタリアの実験」として知られるこの試みは、地域治療施設がしっかりしているベローナとトリエステ地方を除けば、失敗に終わっています。日本では、医師自身が経営する民間病院に統合失調症の人を入院させ、家族は面倒に巻き込まれないために患者をそのままにしていましたが、こういった無用の長期入院があまりに頻繁なために、一九八六年、国際的な委員会が立ち入り調査を行いました。どの国も統合失調症の治療にそれなりの問題を抱えていますが、スカンジナビア諸国やオランダではかなり高いレベルのケアを達成しています。

アメリカには統合失調症の人はどのくらいいるのか

米国国立精神保健研究所は創立五〇年以上も経っているので、この基本的な質問の答えはよく知られていると思われるかもしれません。しかし、事実は違います。アメリカの統合失調症の人の数はいまだに議論されているところで、権利を擁護する側は数を多く見積もり、逆にサービスを提供する側はその数を少なく見積もっています。

多くの問題は、米国国立精神保健研究所が資金を援助して一九八〇〜一九八五年の間に行われた精神疾患疫学調査に起因しています。この調査は素人の面接調査員を雇い、五ヵ所のサンプル集団で質問紙法によって精神疾患の症状を確かめました。その結果、年間アメリカの一八歳以上の人口の一・五%、九〜一七歳の一・二%が統合失調症であると報告されました。二〇〇〇年のアメリカの人口からみると、統合失調症の人が年間三五〇万人いることになりますが、この有病率はそれまでの研究の約二倍です。

この疫学調査以外の、可能な限り入手できるデータによると、三五〇万人は見積もりすぎで、アメリカにおける統合失調症の人の年間有病率は約二二〇万人であると考えられます。この見積もりは、二〇〇二年に発表された改訂版精神疾患疫学調査と全国疾患併存調査の見積もりと一致しています。それにしても、二二〇万人とはたくさんの人です。ロードアイランド州、ノースダコタ州、アラスカ州の人口を足したものと同じであり、ウエストバージニア州、ネブラスカ州、ユタ州の総人口よりも多く、マイアミ、ピッツバーグ、デンバー、シアトルなどの大都市の人口と同じ数です。その州や都市に暮らしているすべての住民が統合失調症だと想像すると、この問題の重大性がわかります。

二二〇万人は統合失調症の人だけであり、一九〇万人の躁うつ病患者や、もっと多い重症うつ病や強迫性障害の人は含まれていません。しかし、結局のところこれは、トルコの地震やバングラデシュの洪水で亡くなった人の数を表すときに使われるただの数字にすぎません。数字は、病気の人やその周りの人が抱えている苦しみや深刻な問題を伝えることはできないのです。

統合失調症の人はどこにいるのか

アメリカには二二〇万人もの統合失調症の人がいると考えられますが、この病気が目につかないのはどうしてでしょう。それは私たちがこの病気を上手に隠しているためです。あたかも統合失調症を物置に閉じ込めたように、「神経衰弱」や「神経の病気」というような婉曲な表現で隠されています。レースのカーテンに静かに隠されているのを知りながら、誰も気にとめようともしません。長年同居していた叔母の姿が見えなくなりました。誰も州立病院に入院したとは口にしません。思春期の終わりに問題が生じた息子が今はペンシルバニアで暮らしているとは言っても、そこのグループホームに入所しているとは決して言いません。恋愛問題からの自殺と噂されている姉の死について聞かれても、幻聴に悩まされその病気を苦に自殺したのだとは決して言わないものです。私たちは病気を隠そうとし、このことを誰も話題にしないことを望み、誰にも知られたくないと願います。まさに偏見です。

第13章でも述べた通り、統合失調症にまつわる偏見がよりいっそう病気を深刻なものにしています。患者とその家族は病気そのものに耐えなければならないうえに、病気に対する偏見にも耐えなければなりません。物置に隠れていた叔母や息子や姉はいつか見つかってしまうかもしれません。そのときには「災難」「不名誉」「恥」などの言葉があふれ出てきます。統合失調症が国家的な苦難となっているのは、人々がこの病気をどう扱ってよいかあまりに知らなさすぎるからです。

二二〇万人の統合失調症の人はどこで生活し、どこでケアを受けているのか、このことについてのたしかな情報はほんのわずかです。一九八六年後半の上院歳出委員会で証言を迫られた米国国立精神保健研究所所長は、二二〇万人のうち把握できるのは四二％にすぎないと答えています。残りの五八％についての住まいやケアの状況などはまったくわかっていません。このような情報を把握すべき責任を負う連邦行政局が情報の不備を認めたことは、取りも直さずこの病気が政策面でもいかに軽視されてきたかを明白に物語っています。

しかし現在あらゆる情報を総合すると、統合失調症の人が、おしなべてどこに居住しているかは、かなり正確にとらえることができます。次に、二二〇万人がどこにいるかをまとめます。

施設入所者：五〇万人。ある一日でみた場合、二二〇万人の統合失調症者のうちおよそ五〇万人がさまざまな施設、あるいは路上で生活しています。施設を内容別にみると、次のようになります。

①病院または準病院：一〇万人。内訳は、州立精神科病院が四万人、私立精神科病院が四〇〇〇人、一般病院の精神科病棟が一万人、退役軍人病院が五〇〇〇人、精神保健センターおよび同種施設の入院病棟が二〇〇〇人、緊急用病床や短期病床などの「準病院」三万九〇〇〇人です。

「準病院」とは、急速に成長しつつある新しいタイプの精神障害者のための病院で、地域の二四時間ケアつき住宅や施設です。「準病院」は用語上病院には分類されませんが、実質的に小型精神科病院として機能しており、増えてきています。というのは、この施設入所者について、州は連邦政府のメディケイドから払い戻しを受けられるからです。同じ人が州立精神科病院に入っている場合には、払い戻しは受けられません。これは精神病施設適用除外制度といわれ、州政府が州立精神科病院から患者を「準病院」に移す誘因となっています。基本的には同じ医療施設なのに、名前が異なるだけで払い戻しが受けられるのです。のちほど詳しく述べます。

②養護ホーム：一六万五〇〇〇人。アメリカの養護ホームで生活する人はおよそ二二〇万人と推定されています。養護ホームに関する一九八八年の四都市調査では、居住者の五％が統合失調症と報告され、一九九三年に行われたニューヨーク州ロチェスターの養護ホームの調査では、七・五％が統合失調症と診断されています。この数値は、およそ八％の養護ホーム居住者が「以前に精神科病院に長期間在院していた慢性精神障害患者」であると報告した過去の研究とも一致しています。六五歳以下の養護ホーム居住者に限れば、統合失調症の割合はおよそ三三％になります。ある州では、養護ホームを州立精神科病院の代わりに頻繁に利用しています。たとえば、イリノイ州では精神障害者のためだけのベッドが四〇〇以上ある施設も含め、養護ホームに一万二〇〇〇人以上の精神障害者がいるとされています。多くの「準病院」と同じく、実際は養護ホームという名の州立精神科病院にすぎないのです。

③留置場と刑務所：一三万五〇〇〇人。これについては、前述しました。

④公的保護施設と路上生活：一〇万人。これについても、前述しました。

管理つき住居：四〇万人。精神障害者のための管理つき住居は、養育ホーム、ハーフウェイハウス、ボードアンドケアホーム、グループホームなど、さまざまな名称で運営されています。これらすべてに共通していることは、居住者が補足的所得保障と社会保障障害保険の給付から月々数百ドルを払うことで、部屋（ほとんどが共同使用）と三度の食事が提供され、服薬と通院状況の管理が受けられる点です。第9章でふれていますが、施設によってかなりの質的な違いがあります。このような施設に果たしてどれだけの統合失調症の人がいるかは誰も正確にはわかりませんが、なんらかの精神科的診断を受けてそれらの施設を利用している人は、およそ六〇万人と見積もられています。最近補足的所得保障と社会保障障害保険の支出が急速に増加していること、および精神障害者の家族調査から考えると、統合失調症の人は四〇万人と考えるのが合理的でしょう。

家族と同居：五五万人。ナミの会員調査によれば、精神障害者の四二％は家族とともに生活しています。だとすれば、単純計算で二二〇万人の四二％＝約九二万人という推計が成り立ちます。しかし、ナミの会員には病気の人を在宅で生活させようとする傾向があるので、実際には、同居者の割合はこれよりも低く、五五万人との推定が妥当でしょう。

一人暮らし：七五万人。同様にナミの会員調査から、精神障害者の三一％は一人で生活しています。しかし、ナミの会員には一人でやっていける患者を抱えた家族はあまり多くはないことが予想されるので会員に限定せず、一般的に推定すると単身生活者は七五万人と考えたほうが現実に近いでしょう。しかし、「単身生活者」といっても、まったく他人に頼らず完全に独立して生活を送っている人から、一人でアパート暮らしをしているものの毎日家族が食事や身の周りの面倒をみている人まで、その実態はさまざまです。

ここで留意すべきことは、これまでみてきた統合失調症者数の分布は、あくまである時点でとらえた、言わば写真のスナップ撮りにすぎず、大部分は生活の場が絶えず移り変わっているのです。たとえば、ある患者が服薬を中止し、そのため状態が悪くなった場合、管理つきグループホームから自宅へ、そして公的保護施設、留置場、精神科病棟へと各々六ヵ月たらずで移り、再びグループホームに戻ってくるということも稀ではありません。

人種や地域によって発症に差があるのか

アメリカであれその他の国であれ、異なる地域や人種間で統合失調症の発症の頻度に差があるのかどうかの問題は、約二〇〇年もの間、研究者の関心を集めてきました。たいていの教科書では、統合失調症の発生率（新しく発症する患者の数）と有病率（存在する患者の数）は世界中でほぼ同じであるとしていますが、必ずしもそうではありません。二〇〇五年に出版されたジョン・マックグラスらの研究では、発生率でも有病率でも場所によっては五倍の差があることを実証しています。

場所的な違いについての最も実証的な研究は、第5章に述べた都市部のリスク要因です。都市部に生まれ育った人は農村部で生まれ育った人よりも約二倍のリスクを負っています。郊外や小さな町に住む人たちはこの中間です。きちんと実証されたものではありませんが、アメリカでは北部の州で統合失調症が多く、南部の州で少ないことが知られています。この差が、どのくらい都市部のリスクによるものかはわかりません。アフリカ系アメリカ人の多くは大都市に暮らしていますので、白人に比べて統合失調症の割合が高くても驚くべきことではありません。同様の結果が、別々の五つの研究によって、ニューヨーク、メリーランド、オハイオなどの都会化している州で確認されています。ニューヨーク州ロチェスターでの年代別人口分布による補正をした厳密な調査の結果でも、やはりアフリカ系アメリカ人の統合失調症患者は白人に比べると多く、一・五倍でした。

しかし、農村部に住むアフリカ系アメリカ人と白人を比較すると結果は違っています。テキサス州とルイジアナ州の調査では、人種間の差は認められませんでした。したがって、人種によって統合失調症の発症に差があるなどとはまったく言えません。むしろ、多くのアフリカ系アメリカ人は都市部に暮らしているために統合失調症の率が高い、ということを示唆しているのです。また、アフリカ系アメリカ人に統合失調症患者が多くいるようにみえるのは、精神科医のほとんどが白人であり、無意識に（または意識的に）人種差別をしていて、白人よりもアフリカ系アメリカ人に統合失調症という診断をするからであるとの主張も耳にします。そのようなこともあるかもしれませんが、これは数値として測定することができません。もしそうだったとしても、その原因のごく一部を説明するにすぎず、都市部に暮らす人たちはどの人種であろうと統合失調症になる確率がとても高いという事実は残ります。

反対に、ヒスパニック系アメリカ人は一般人口と比べて統合失調症の有病率が低いようです。前述した精神疾患疫学調査は、ロサンゼルスのヒスパニック系アメリカ人の統合失調症の有病率は非ヒスパニック系の半分にも満たなかったと報告しています。以前にテキサスに住むメキシコ系アメリカ人を調査したところ、比較的低い有病率でしたので、この結果を裏づけることになります。

アメリカには、統合失調症が少ないようにみえるグループがほかにもあります。一九九五年の農村部で共同体として暮らしているフッター派の大規模な調査によると、有病率は一〇〇〇人のうち一・一人でした。最近の追跡調査でもフッター派の有病率はきわめて低いままでした。農村部に暮らしているアーミッシュ派にも統合失調症はほとんどいませんが、躁うつ病の有病率が高いとされています。また、アメリカ先住民族は比較的統合失調症の有病率が低い印象がある、と一〇〇年以上にわたって報告されています。しかしこれはより詳しい研究によって裏づけをしなければなりません。

統合失調症の有病率が国際間で異なるという研究結果もあり、研究者の間で活発に論議されています。多くの研究報告が示している有病率の違いは、研究方法に問題がある、あるいは重要性をもたないと考える研究者がいる一方で、私自身も含め、この違いは信用できるもので、統合失調症の病因を理解するうえで重要な手がかりとなると考える研究者がいます。最近、マックグラスらは世界中の有病率と発症率を分析し、どちらも場所によって少なくとも実に五倍もの差が認められるという結論を出しました。ちなみに遺伝的要因と非遺伝的要因の両方が関係していると思われている主な病気はすべて、地域的な分布にかなりの差がみられます。地域によって心臓病はおおむね六倍の開きが、関節リウマチには一〇倍、インシュリン依存型糖尿病は三〇倍、多発性硬化症は五〇倍、そしてある種のがんではさらに大きな開きがみられます。もし統合失調症が世界中のどこをとってもだいたい同じ率で起きるなら、統合失調症は特殊な病気といえます。つまり、有病率に差があることではなく、差がないことのほうが驚くべきことなのです。

アメリカの統合失調症の有病率は一〇〇〇人に対し八人で、世界の平均に比べると比較的高い数値です。有病率が低い国は、ガーナ、パプアニューギニア、台湾で、いずれも一〇〇〇人中二人以下です。カナダ、ヨーロッパ諸国、アジア諸国のほとんどは、一〇〇〇人中三〜六人の範囲にあります。アメリカ以外で一〇〇〇人中七人以上の有病率がみられる国は、アイルランド、フィンランド、スウェーデンで、北スウェーデンでは一〇〇〇人中一七人という最も高い率を報告しているところもあります。

統合失調症の有病率でとりわけ興味をひく報告があります。クロアチアで行われた研究は、方法的にもしっかりしていますが、イストリア半島の村落での有病率は一〇〇〇人中七・三人であったのに対して、そこから一〇〇マイル離れた村落では、わずか二・九人でした。ミクロネシアで行われた二つの調査でも、島によって有病率に開きがあり、マーシャル諸島が最低で一〇〇〇人中四・二人、他方、パラオでは一六・七人と最高で、この間には四倍の開きがみられます。インドでも九つの研究があり、低い社会階層の人に比べ、高い階層の人の有病率が高くなっています。

アイルランドでも、一九世紀に移民した人と移民せずに国にとどまった人の両方で統合失調症の有病率が高いため、詳しく調査されています。一八〇八年にすでに、アイルランドには「精神病がヨーロッパのほかの国には例がないほど頻繁にみられる」という記録があります。一九六〇〜七〇年代の研究では、アイルランドは統合失調症の入院患者が世界のどこの国よりも多いことが確認され、三郡の症例登録によると西部の郡での有病率は一〇〇〇人中七・一人となっています。一九八二年、私自身西アイルランドに六ヵ月間滞在し、とくに統合失調症の有病率が高いとされているある地区を調査しました。その結果は一〇〇〇人中一二・六人であり、周辺地域の倍でした。またこの研究から、アイルランドの高い有病率は高齢者にだけみられ、若年層にはみられないということもわかりました。それ以後引き続き行われた研究でも、一九四〇年以降に生まれた人の有病率は低く、したがってだいたいその頃になんらかの理由で有病率が変化したことが示されました。

最近では、カリブ海領域からイギリスへ移住した黒人についての研究が関心を集めています。それは移民だけでなく、イギリスで生まれた二世も統合失調症の有病率が高いからです。カリブ海からの移民が多く暮らしているロンドン南部では、統合失調症の有病率がおそらく世界中で一番高く、移民の有病率はイギリス人の九倍にもなると報告されています。カリブ海からの移民の大部分はジャマイカ出身者ですが、そのジャマイカでの研究では、有病率はさほど高くないことが示されています。オランダやスウェーデンでの最近の調査によると、すべてではありませんが一部の移民については異常に高い有病率が報告されています。最近の研究のまとめによると、移民自身の統合失調症の発症リスクは二倍以上、その子どもたちは四倍以上であることが示唆されています。移民たちの高い有病率はストレスのためではないようです。

これらはとても興味深い現象であり、統合失調症の病因の謎を解く重要な手がかりのように思われます。もしカリブ海の移民やアイルランド西部の住民、クロアチアの村落住民はなぜ統合失調症の有病率が高いのか、フッター派はなぜ統合失調症の有病率が低いのかが解明できたなら、統合失調症の病因をもっとよく解明できるようになると思われます。しかし、残念ながらこの分野の研究は、とくにアメリカではあまり関心をもたれていません。

統合失調症は増えているのか、減っているのか

先にふれたようにこの数十年、アイルランドでは統合失調症の有病率が減りつつあります。一九八五年以来、同じような結果が、スコットランド、イングランド、デンマーク、オーストラリア、ニュージーランドから報告されています。それによると一〇~二〇年間の平均減少率は三五%になります。ただこれらの研究は、病気の定義や基礎となる診断基準が異なるため、比較が困難であると批判されています。したがって、現時点ではこれら

の国で統合失調症の有病率の低下が示唆されているとしか言えず、しっかりした方法に基づく研究で確認する必要があります。

しかしアメリカの研究結果は異なっています。一九八〇〜一九八四年の精神疾患疫学調査ほどの大規模な研究は過去には行われていませんが、この調査に参加した五地域のうち二地域で個別の研究が行われています。一九三六年のボルチモアの研究では、統合失調症の年間有病率は一〇〇〇人中二・九人で、一九八〇〜一九八四年に同じボルチモアで実施された精神疾患疫学調査では、六ヵ月間有病率はその三倍でした。同じように、ホーリングスヘッドとレードリッヒによるニューヘブンでの一九五八年の研究では、六ヵ月間有病率は一〇〇〇人中三・六人で、精神疾患疫学調査ではその二倍強となっています。精神疾患疫学調査は、無作為抽出で行われているので症例の見逃しがほとんどなく、その結果有病率が高くなった可能性はあります。しかし同時に、この調査では統合失調症の定義を狭くとっているため、それ以前の二つの研究と比較すると、有病率を低く推定したことになります。したがって、このような研究の方法的な違いが、少なくとも部分的には相殺されています。

さまざまな方法論的問題にもかかわらず、統合失調症の有病率は近年アメリカで増加しているという印象があります。精神疾患疫学調査でも、統合失調症の新しい発症が非常に多いとも報告されているので、この印象がさらに強くなります。結論として、統合失調症は近年アメリカでは増加傾向にあり、なお依然として増加しつつあるのかもしれません。これは、いくつかのほかの国では統合失調症は減少しつつあるのと対照的です。

統合失調症は最近の病気なのか

統合失調症の起源は、研究者の関心を集めるテーマであり、活発な議論がなされています。ある人は「統合失調症は有史以来存在しており……この病気は古代からの病であるという見解を支持する確たる証拠がある」と主張し、この説の支持者は、サンスクリットやバビロニアの書や聖書に出てくる人物、たとえばバビロニア王ネブカドネザル（七年間も「牛の如く」草を食べ続けた）や紀元前六世紀の大予言者エゼキエル（幻視や幻聴を体験した）などの例をあげます。また、統合失調症の人は神々の霊感を授かったものと見なされて大切にされ、病気とはされなかったと主張します。この反対の立場は、脳疾患（例：出産時障害や戦傷）や脳病（例：てんかん・梅毒・ウイルス性脳炎など）の人が精神病症状を呈したことがあったとしても、幻聴と青年期の発症が特徴である統合失調症は、実際には過去一度も記載されてはいないとするもので、私もこの立場です。

中世の終わり頃になるとたまに統合失調症の症例がみられる、との議論がさらに強まってきます。その頃ロンドンに、ベスレム病院（喧噪な場所という言葉の語源となった）を始めいくつかの小さな精神科病院が開設されました。ヘンリー六世（一四二一〜一四七一）は統合失調症様の障害をもっていたとみられています。シェイクスピアは一五九一年の初期の戯曲の題材にこのヘンリー六世を取り上げています。また一六〇一年の作品『ハムレット』で主人公は精神病のふりをし、また愛する男性に父親を殺されたオフィーリアはそのことを知って精神に異常をきたします。ナイジェル・バークという研究者は、『リア王』（一六〇五年）の精神病の哀れなトムは統合失調症だったと強く主張していますが、単にトムは病気のふりをしていただけであったかもしれないとも述べています。またある研究者は、イギリスの大臣ジョージ・トゥロッセは自伝で、一六五六年若い頃に幻聴、妄想、緊張病性の行動異常を経験したとあるが、これは統合失調症の記述である、と主張しています。しかし別の研究者は、これをアルコールによる精神症状と考えています。

一七〇〇年代にも統合失調症と疑われる例が現われますが、その数はきわめてわずかです。ところが一七〇〇年代後半から増え始め、一九世紀へ変わる頃から、統合失調症は明白なかたちで現れます。一八〇〇年代初頭、同時期に（しかもまったく別々に）イギリスのジョン・ハスラムとフランスのフィリップ・ピネルの二人は、明らかに統合失調症である症例を記載しました。この記載に続いて、ほとばしるように統合失調症の記載が一九世紀を通じて続出し、また統合失調症は増加しているという証拠が現れました。この病気の劇的な登場です。一八〇九年に出版されたハスラムの本は、一七九八年の初版『精神病の観察』の改訂版ですが、それには妄想や幻覚、思考障害、さらには患者の脳解剖の異常所見が記載され、注目に値します。この患者の記載から、ハスラムが現在統合失調症と呼ばれている病気を記載していたことは疑う余地がありません。また一八一〇年にハスラムは、一人の統合失調症患者を綿密に記述した論文を、「精神病について―患者の一例」という題で発表しています。このことは、この時代に統合失調症がきわめて稀であったことを示しています。

ハスラムとピネルが初めて記述したときから一九世紀の終わりまで、精神病は増加していたのか、もしそうならばその理由は何か、といった問題がヨーロッパでは議論されました。すでに一八二九年にアンドリュー・ハリディ卿は「病者の数は過去二〇年間に三倍に膨れあがっている」と警告し、一八三五年にはプリチャードが「精神病はいたるところで増え、おびただしい数にのぼっている」と付言し、一八五六年にはフランスのルノダンは精神病の増加、とくに若年層と都市部での増加を示す詳細なデータを発表しています。

精神病が増えていると考える人々は、いろいろとその増加について説明しています。それは、遺伝的なもの(たとえば近親婚)の増加や文明開化に伴う複雑化から、自慰行為・アルコール摂取・列車旅行の増加までさまざまです。一方、実際は増えてはいないと考える人々は、これは統計上のまやかしで、精神病の人の平均寿命が延びたためではないか、扱いに困る人を施設に閉じ込めたための一種の社会現象ではないか、あるいは産業化の推進によって家族が外に働きに出るようになったために家で病気の人の面倒をみることができなくなったためではないか、などと主張しています。イギリスのエドワード・ヘア博士はこれらの議論を詳しく吟味した結果、一九世紀に精神病が増加したことはほぼ間違いないであろうと結論しています。最近私も、共著『見えない災難』で精神病が実際に増えているという結論を出しました。

アメリカで精神病の増加に気づいたのは、ヨーロッパよりもややあとになってからです。最初の精神科病院は、

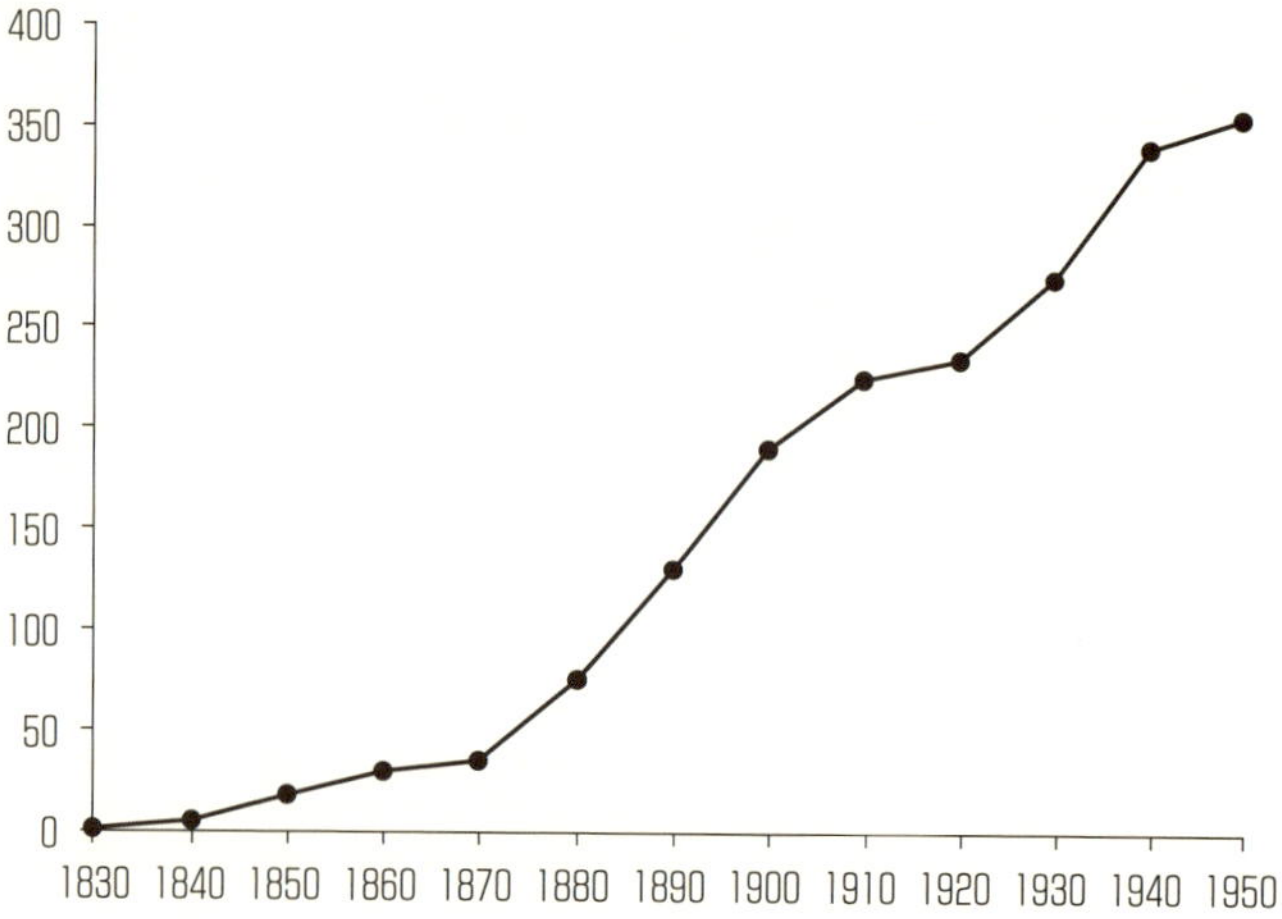

図3　アメリカにおける1830〜1950年の間の人口10万人あたりの公立精神科病院入院患者数

一七七三年バージニア州ウィリアムバークに病床数二四で開設されましたが、それから三〇年間は満床になったことはありませんでした。また、一七七三〜一八一六年までの四三年間に新しい精神科病院はまったく開設されませんでしたが、一八一六〜一八四六年の間には二二の病院が新たに開設されています。

図3は、一八三〇〜一九五〇年における公立精神科病院入院患者数を人口一〇万人あたりの推移で表しています。アメリカで精神病の増加に気づき、最初に警告したのは米国精神医学会の創設者の一人プリニィ・アールで、一八五二年に「精神病は増加しつつある」と述べています。一八五四年に、エドワード・ジャーヴィスはマサチューセッツ州で精神病の人の広範な調査を行い、その数が増えていると確信し、一八七一年に「あらゆる経年的報告は、それがどんな資料に基づくものであれ、また、その情報収集の手段がどんなものであれ、精神病が増えつつある傾向を示している」と記しています。一八九四年にはまた、マサチューセッツ州立精神科病院の院長が「精神病者の数は全人口増加の二倍の速度で膨れあがっており……この増加傾向は五〇年前から起きている」と書き残しています。

脱施設化——破局をもたらしたもの

アメリカの公立精神科病院における患者数は、二〇世紀前半の五〇年間に三・五倍、すなわち、一九〇三年の一四万四六五三人から一九五〇年の五一万二五〇一人と増加しました。このなかで最も多くを占めているのは統合失調症患者です。一方この間の総人口の増加はほぼ二倍です。しかし、第二次世界大戦にいたるまでは、この問題はとりたてて国民の関心をひきませんでした。大戦中、二つの出来事が重なり合って、精神疾患が世間の注目を集めることになったのです。

最初の出来事は、多数の青年が精神疾患を理由に入隊を許可されなかったことです。戦後、上下両院からの聴聞の席で証言を求められたルイス・ハーシェイ司令官は、全召集候補兵の一八%にあたる八五万六〇〇〇人の男性が精神疾患のために徴兵不合格になっていたことを明らかにしました。二番目の出来事は、武器をもつことを拒否した約三〇〇〇人の良心的兵役拒否者が、州立精神科病院での代替職務を命ぜられたことです。このなかには理想主義者で絶対平和を遵守する若いクエーカー教徒やメノー派教徒、そしてメソジスト派教徒がかなりいましたが、彼らは病院のあまりに非人間的な状況を目のあたりにして驚き、報告書をまとめて報道機関に流し、さらに国会で証言もしました。たとえば、ケンタッキー州では入院患者一人あたり年間わずか一四六ドル一一セントしか使われていないと訴え、ワシントン・D・Cの聖エリザベス病院では一二年間に二〇人の患者が病院の職員に殺害されていたにもかかわらず「職員に有罪判決が下った事例は皆無であった」と報告しました。

一九四六年五月六日の『ライフ』誌は、「一九四六年の騒然混乱の場―恥辱と汚名のアメリカの精神科病院」と題して、惨状を呈する州立精神科病院の暴露記事と不潔な状況で裸のまま生活する患者の挿し絵を一三頁にわたって掲載しました。これは良心的兵役拒否者の報告に基づいたものでした。時を同じくして『リーダーズ・ダイジェスト』誌は、メアリー・ジェーン・ワードの新作小説『蛇の穴』の要旨を掲載していますが、これは精神科病院に監禁された女性の恐ろしい体験を詳述したものです。一九四六年九月には、『ザ・デイリー・オクラホマ』の若手のリポーターであるマイク・ゴーマンがオクラホマの州立精神科病院を酷評する一連の記事を書いています。これは翌年に本にまとめられ出版されました。さらに一九四八年には、アルバート・ドイチェが一二の州の精神科病院を見学して『国家の恥辱』を出版しましたが、そのなかで「いくつかの病棟で目にした光景は、ナチの強制収容所の恐怖に比肩するものだった――数百の裸の精神病患者が納屋のような汚物にまみれた巨大な病棟に群がっていた……」と記し、またこれを示す写真も掲載しています。こうしてアメリカにおける精神障害者の問題は、これまでになかったかたちで国民の意識と良心に深く刻み込まれることになりました。

このような状況が脱施設化の火つけ役となり、また一九五〇年代に初めて登場した有効な抗精神病薬であるクロルプロマジンとレセルピンが脱施設化を実現可能なものとしました（図4）。一九六〇年にジョン・F・ケネディが大統領として選任されたことがきっかけとなり、患者を退院させるための基金が集められました。ケネディ元大統領の妹が知的障害であることは知られていましたが、実際には第3章でも述べたように、統合失調症も合併し、ロボトミーを受けていました。こうした理由から、ケネディ元大統領は知的障害者や精神障害者を擁護し、州立精神科病院の代わりになるものとして、連邦政府の資金援助による一連の地域精神保健センターの設置を提案しました。地域精神保健センター企画案の紹介にあたって、ケネディはとくにこう明記しています。「精神疾患のなかで最も大きな割合を占める統合失調症の三人のうち二人は、治療によって六ヵ月以内に退院可能である」と。これはまさに精神医学におけるタイタニック号の進水と言えるものであり、タイタニック号がすぐに沈没したように、二〇世紀のアメリカにおける最大の失策と言える社会的実験の始まりでもあったのです。

脱施設化の規模を把握することは困難です。一九五五年の州立精神科病院入院者数は五五万九〇〇〇人で、現在は四万人弱です。一九五五～二〇〇五年の間に、総人口は一億六六〇〇万人から二億八八〇〇万人へと増加し

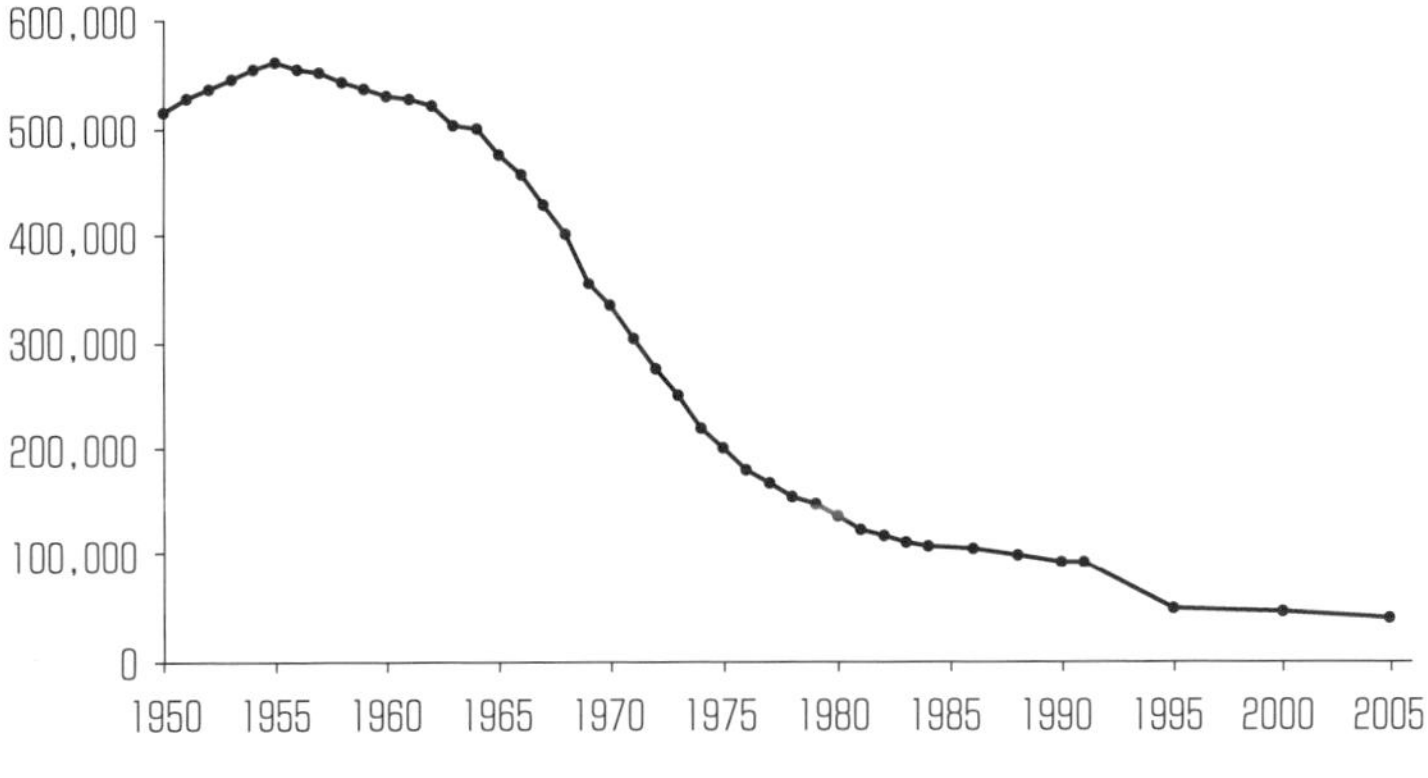

図 4　脱施設化の規模：1950〜2005年の間の公立精神科病院の入院患者数

ています。仮に一九五五年当時と同じ人口比で、現在も精神科病院に入院者がいると仮定すると、その数は九六万七〇〇〇人という計算になります。このことから、一九五五年には州立精神科病院に入っていたであろうおよそ九二万七〇〇〇人の患者が、現在は地域で生活していることになり、これはまた、五〇年前には病院にいたはずの人の九五%が今は病院にいないということを意味しています。

これらの人々の大多数は、服薬管理とアフターケアが提供されれば病院の外でうまくやっていけます。この意味では、脱施設化は人道的であり合理的な考えです。それではなぜ破綻してしまったのでしょうか。この大きな理由として次の六つがあげられます。

①精神疾患の病因についての誤解。 脱施設化が始められた一九六〇年代の初め、トマス・サスの『精神医学の神話』とケン・キージーの『カッコーの巣の上で』がこの世界に大きな影響を与えました。入院環境が精神疾患の原因だ、患者は退院さえすればその後はずっと幸せに暮らせる、と広く信じられるようになったのです。これはロマンチックですが、今からすればきわめて素朴な誤った考えだったと言わざるをえません。

②病院から地域プログラムへの財源移行の失敗。 病院から地域へ患者の大量移動が起きたものの、人件費や国庫財源がこれに追いつきませ

んでした。たとえばニューヨーク州では、州立病院の患者数は二五年間に九万三〇〇〇人から二万四〇〇〇人に減少しましたが、この間に病院は一つも閉鎖されず、むしろ州立病院の被雇用者数は二万三八〇〇人から三万七〇〇〇人に増えています。財源を再配分するうえで大きな障害となったのは、労働組合と地方選出の有力な州議会議員でした。地方では、州立病院は最も大きな雇用先だったのです。

③ **地域精神保健センターの失敗。** 連邦政府による三〇億ドルの地域精神保健センター計画は、すでにスタート時点から失敗でした。米国国立精神保健研究所が示した指針は曖昧で、監視体制はないに等しく、しかも州の精神保健課を無視したのです。これでは、州立病院と地域精神保健センターとの間に協調関係などまったく成立するはずがありません。政府から資金供与を受けた七八九の地域精神保健センターのうち、退院した患者の面倒をみる責任を負ったところはわずか五％で、残りは家庭や個人の問題を扱うカウンセリングと精神療法のためのセンターになったのです。地域精神保健センターのいくつかは政府からの基金を使ってプールやテニスコートを併設し、しかもフロリダの例では職員雇用連邦助成金を使って水泳コーチまで雇っていました。

④ **弁護士の破壊的な力。** 脱施設化が行われた一九六五〜一九九〇年の間に、弁護士数は二九万六〇〇〇人から八〇万人へと、人口増加率の四倍強のスピードで増加しました。そのなかから、サスの『精神医学の神話』を読んで、州を相手どって訴訟を起こすことに腐心する人が現れました。こういった弁護士は、精神病患者を州立病院から退院させ、強制入院や治療をきわめて困難にし、そして脱施設化を効果的に推進するために州法までつくり、米国自由人権協会や精神保健法計画部会といった機関を利用して目標を達成しました。その破壊的力の犠牲となったのが、「精神病であり続ける自由」という名の落とし穴に陥った多数のホームレスの存在なのです。

⑤ **精神科医療の専門職不足。** 精神科医や心理士、精神科ソーシャルワーカーの訓練のための連邦政府からの補助金制度は一九四八年に始まり、その二〇年後には年間一億一九〇〇万ドルに達しました。州政府はもっと大幅な補助をしました。しかし養成された専門職は精神保健関係であって、精神疾患関係の専門職ではなかったので

す。専門的訓練を公的補助で受ける代わりに、その見返りとして奉仕によって返済することが義務づけられなかったために、ほとんどの人がただちに精神療法の開業医の道を選びました。一九八〇年の個人開業医調査によれば、精神疾患で入院となった患者は精神科医の診療患者のうちわずか六%であり、また心理士の場合は三%という結果でした。脱施設化で退院した統合失調症を始めとするほとんどの精神障害者は、専門職を利用できなかったのです。

⑥退院を望んだ州側の事情および精神病施設適用除外制度。 連邦地域精神保健センター法にしたがって、退院した精神障害者は、メディケイドやメディケア、補足的所得保障、社会保障障害保険、食料購入券、特別住宅や種々の制度を利用する資格を与えられました。このような患者は、州立精神科病院にいる限り、財政上の責任は州にあったわけですが、いったん退院すればその責任は連邦政府に移ることになりました。政府が州立病院を空にしようとした一番大きな動機は、前に述べたように、精神病施設適用除外制度によるものです。メディケイドでは、州立精神科病院に入院している患者にはお金は還付されませんが、州が運営しない「準病院」にいったん転院すると還付してくれるのです。

そもそも精神病施設適用除外制度とはいったいどのような仕組みなのでしょうか。二〇〇〇年に、ある一人の統合失調症患者がオレゴン州ポートランドの州立病院に入院していたとします。その場合の経費は一日三一五ドル、一年で一一万四九七五ドルです。精神病施設適用除外制度により、連邦政府からのオレゴン州に対する還付金はまったくありません。したがって、オレゴン州は経費のすべてを負担することになります。しかし、その患者を州立精神科病院ではなく、代わりに「準病院」に入院させたとしましょう。すると一日一二九ドルの経費に対して連邦政府はオレゴン州に一日九三ドル還付するので、州立病院と比較すると年間六万五三三五ドルの経費削減が成り立つわけです。もし州が患者を一日一二六ドルの経費の住居型施設に入居させたとすると、連邦政府はオレゴン州に一日七六ドルを還付するので、州は年間九万六七二五ドルの経費削減となります。このような財政的な背景から、州は臨床的な必要性に関係なく、今までもこれからも州立精神科病院を閉鎖し、患者を州立病院以外に入院させようとします。経済的動機は、入院集中治療を否定し、州立病院を空にしようとしますが、アフターケアを充実させようとはしません。州がこのシステムを効率よく利用できるようになるには、それほど時間がかかりませんでした。それが脱施設化の破局をもたらした一番の理由なのです。

これらの過ちをみれば、脱施設化が大失敗に終わったことはなんら不思議ではありません。ホームレスや留置場への拘留、暴力、犯罪被害、悲惨な居住状況、回転ドア現象、専門職不足、治療の不備――こういった結末はすべて予想できたことです。どんなに思考障害のひどい精神障害者が脱施設化の計画を手がけたとしても、これほどまでひどい状況にはならなかったことでしょう。

それでは、誰が責任を問われるべきでしょうか。保守派の政治家、とくにレーガン元大統領を責めることは政治的には正しいことですが、実際上は政治家の問いにたびたび間違った返答をした精神保健関係の専門職が責めを負うべきです。脱施設化は、実際に、民主党の四人の大統領（ケネディ、ジョンソン、カーター、クリントン）と共和党の四人の大統領（ニクソン、フォード、レーガン、ブッシュ父子）のもとで怒涛のごとく推し進められました。脱施設化の失敗で真に責任を問われるべき人は、まさしく精神科医、心理士、精神科ソーシャルワーカー、弁護士、そしてこの問題に関わった政府および州の行政官たちなのです。

統合失調症のコスト

統合失調症にはいったいどれくらいの費用がかかるかという質問は、見方によっては無意味です。統合失調症をよく知っている人は、長期にわたるこの病気の苦悩の重みがお金に換算できるものではないことをよく知っています。しかし社会の財源には限りがあり、好むと好まざるとにかかわらず、その費用対効果はこれらの財源を配分する考え方の一つです。この決定過程は政治的なもので、以下のような質問が陰に陽に論議されます。「病気にはどれくらいの費用がかかるのか」「よりよい治療法が見つかればいくら経費が浮くのか」「病気の研究の助成額を増やせば、それに見合った効果が得られるのか」など。このような論議が持ち出されている以上、統合失調症のコストを知っておくことは大事なのです。

統合失調症もほかの病気と同じように、コストの計算方法はいくつもあります。患者一人あたりの治療コストとしても、全患者の総治療費としても計算できます。これに病気がなければ得られたはずの収入を加え、さらに長期にわたってその人の生活を保つために欠かせない社会的な支援（例：部屋の提供や食事の世話、そして社会復帰事業など）のコストを加えることもできます。最後にこれが最も難しいのですが、統合失調症の金銭面以外のコストを考慮する必要があります。

統合失調症が回復するまでの治療費は、ほかの病気に比べてとりたてて高いということはありません。通常、数週間の入院と退院後の数ヵ月間の服薬が必要です。ただ病気が完全に回復する人は四分の一（第4章参照）にすぎず、その幸運に恵まれなかった場合にはコストはたちまち膨れあがることになります。

スーザン・シーハン女史の著書『私の居る場所はないの？』の主人公であるシルビアの治療にかかった直接的ケアの費用が計算されています。シルビアは、統合失調症のために一八年間に二七回の入退院を繰り返しました。彼女のケアにかかった経費の総額は、入院とハーフウェイハウスと養育ホームのコストだけで六三万六〇〇〇ドルにもなります。これには、外来診療費や救急外来サービス、一般診療費、施設使用料、警察官などによる病院への搬送に必要な法執行サービス経費、弁護料、法廷経費、得られたはずの収入、あるいは家族が直接支払った医療費などは含まれていません。私も、四五年間統合失調症を患い、長期間入院を必要とした私の妹の直接的コストを見積もってみたところ、ニューヨーク州立精神科病院の入院だけの直接的費用で総計二五〇万ドルになりました。統合失調症の人には普通これくらいのコストがかかることを私も認めざるをえません。

統合失調症のコストを計るもう一つの方法は、補足的所得保障や社会保障障害保険などの政府障害者給付金を検討することです（詳しくは第9章参照）。二〇〇二年に補足的所得保障や社会保障障害保険を受けている六五歳未満のアメリカ人は一〇三〇万人でした。診断グループでみると、補足的所得保障受給者の三四・〇%、社会保障障害保険受給者の二八・一%が「知的障害以外の精神障害」と分類され、これが補足的所得保障と社会保障障害保険の両者において最大の障害分類です。したがって、精神障害のために三二〇万の人が政府の障害者給付金を受給し、政府のコストは二六五億ドルでした。社会保障庁は「精神障害」の下位分類を示していませんが、別の研究からその半分以上がなんらかの統合失調症と診断されていることがわかっています。したがって、統合失調症のための政府障害者給付金が二〇〇二年には一三〇億円を超えたとの推定は妥当で、補足的所得保障や社会保障障害保険などの受給の理由として、統合失調症は最大のものなのです。

ほかにも二つの研究で、アメリカの統合失調症の直接経費（例：入院費、薬剤費）と間接経費（例：得られたはずの収入）が計算されています。カリフォルニア大学のドロシー・ライス博士とレオナード・ミラー博士は一九九〇年における統合失調症のための総コストは三二五億ドルとし、米国国立精神保健研究所のリチャード・ワイアット博士らは一九九一年のコストは六五〇億ドルと計算しています。二つの研究は直接コストの計算については同様でしたが（一九五億ドルと一八六億ドル）、家族の世話、得られたはずの収入、自殺による損失などの間接コストについてはその推定金額にかなり大きな違いがありました。間接コストを見積もるたしかなデータはほとんどないのです。

さて一九九〇年における統合失調症のための年間コストが、前述の二つの計算のうちの低いほう、すなわち三二五億ドルであったと仮定します。一般的なインフレと一九九〇年代の医療ケアや薬剤コストの急激な増加を考慮すると、二〇〇五年には最低でも四〇〇億ドルに膨れあがります。このうち少なくとも一〇〇億ドルは、統合失調症と診断された「知的障害以外の精神障害」をもつ人のための政府障害者給付金（補足的所得保障と社会保障障害保険）にあてられることでしょう。

四〇〇億ドルとはいったいどれくらいでしょう？　〇がたくさん連なった数字という以外に何がわかるのでしょうか？　二〇〇〇年のアメリカ政府による予算額をみてみると、この四〇〇億ドルという額は米国国立衛生研究所の予算（一五五億ドル）や退役軍人病院とその医療ケアシステム（一八二億ドル）の二倍以上でした。さらに、年間の宇宙開発事業（一二六億ドル）の三倍以上、海外援助事業（八七億ドル）の四倍以上、刑務所施設費（三六億ドル）の一〇倍以上、スミソニアン博物館の予算（五億五〇〇〇万ドル）の七〇倍以上なのです。要するに、四〇〇億ドルとは莫大な金額だということです。

統合失調症にこれほどコストがかかる大きな理由の一つは、この病気が通常、青年期に始まりその後ずっと五〇年かそれ以上続くことです。学童期から思春期の間、かなりの養育費と教育費が注ぎ込まれます。しかし、まさにこれから経済的に社会に貢献しようという矢先に病気が襲います。この病気を抱える二二〇万人の多くが、時々の入院加療、養育ホームの利用、補助金の給付、法廷の経費、福祉施設の利用、精神科外来の医療サービスなどを継続的に必要とします。統合失調症は、アルツハイマー病のように働き盛りを過ぎてから発病するわけでもなく、がんのように発病後比較的短期間に死にいたる病気でもありません。もしほかの惑星に住む悪魔が、私たちの社会に最大限の経済的損失を与える病気を送り込もうとするなら、統合失調症ほどその効果を発揮する病気はありません。統合失調症は経済的には三重の損失です。社会が育て教育した人が、やがて病気になるのです。そして病気になった人の大部分が、経済的に社会に貢献できないのです。そしてそればかりか発症後の人生においてはコストのかかるサービスに頼らざるをえないのです。

統合失調症のコストは、またほかの病気のコストとも比較されています。オーストラリアでは、統合失調症の直接・間接コストを心臓発作と比較しています。オーストラリアでは、統合失調症の一二倍もの人が心臓発作に見舞われていますが、統合失調症一人に要する直接・間接コストの総額は心臓発作の六倍です。これには年金や社会保障の費用が含まれていません。さらに、統合失調症の患者は心臓発作の患者より長生きすることを考え合わせると、コストの開きはさらに大きくなります。

このような統合失調症の莫大な経済的コストを考慮すると、この病気の研究がもたらす経済効果はどれほどあるかがわかります。第15章でふれますが、統合失調症は西欧諸国で最も研究が遅れている病気です。たとえば、先に引用したオーストラリアの研究によると、統合失調症は心臓発作の一四分の一の研究費しか受けていません。この二つの病気の社会的なコストを考えると、このような研究費の配分は経済的側面からだけでもばかげていると言わざるをえません。一九八四年の試算によると、アメリカでは、研究上の発見によって一九九八年までに統合失調症のコストがわずか一〇%削減されるだけでも、それ以後の一〇年間に一八〇〇億ドル節約できる、とされています。したがって、公共政策の観点から、多くの予算を統合失調症の原因と治療の研究に投入することこそ賢明な選択なのです。

しかし統合失調症の最大のコストは、お金に換算できない、病気にかかった人とその家族が被るコストです。これは数字では表せません。青年期までは順調に成長したものの、突然生涯続くかもしれない脳の病気と診断されたときの悲劇のコストです。希望に満ちた人生設計や期待、そして夢はたちまち崩れ去ってしまいます。脳性麻痺やダウン症候群は家族にとって産まれたときから始まる悲劇です。がんやアルツハイマー病は高齢者を抱える家族の悲劇となります。しかし、お金では測れないコストが統合失調症ほど大きい病気はありません。まさに病気の中で最も有形無形のコストのかかる病気です。

第15章　権利擁護のために

念のため繰り返しますが、私たちにはこの人たちに代わってお願いする理由があるのです。病気のせいできちんと話を聞くことができず、どうしたいのかもわからない人もいるからなのです。石炭が頭の上で燃えているような怖いときに笑い、自分たちがつくりあげた幻想のなかで身を縮めてふるえ、病が人生をむしばんでいく間、黙って座り込んでいる人なのです。病気の人たちのなかに自分自身でお願いできない人がいる以上、この孤独な人のためにもう少し優しい気持ちをもったらどうでしょう。

——ロバート・ウォータソン（一八四三年）

役人たちは「ここでは何もできません！」と言います。私はそれに答えたい。「私の辞書にはそんな言葉はありません」と。

——ドロシア・ディックス（一八四八年）

ドロシア・ディックスは、精神障害者の権利擁護をきわめて効果的に推し進めた人です。その悲惨な状況を実証するため、救貧院や留置場を詳細に調査し、精神障害者は決して絶望的な人たちではなく、十分なケアや人間的な生活環境が整えば、よりよい生活を営める人たちである、と主張しました。そして数えきれないほどの州議会や調査委員会で、患者に対する精神的ケアが貧しいこと、またそのために起きていることを訴え続けたのです。彼女は、地方の事務員であろうと知事であろうと、役人に立ち向かい、役人としての職務を何も果たしていないと公然と非難し、彼らを困惑させました。最も重要なことは、彼女は「ノー」という答えを絶対に聞き入れなかったことです。

ディックスは今日多くのことを私たちに教えてくれます。もちろんすべての患者や家族が彼女ほどの権利擁護活動ができるわけではありません。しかし、統合失調症の人の生活をよりよいものとするため、なんらかの仕事をすることは、私たちの誰にでもできることです。次の四つの一般的な原則を覚えておくと、それを実践するうえで役に立つと思います。

①実態を把握しましょう。信頼できるのは事実であって、単なる感情ではありません。

②回復者自身がすぐれた権利擁護者になれます。みずからが精神障害を抱えている人の言葉には、何ものにも代えがたい信頼感があります。

③役人との話し合いや交渉の場合には、その要約を含めすべてを書き留めて、関係者全員に配布しましょう。役人は前言をひるがえす可能性がありますが、記録があれば有力な証拠となります。

④投票には注意しましょう。政治家は口先だけのサービスがうまく、当選後は何もしないものです。何を言うかではなく、何をするかで判断しましょう。七品のフルコース料理が必要なときに、パンくずで満足すべきではないのです。

議会、州政府そして政治の怠慢

統合失調症のためのサービスを改善し、研究を推し進めるには、システムがどう機能するのかをよく理解していなければなりません。一九六〇年代までは精神障害者のための公的サービスに関する決定権はほとんど州レベルでした。それ以降の政策決定はより複雑なものとなりました。第14章にもあるように、連邦政府が資金調達の大きな役割を担っていますが、そのほとんどはメディケイドの払い戻しでした。多くの州は、サービスの権限を郡や市に委譲しようとしていますが、まだ最終的には州政府に権限があります。したがって、権利擁護を効果的に推進するには、連邦政府、州、地域の各レベルで働きかけなければなりません。

統合失調症の人のための効果的な権利擁護の動きは、一九八〇年代に始まりました。それ以前には、権利擁護のために指導力を発揮すべき団体は患者を無視していました。これはアメリカの医療史のなかで恥ずべき部分です。

とりわけ米国精神医学会は、その指導力を発揮できたはずの団体でした。この学会は、一八四〇年代に州立精神科病院院長の集まりとして発足し、第二次世界大戦までは精神障害者がその主要な関心の対象でした。しかし、アメリカで精神分析が優勢となり、一九三〇年代にはヨーロッパから精神分析医が流入したことで、その主な関心は悩める健常者に対する個別の精神療法に向けられたのです。精神障害者はもはや関心をよせるべき対象とは見なされなくなり、実際、精神科医として名声が高まれば高まるほど、統合失調症の患者を診なくなったのです。

米国精神医学会が精神障害者に関心をもたなかったことは、一九七〇年代の次のような事実が端的に物語っています。当時会長だったジョン・スピーゲル博士は、アメリカの精神医学が抱えている一〇項目の最重要問題について、多くの精神科医と議論するため国中をまわったのですが、統合失調症患者がテーマとして取り上げられたのは、一番最後でした。しかもそのときの様子を、博士は次のように書き留めています。「ほかの問題については聴衆から活発な議論が出たが、この問題についてだけは、精神医学の指導的立場にある人が何かをするべきだとの訴えがわずかにあっただけで、会場は静まりかえっていた」。アメリカの精神科医が直面していた最も重大な問題が統合失調症であったという事実にもかかわらず、その当時のある研究では、精神科の開業医に診てもらった患者で統合失調症と診断された人は一一%にすぎませんでした。

一九八〇年代半ばまでに、米国精神医学会は単に精神科開業医の利益を守る団体になってしまいました。今日米国精神医学会のエネルギーや資金は、悩める健常者に対する精神療法の料金を保険会社に負担させるための議員への働きかけに注がれ、さらに心理士や精神科ソーシャルワーカーに客をとられないように腐心しているのです。精神科医のなかには、統合失調症の人に対して適切かつ人道的なケアをしてきた人もいて、ナミ（全米精神障害者連合会）はこのような精神科医を毎年公表し、表彰してきました。そして、ジョン・タルボット博士やリチャード・ラム博士、カール・ベル博士やジェフリー・ゲラー博士、マーク・ミュネッツ博士といった何人かの学会員は同僚に対し、統合失調症にもっと関心をよせるようにと熱心に説いてきました。そうした結果、地方の精神医学会（例：カリフォルニアなど）が時々行動を起こすようになりました。そのような例はほとんどないので際立っています。こうした熱意が関係者に反省をうながし、研究グループや症例検討会が設立されはしたものの、結局めぼしいことは何も行われませんでした。現在、学会は単なる精神科開業医の組合として主に活動しているにすぎないと言っていいでしょう。したがって、米国精神医学会が統合失調症に関して指導力を発揮する可能性はなく、その意味ではトラック運転手協会あるいは労働総同盟産業別会議とまったく同じだといえます。

米国国立精神保健研究所は精神疾患の研究所として一九四〇年代後半に設立され、当然この分野で指導力を発揮するはずでした。しかし、長い間この研究所はこうした患者には関心をよせず、その代わり、貧困や人種差別から大学紛争、都市の環境破壊、子育て、離婚にいたるあらゆる社会問題を扱う人間行動研究所になろうとしたのです。国立精神疾患研究所ではなく国立精神保健研究所という名称が示す通り、精神疾患の問題はさておき、ほとんどすべての社会的問題にまで関心を広げました。精神疾患の問題は、米国国立精神保健研究所の最も重要な関心事のはずが、それは背後に追いやられ、予算公聴会のような公的な場で形式的に持ち出されるだけの小さな問題となってしまいました。こうした状況のなか、米国国立精神保健研究所が統合失調症の人のために指導力を発揮する可能性は望むべくもなく、そこはスミソニアン研究所のような一般の研究所となんら変わるところはないのです。一九九〇年代後半に、米国国立精神保健研究所は統合失調症の患者に関心を持ち始めました。このことが真の変化へとつながる架け橋になるかどうかは今後の課題です。

最近になって、この状況にいくらか改善がみられるようになりました。二〇〇二年米国国立精神保健研究所の所長となったトマス・インセル博士は、研究所がなんとか軌道にのるように努力を重ねてきました。このような努力をしたのは、六〇年以上の歴史のなかでこの所長が初めてです。しかし連邦政府を変えることは、戦艦の向きを変えるのと同じぐらい至難の業で、政府の現状を維持しようとする力にはすさまじいものがあります。だからこそ、すべての患者とその家族はインセル博士の努力に強い関心をよせているのです。

精神障害者のための権利擁護団体である全米精神保健協会は、理論的には指導力を発揮するはずの団体でした。この協会は一九〇九年、躁うつ病で入院歴があったクリフォード・ベアーズが、とくに州立精神科病院のケアの改革を目的として設立したものです。しかし第二次大戦の頃には、アメリカ精神医学全体がそうであったように、この協会も精神障害者に対して関心を持ち合わせていませんでした。そして、その代わり精神科医や精神保健専門職のためのいわば使い走りとして、アメリカ精神医学のモデルである身近な問題を扱う開業医を支援しました。全米精神保健協会は、個人精神療法への保険適用のような問題に積極的に取り組み、有志を動員しては国会議員を訪問し手紙を送り、あるいは悩める健常者の権利主張のため議員への働きかけに奔走しました。その主張は、心の健康が大切だ、という大雑把で曖昧なもので、協会のポスターには「あなたは今日お子さんを抱きしめましたか?」というものもありました。母性に逆らったり、アップルパイを我慢することがとても難しいように、自分の子どもを抱かないでいることは不可能なことです。しかし協会のほとんどのエネルギーが子どもを抱くというレベルに費やされるとしたら、統合失調症の人やほかの精神障害者に対するサービス向上のためのエネルギーは実際ほとんど残らなくなってしまいます。

統合失調症やその他の精神障害者のための強力な市民的指導力は、ナミと呼ばれる全米精神障害者連合会の誕生によって初めて発揮されるようになりました。ナミのルーツは一九七六年にさかのぼります。当時カリフォルニア州サンマテオでリチャード・ラム博士が、統合失調症患者を身内にもつ人たちに対する郡のサービスを向上するために、家族による権利擁護団体結成を援助したことに始まります。一九七八年にこのグループは「家族からみた統合失調症」という記事を全国的な精神科雑誌に掲載しました。同時に、各地域の家族は自分たちで組織を立ち上げ、ウィスコンシン州のグループが一九七九年にマディソンで参加者二八四人の全国会議を開催しました。この会議がナミの誕生へとつながり、今では一〇〇〇以上の支部をもつ会に成長しています。第11章でも述べたように、ナミは充実した教育と支援サービスを会員に提供してきています。

一九九八年には新しい非営利の権利擁護団体である、治療に関する権利擁護センターが設立されました。このセンターは統合失調症患者やほかの精神障害者に対するサービス不足がもたらした問題を取り上げましたが、それにはホームレス、留置場や刑務所にいる患者、犯罪被害者、未治療のゆえに自殺を試みた患者、暴力行為に及ぶ患者が含まれています。治療に関する権利擁護センターは、患者が未治療のために苦しむことがないよう州法を変えることに力を注いでいます。すなわち、国、州、地方の各レベルで働きかけ、よりよい治療を確保するための法律を推奨し、それらの法律をどのように活用すべきなのか、また活用しない場合どのような結果が生じるのかについて社会啓発をしています。一九九九年にはニューヨーク州で、「治療維持のための法律（ケンドラ法）」の成立に大きく貢献し、それ以来一一の州で、治療維持のための法律の採択を支援しました。これらの法律によって、多くの命が救われました。たとえば、ケンドラ法のプログラムによって治療を受けた患者では、ホームレスになる確率、逮捕・受刑率、入院、自傷他害の率が下がりました。

サイエントロジスト、反精神医学者、精神病克服者の会

精神障害者のためのサービス向上を阻んでいるのが、少数ながらも権利を主張するサイエントロジスト［サイ

エントロジー（二〇七頁参照）支持者」、反精神医学者、そして精神病克服者の会のグループです。これらは別々のグループですが、持ちつ持たれつの関係にあり、共通しているのは精神医学への嫌悪です。そのほとんどは、一九六〇年代の、統合失調症は存在しないというサス派、あるいは統合失調症は発達過程の体験であるというレイン派の流れをくむインテリ層です。これら急進主義者たちは、治療を確実にするためのいかなる援助にも反対しています。病識がないままホームレスになっている人たちが治療を受けることにさえ反対しているのです。サイエントロジスト、反精神医学者、そして精神病克服者の会は、あらゆる抗精神病薬の使用に反対しています。

サイエントロジーの人権市民の会につながっている有名な反精神医学者の一人は、第6章で紹介したトマス・サス博士です。人権市民の会のホームページではサス博士が創設者とされ、レターヘッドでは創設理事となっています。しかしサス博士自身は、この関係を否定しています。

サイエントロジストと関わりのあるもう一人の反精神医学者は、『自由の心理学』『中毒の精神医療』などの著者ピーター・ブレギン博士です。サスの弟子であったブレギンは精神疾患の一番の原因は、家族、共同体、社会でのストレスとし、「統合失調症と診断された人々は多くの場合、自分の人生の意味と自分自身の本性（アイデンティティ）をとらえにくくなっている」と書いています。さらに精神疾患について、「キリストの中に神をみるか、自分の中に神をみるのかの違いは単に宗教的な観点の違いである」として、「医学史上最悪の脳障害をもたらした」抗精神病薬の代わりに「セラピー、共感、愛」をもって患者に接することを推奨しています。

サスとブレギンは、精神病克服者の会と呼ばれている、かつて患者であった人たちの小さなグループから尊敬されていますが、この会は精神科薬物治療を始め、治療を確実にするためのいかなる援助も否定しています。もう一つの精神病克服者の会はサポート連合で、グループの共同代表者であるジャネット・フォーナーは「再評価カウンセリングコミュニティ運動における精神保健解放運動の指導者」でもあります。再評価カウンセリングは、元サイエントロジストによって創設され、サイエントロジーのように精神医学に代わるものを紹介しています。

第11章でも述べたように、精神病克服者の会の運動の多くは連邦政府の精神保健サービスセンターから資金援助を受けていますが、これは連邦政府の最も不可解な誤った税金の使途の例です。

権利擁護団体は、サイエントロジスト、反精神医学者、精神病克服者の会が、サービスの改善や治療を最も必要とする人に対するそれらの提供に反対していることをよく知っておかねばなりません。権利擁護団体は、サイエントロジストたちの情報が歪んだ誤ったものであっても、たいていの場合黙ってしまい、精神病克服者の会の間違った発言に異を唱えようとはしません。これは、元患者と論争するのは患者への差別だ、という誤った考えがあるからです。これはもちろんばかばかしいことです。精神病克服者の会一人に対して、障害者を支援し精神科医療サービスが改善されるよう静かに努めている一〇〇人の統合失調症患者がいます。精神病克服者の会は誰のためにでもなく、ほかならぬ自分たちのために主張しているだけなのです。

米国国立精神保健研究所と研究資金

良いニュースと悪いニュースがあります。良いニュースは、一九八八〜二〇〇二年の間に米国国立精神保健研究所の予算が一三億円と四倍に膨らんだことです。これは、共和党の上院議員ピート・ドメニチと故民主党上院議員ポール・ウェルストーンの超党派的なサポートによるものです。二人とも家族に精神障害者がいました。

悪いニュースは、予算が増加したにもかかわらず、米国国立精神保健研究所は統合失調症研究に対して、相変わらず雀の涙ほどの資金しか割いていません。米国国立精神保健研究所の予算が増加したあとの二〇〇二年の研究費報告によると、統合失調症となんらかの関連がある研究に割りあてられた予算は一一・九%でした。しかしこれには、統合失調症との関係が薄い一部の基礎神経生理学部門も含まれています。さらなる心配の種は、統合失調症の臨床あるいは治療に関連している研究はわずか一・五%だったことです。具体的には、二〇〇二年に米国立精神保健研究所が研究費を交付した四一五七の研究のなかで、統合失調症の治療の改善を目的とする研究はわずか六三でした。連邦政府は統合失調症患者の補足的所得保障や社会保障障害保険の補助だけでも約一三〇億円も割いているのですから（第14章参照）、統合失調症研究にこれだけしか交付しないのは、経済的な観点からいっても理屈に合いません。それにこれだけ重要でコストのかかる病気の治療にわずかの研究費しか交付しないのは、モラルの面からも許しがたいことです。予算を増やしたのに、こんなことをしているのは恥ずべきことです。

権利を擁護するためにできることを次に示します。

・議員たちに、どうして米国国立精神保健研究所が統合失調症に対してこれだけしか研究費を交付しないのかを問いただしましょう。米国国立精神保健研究所の所長は、予算案審議のたびに国会でその種の質問に答えなければならないからです。
・「統合失調症とうつ病研究のための全国同盟」が研究資金を集められるよう応援しましょう。
・精神疾患をもつ人が亡くなったあと、その脳を保存できるように脳バンクをサポートしましょう。これは非常に有益な研究です。
・動物研究をサポートしましょう。統合失調症の原因解明とよりよい治療を開発するために、動物は欠かせません。最近、一部の動物愛護運動家が医学研究のための動物利用を中止するよう議員たちに働きかけていますが、こういうことが研究遂行を著しく阻害することを一般の人に知らせなければなりません。

市民教育

統合失調症へのサービスや研究がこれほど無視され続けた主な原因の一つは、人々がこの病気をよく理解していないことにあります。驚くべきことに、統合失調症が多重人格だといまだに信じている人は結構いるのです。私たちは国会議員や一般市民を教育しないで、彼らがサービスの改善や研究をサポートしてくれると期待してはいけません。したがって、教育するということは私たち全員にとって重要な課題の一つであり、教育が必要なグループは多種多様存在しています。

権利を擁護するためにできることを次に示します。

- 講演のための専門部局を設立し、キワニスクラブ・ライオンズクラブ・ロータリークラブなど地域のサービス団体、学校の集会、地域にある会社に講演の申し込みをしましょう。
- 教育キャンペーンを組織しましょう。たとえば、ナミのある地域家族会では「隠さない生き方―家族のなかの精神障害」というテーマで、精神障害者のいる二〇家族の写真やインタビューの様子を展示しました。
- とくに学校は偏見をなくしていくうえで効果の期待できる場です。いくつかの州の地域家族会が学校を対象とした活動班をつくっています。たとえば一九九三年にニューヨーク州の家族会は、四～六学年、七～八学年、九～一二学年用の精神障害に関する学習プログラムを開発しました。さらにそれをすべての学区の健康コーディネーターに送り、プログラムを利用するよう地域の家族会を通して働きかけました。
- アメリカには三四万四〇〇〇の教会、ユダヤ教の礼拝堂、イスラム教寺院があります。聖職者はしばしば患者やその家族から最初に相談をもちかけられる人であり、当然協力が期待されます。集会で統合失調症についての話をしたいと申し込みましょう。精神疾患啓発週間は、その絶好の機会です。ある地域では、聖職者は依然として、精神疾患は罪業による因果であると教えています。ほとんどの公的保護施設は宗教団体が運営しているので、精神障害をもつホームレスへの主要なケア提供者となっています。そのために膨大な数の未治療の統合失調症の人を知っているので、権利擁護の強い味方になります。
- 地方新聞やラジオ・テレビ局の職員と人脈をつくりましょう。精神障害者をとりまく問題をもっと取り上げる（例：ボーディングハウスの荒廃ぶりを公にする）よう働きかけましょう。
・地域の家族会と地元の精神保健専門職との間で話し合いを始めましょう。あなたたちの団体に来て講演をしてもらい、あなたたちも向こうの集会で講演をさせてもらいましょう。両団体がそれぞれの問題をよりよく理解し、互いにどうしたら助け合えるかを模索できるようになるはずです。

偏見をなくすには

統合失調症やその他の精神障害に対する偏見をなくすのは、ギリシャ神話のシジフォスのように、巨石を山頂に押し上げたかと思うと再び転がり落ちてきて最初からやり直さなければならない、そんな繰り返しに似た作業です。落ちた巨石を山の上に押し上げるという繰り返しを余儀なくされるのは、統合失調症の人やその他の精神障害者が引き起こす暴力行為のためです。

第13章で述べた通り、欧米で行われている研究によると、精神疾患に対する偏見の一番の原因は暴力行為で、暴力行為がなくならない限り、偏見をなくすのは難しいとされています。しかし一部の権利擁護団体は、暴力行為の存在を認めず、報道機関は暴力行為を何度も報道すべきでないと主張し、この考えを受け入れません。これはよくある現実逃避の方法で、問題から目をそらす一方でその重要な問題を露呈しているのです。すでに一九八一年、ヘンリー・ステッドマン博士は、暴力行為と精神疾患の研究で「元精神科患者についての最近の調査によれば、市民の不安は精神保健専門職の想像を越える域にまで達している。したがって、ニュースや娯楽番組のマスメディアに、精神疾患に対する偏見をなくすように、と執拗に働きかけても無駄なことである」と述べています。

したがって、権利擁護団体が偏見をなくすためにできることは、暴力行為を減らすことです。病識がなく暴力傾向のある精神障害者には、治療を確実にするための援助（第10章参照）が必要です。リチャード・ラム博士はある社説で「偏見を減らすには、治療に抵抗している精神障害者に実際に必要な治療を受けさせることである」と述べました。偏見をなくそうと主張しながら、治療を確実にするための援助にもことごとく反対するのはシジフォスの神話の信奉者にほかなりません。

偏見をなくすために権利擁護団体ができることは、暴力行為を減らすほかにもいろいろあります。前述した教育の取り組みは偏見を減らします。研究結果から、統合失調症について理解が深まれば深まるほど偏見も減るということがわかっています。

医療サービスを改善するには

第14章でも詳しく述べたように、アメリカにおける統合失調症の人に対するサービスは、一部を除いて二流以下です。統合失調症のためのもろもろのサービスについて、患者は「サービスの谷間に落ちているのではなく、その谷間でさ迷っている」と言われてきました。

権利擁護のためにできることを次に示します。

・統合失調症や躁うつ病の人が利用できるサービス制度や施設など、地域の社会資源を記載した本を出版しましょう。一部の地域家族会ではすでに出版しており、参考になります。

・低価格住宅に詳しくなりましょう。現に統合失調症の人が住んでいる住宅を訪問し、写真を撮り、各自治体の議会などでそれを見せましょう。モデル住宅を見学し、その知識に基づいて地域の人々に何ができるかを伝えましょう。

・厳しい建築規制に反対し、グループホームがもっと容易に設立できるようにしましょう。

・あなたの地域にハーフウェイハウスがほとんどなければ、自分たちで設立するために地域の諸機関とともに活動しましょう。
・精神障害者のための職業訓練についてよく知っておきましょう。モデルのプログラムを見学し、各自治体の職業訓練担当職員と会い、その可能性を調べましょう。必要ならば議会まで足を運びましょう。
・近くの公立作業所を訪問し、その所長に、なぜもっと統合失調症の人を受け入れないのか尋ねてみましょう。たいていの作業所と同じように統合失調症の人がほとんどいないなら、政策を改善してもらうため議会に対する手紙攻勢、電話攻勢を計画しましょう。一方で、モデルとなる作業所も調べましょう。
・地域の産業界のパートの仕事が、統合失調症や躁うつ病の人々に割りあてられるようにしましょう。
・ニューヨークのファウンテンハウスをモデルにして、精神障害者のためのクラブハウスを地域に設立しましょう。そのような事業に資金を提供するよう、自治体に働きかけましょう。
・補足的所得保障と社会保障障害保険の制度についてよく知っておきましょう。統合失調症や躁うつ病の人々で、このような公的給付金の受給資格があるのに実際に受給していない人数をとりあえず調査し、役所の責任者に伝えましょう。給付を拒否された、あるいは金額を減らされた例がないかを患者や家族に尋ねてみましょう。
・精神障害者を差別しないよう働きかけましょう。メディケイドは現在、州立病院の入院患者には適用されませんが、州立以外の精神障害者医療施設に入院している場合は適用になっています。しかし連邦政府には、そのような医療施設の入院患者にもメディケイドを適用しない動きがみられます。精神障害者を差別しないために、精神病施設適用除外制度の関連法案が廃案になるよう議会に働きかけましょう。
・患者や家族支援グループの代表が、地域精神保健センターの理事会のみならず、市、郡、州のすべての精神保健委員会、地域精神保健センター、保護と権利擁護計画の委員になるよう働きかけましょう。

・政治に詳しくなりましょう。あなたの郡や州で精神障害者を支援する議員を見つけ、その政策のゆえに支持していることを伝えましょう。選挙のときは組織的に応援しましょう。

・郡や州の精神保健の予算についてよく知っておきましょう。予算がどこに使われているのか、どういう人がサービスを受け、また受けていないのか、などです。重要な小委員会に参加し、患者や家族の一員として証言したいと申し出てください。

・地域家族会のなかでお互いに助け合い、休暇に旅行するなど、休息をとれるシステムをつくりましょう。また行政当局に、こうしたサービスを支援し、必要なマンパワーを用意するよう提案しましょう。

・介護をしていた家族が亡くなったあとも精神障害者を継続的にケアする計画を構築しましょう（例：生活設計援助ネットワーク、第12章参照）。

・保険会社に対して、統合失調症と躁うつ病は多発性硬化症とまったく同じ条件で扱う必要があること、統合失調症は脳の病気であって生活上の問題ではないことを理解させるべきです。生活上の問題の場合は、どこまで保険がカバーすべきかを論理的に区切ることが困難なために、実際上は保険からの補償が期待できないのです。保険会社の重役を昼食会に招いて話をする、また、あなたが所属する地域家族会が、保険会社の社員を対象に正式に講演するよう交渉してみましょう。それによって保険会社はこの病気を正しく理解するようになるでしょう。またこの会社の株を一株買えば、年に一度の株主総会に行って、公の場で質問をすることができます。

・あなたの州における精神科病院の入院規定と入院手続の概略、また入院を阻んでいる大きな障壁があれば、それらを紹介する小冊子を出版しましょう。

・精神科入院施設の医師が無責任に患者を退院させることには反対しましょう。退院予定の患者に自傷他害の恐れがあるなら、書留郵便で次のような手紙を出しましょう。

○○先生

先生はジョン・ドウの主治医でいらっしゃいますね。先生がドウを退院させようと考えておられることを知りました。私は退院させるべきではないと思います。ドウは自分や他人を傷つける恐れがあります。先生はこの件についてすでに連絡を受けていると思いますが、念のためにこの手紙で改めてお知らせいたします。

お知らせしたにもかかわらず、先生がドウを退院させ、その結果自傷他害事件があれば、それは先生の責任です。それは先生が、ドウが退院すれば自傷他害の危険が生じるという警告を事前に受けておられるからです。

ただし、このような文書は弁護士から送ってもらうほうがいいでしょう。

・必要量以下にまで減薬し、患者を危険にさらすような精神科医療専門職、明らかに自分で身の周りのことができない患者を退院させるような精神科医療専門職を訴えましょう。
・薬剤を服用する限り社会で暮らすことができるという外来患者義務条項を含め、必要なときに治療を確実にするための援助を広く利用できるよう、治療に関する権利擁護センターと連携しましょう（第10章参照）。
・地域および州における精神科医療分野ですぐれた働きをした職員や、精神疾患問題に関する報道を行ったマスコミの代表者に対する公の賞を設けましょう。公共のサービスシステムではすぐれた業績を褒賞する制度がないため、支援グループが行う必要があります。地域のほかの団体（キワニス、ロータリー、エルクスなど）と連携し、毎年表彰式を行いましょう。
・適切な住まいと外来サービスが整うまでは、州立精神科病院の閉鎖に断固として反対しましょう。将来の約束を信じてはいけません。その時がきたら、約束した役人はとっくの昔にいなくなっています。必要ならば、市や州政府を相手に、退院した患者に対する精神科アフターケアと保護施設の提供を要求して訴訟を起こしましょう。

・精神障害をもつ児童のなかで、入院治療のためにほかの州に送られた人が何人いるかを確認し、それを公表しましょう。なぜ自分たちの州でそのような児童を治療できないのかを役人に尋ねましょう。

・あなたの州では、精神障害をもつ児童の親がサービスを受ける条件として、子どもの養育権を放棄するよう要求されるかどうかを確認しましょう。もしそうなら、マスコミにこの前近代的な慣例を公表するよう依頼してみましょう。

・州の援助基金で研修を受ける精神科医・心理士・ソーシャルワーカーなどの専門職全員に公的施設で働くことを義務づける研修基金返済システムを提唱しましょう。

・これらすべての専門職に資格取得の条件として、公的施設（例：精神保健センター、留置場、保護施設など）で週に二時間奉仕することを義務づけるように、州の資格法の改正を提唱しましょう。

・地域の養護ホームを訪問し、入所している精神障害者に対するケアはどうしたら改善できるかを、その施設長や役人と一緒に検討してみましょう。あなたの所属する支援グループで講演してもらうよう施設長に頼みましょう。養護ホームの職員に対して、精神障害者に関する組織内教育の制度化を推奨しましょう。

・ナミのグループで地域の留置場を訪ね、入所している多くの精神障害者について知りましょう。マスコミの関係者も連れていきましょう。

・公立の精神科入院施設を予告なしで定期的に視察する計画を立てましょう。いくつかの地域家族会がこれを実行しています。

・あなたの地域にある病院の精神科病棟に欠陥があるならば、医療施設評価合同委員会に連絡しましょう。合同委員会は三年に一度の割合で、ほとんどの精神科病棟を視察しています。あなたは、その派遣団が病院を訪問するとき、その病院についての問題点を知ってもらうために派遣団に会えるかどうか問い合わせることができます。あなたの懸念する問題点は、必ず書留で合同委員会に郵送してください。合同委員会はたいして役に立たないことで知られていますが、最低でも、あなたのメッセージを地区の精神科施設に伝えることはできます。

・病院側が明らかに患者の権利を軽視しているならば、米国司法省人権擁護部による調査を依頼しましょう。

・大きな州では、州立精神科病院や地域精神保健センターが提供するケアの質にランクづけなどの評価をして、その結果を公表しましょう。

権利擁護を組織化するには

権利擁護の取り組みは、十分に組織化された強力な団体のもとに、より効果を発揮します。ほとんどの組織では、多くの会員がいても、実際のところ効果的な権利擁護活動をしているのはごく少数の会員です。患者、同胞、子ども、配偶者、両親、祖父母、友人、精神科医療専門職など、関係者全員が重要な役割を果たすことができます。現在アメリカで二二〇万人の統合失調症患者が存在することを考えると、患者、家族、友人が連携すれば、理屈ではほとんどなんでもできるはずです。しかし、そのためには、より多くの人が閉じこもっているのではなく、外に向かって活動する必要があるのです。以下は、そのためのいくつかの提案です。

・あなたの地域の支援グループの会員を増やしましょう。あなたが所属する団体のパンフレットを、地域の精神科医療の専門職全員に配りましょう。医師を訪れる製薬会社の社員に渡しましょう。州立病院の来客用スペースに駐車している車の窓に置きましょう。地域の掲示板、教会の広報、会社報、そして地方新聞に掲示しましょう。ある地域家族会は、食料雑貨チェーン店と交渉し、牛乳のパックにグループの名前と電話番号を印刷してもらい、また、別の家族会は電話会社と交渉し、料金の明細書の中にグループの情報を掲載してもらいました。

・さまざまなタイプの特別な支援グループを組織しましょう。精神障害者の兄弟姉妹や子どもの、妻や夫の、両親の、そして退役軍人管理システム利用者のグループなどです。すでに一部の地域家族会ではこのようなグループをつくっています。

・ホームレス保護施設を運営している人や強制執行官に協力してもらいましょう。彼らは、実際に精神障害者のための公的サービスがうまく機能していないことを知っているので、よき協力者となるはずです。

・精神障害者問題に関心を抱く地域市民団体の支援を受けましょう。

・もし以上の提案のなかにあなたの資質や能力に適したものが何もなく、それでも援助したいと思うならば、できることがもう一つ残されています。それは、今の状況にうんざりしたときに、映画「ネットワーク」にあったように、部屋の窓から身を乗り出し、大声で「本当に頭にきたぞ。もう我慢ならないぞ！」と叫んでみましょう。そのあと近所の人々にいったいどうしたのか説明しなくてはなりませんが、それでさらに数家族が統合失調症について知ることになるでしょう。

大勢の人が憤りを感じ、そして組織化されるまで、精神障害者のためのサービスは改善されそうにもありません。統合失調症の人は、今しばらくは不安定で頼りない生活を送り、人々から避けられ、無視され、放置された最下層の市民に甘んじなければならないでしょう。そして、カーター元大統領が精神保健諮問委員会で使った表現そのままであり続けるでしょう。「少数派のなかの少数派。精神疾患のなかで最も深刻な偏見にさらされているのが統合失調症の人たちです。彼らは政治的にも経済的にも無力で、自分の意見を言うこともほとんどありません……彼らは完全に公民権を剝奪された人々です」。運良くこの障害をまぬがれた私たち自身が彼らに対して、実はどんなに常軌を逸した態度をとっているかを明らかにするとき、初めて精神障害者は解放されるのです。

最後に、本書の結びとして最もふさわしいと思われる、ウォルター・ハインリックスの近著『精神病の探求――統合失調症と神経科学』の一文をぜひ紹介したいと思います。ハインリックスは、これまで蓄積された山のような統合失調症研究のすべてのデータに果敢に取り組み、その結果、問題が解決するまでは統合失調症に苦しむ人たちに最良のケアを供給し続けなければならない、これが私たちの努めである、と結論づけています。

統合失調症は、子どもの生命という織物に紛れ込んだ織り傷である。これは心の秘密の場所に突然開いた傷口であり、知恵を装った「意味づけ」の大流血である。それは嘘をつく賢い声であり、想像を超える想像をめぐらせる病であって、それはまた、記憶がもたらす安らぎや人間性のあたたかみ、希望という拠り所からもはるかにかけ離れたものである。愛のなかに陰謀が潜む病。親和感や嫌悪感さえも自分からではなく操作され決められてしまう病。そしてさらに、この病は複雑な波のように引いたり寄せたりしながら、いったん目覚めると激しい悲しみと闇の快楽への欲求をかきたてる。ひょっとして、明日はこれまで得られなかった答え――病因解明と治癒につながる答え――をもたらしてくれるかもしれない。それでも病は依然として私たちの間に存在し続ける。しかし、病に耐えている人たちのケアが可能となる程度にまで、やがて病勢は影を潜めてくるのである。

訳者あとがき

本書はスタンレー医学研究所のフラー・トーリー博士の著書 "Surviving Schizophrenia: A Manual for Families, Patients, and Providers" 第五版（二〇〇六年）を訳出したものです。

一九八三年に初版が出版されるとともに、患者、家族、支援者ならびに精神科専門職（精神科医、精神科看護師、精神科ソーシャルワーカー、臨床心理士等）の間で高い評価を得て、一九九五年の第三版までに全米で三〇万部以上も愛読されました。まさに表題通り家族、患者、精神科医療・保健・福祉関係者のマニュアルとなり、またバイブルとまで呼ばれて活用されました。私どもは一九九七年に第三版を訳出し『分裂病がわかる本』として出版しましたが、予想にたがわずわが国でも大きな反響を呼び、以来一〇年増刷を重ねること一八回、三万部近い発行部数を記録しました。

昨年の今頃、『分裂病がわかる本』でお世話になった日本評論社の林克行氏から、全面改訂された第五版が出版されたとうかがいました。旧版はいまだに愛読されているとはいえ、何よりも病名が変更になったこと、また新版にはこの一〇年間の統合失調症研究で得られた新たな知見と薬物療法の進歩、とりわけ第二世代抗精神病薬の知見が盛り込まれていること、わが国でも障害者自立支援法が施行され患者の社会参加・就労への動きがますます活発化していることなどから、ただちに訳出することにしました。

なぜ本書が多くの人々から高い評価を受け、類書の中で異彩を放っているのでしょうか。それは、著者が統合失調症の第一線の研究者としてこの病気の解明に取り組んでいる一方で、著者自身が統合失調症の患者を抱える家族の一員としてこの病気に向き合ってきたからにほかなりません。

なぜ患者が妄想を語るのか、なぜ患者には幻聴が聞こえるのか、なぜ自分の病気を認識できないのかなど、家族が疑問に思っていることについて著者は脳の機能から説明し、この病気の医学的な理解を推し進めています。肝臓や腎臓が病気になるように統合失調症は脳の病気である、心理的なストレスではなく脳の機能失調が原因である、このように著者は主張します。したがってその治療は薬物療法が最優先されるべきこと、服薬中断は再発や暴力行為、犯罪などの社会にとっても患者にとっても悲惨な結果をもたらすことを繰り返し強調しています。他方、親の育て方が病気の原因と考える医療関係者、洞察志向的精神療法を行う精神分析医、また副作用を理由に薬物治療に反対するグループを手厳しく批判しています。本書が愛読される第一の理由は、このように著者の立場が明確であり、その主張がわかりやすいことにあります。

さらに、よい医者とよい病院を見つけるには、この病気にはどんな治療法があるのか、どの薬を使うべきか、タバコやコーヒー、アルコールはどの程度まで許されるのか、性の問題は、宗教との関係は、車の運転は、また行動はどこまでが性格でどこまでが病気なのか、家族は患者が妄想を語ったときはどのように受け答えすべきか、患者との会話は短く簡潔に質問は一度に一つだけ、あるいは人前ではなるべく妄想を語らないようになど、どれ一つをとっても日常生活における身近な問題や疑問に対して、著者の考えが具体的に述べられています。つまり、ケアを受ける人とケアを提供する人が求めていながら今まで扱われてこなかった、実際的、実用的な問題が取り上げられ、それに対して実践的なアドバイスがなされています。本書が親しまれる第二の理由はここにあります。

第三の理由は、精神病であり続ける自由などはないとの力強い主張です。受け皿なしに行われた脱施設化、自傷他害の範囲を狭くとる人権派弁護士、いかなる治療にも反対する反精神医学団体、これらが結果的に患者へのサービス低下につながっていると主張し、保護療養施設や強制入院、拘束などの必要性を説きます。偏見が生まれるのは精神障害者が引き起こす暴力行為のためであると問題を直視し、暴力行為をなくすためには治療を確実にするための援助が不可欠であると説きます。まさに著者自身が家族の一員として日々この病気に向き合ってきたことから生まれた、血のかよった現実的な主張です。このようにして本書は、理想論と厳しい現実の狭間で迷い悩む家族に勇気を与え読みつがれているのです。

著者のトーリー博士は現在スタンレー医学研究所の研究部副部長として、統合失調症の病因研究、とりわけ環境因子の研究を行っています。本書に疫学的な知見の紹介が多くみられるのは著者の関心の反映です。一方、死後脳の収集も行い、日本の研究者との交流もさかんです。また本書にもしばしば登場する、患者と家族のための「治療に関する権利擁護センター」のセンター長としても活躍中です。余談ですが、国際学会などでお見かけするトーリー博士は、社交辞令や儀礼的なお付き合いを好まれない孤高の人でもあります。

本書の訳出にあたっては古川美央さん（聖心女子大学文学部心理学専攻卒業、英文文献翻訳に従事）に多大な協力をいただきました。ただ第三版を私どもに紹介し、ともに訳出に携わった現浜松医科大学武井教使教授に今回はご参加いただけなかったのが残念です。なお、構成および紙幅の都合から、著者の承諾のもとに一部章順の変更と割愛を行ったことをお断りいたします（なお、読者の便宜のため、本文中の［　］内に訳者注を記しました）。最後に刊行の労をとっていただいた、林克行氏、黒田敏正氏、植松由記氏に深く感謝いたします。

二〇〇七年六月

南光進一郎
中井　和代

ナ行

ハ行

マ行

ヤ行

ラ行

サ行

タ行

事項索引

人名索引

●訳者略歴

南光進一郎（なんこう・しんいちろう）

1972年、東京大学医学部卒業

現在：帝京大学医学部精神神経科（メンタルヘルス科）主任教授、医学博士、精神保健指定医

主著：『分裂病の遺伝と環境』（訳）東京大学出版会、1985年
『精神分裂病研究の源流』（共同執筆）ヘスコインターナショナル、1987年
『ホロコーストの科学』（監訳）岩波書店、1993年

中井和代（なかい・かずよ）

1960年、東北大学文学部心理学科卒業、1989年、日本社会事業大学研究科卒業

現在：社会福祉士、NPO全国精神保健福祉会連合会（みんなねっと）会員・家族相談員、
精神障害者地域作業所「アトリエ木の実」（横浜市）の運営に関わる

主著："Innovation in Japanese Mental Health Services"（共著・英文）1993,
JOSSEY-BASS, USA.

統合失調症《とうごうしっちょうしょう》がよくわかる本《ほん》

●――――2007年7月15日　第1版第1刷発行
2009年10月10日　第1版第3刷発行

著　者――E・フラー・トーリー
訳　者――南光進一郎・中井和代
発行者――黒田敏正
発行所――株式会社 日本評論社
〒170-8474　東京都豊島区南大塚3-12-4
電話　03-3987-8621（販売）-8598（編集）
振替　00100-3-16
印刷所――港北出版印刷株式会社
製本所――株式会社 精光堂
装　幀――駒井佑二

ISBN978-4-535-56246-2 Printed in Japan